INJECTION TECHNIQUES IN MUSCULOSKELETAL MEDICINE
A PRACTICAL MANUAL FOR CLINICIANS IN PRIMARY AND SECONDARY CARE

镇痛注射技术图解

（第5版）

编著　[英] Stephanie Saunders
　　　[英] Steve Longworth
主译　傅志俭　赵学军　宋文阁

Jonathan Botting　作序

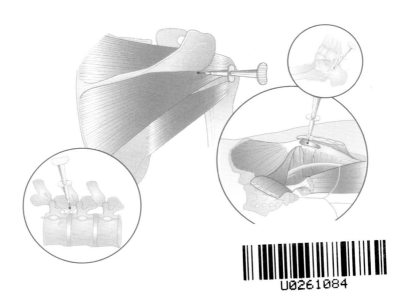

山东科学技术出版社
·济南·

图书在版编目（CIP）数据

镇痛注射技术图解：第 5 版 /（英）斯蒂芬妮·桑德斯（Stephanie Saunders），（英）史蒂夫·朗沃思（Steve Longworth）编著；傅志俭，赵学军，宋文阁主译. —济南：山东科学技术出版社，2021.3（2024.7 重印）
ISBN 978-7-5723-0831-4

Ⅰ.①镇…　Ⅱ.①斯…　②史…　③傅…④赵…　⑤宋…　Ⅲ.①疼痛 – 注射 – 疗法 – 图解Ⅳ.① R441.1–64　② R452–64

中国版本图书馆 CIP 数据核字 (2021) 第 021432 号

镇痛注射技术图解（第 5 版）
ZHENTONG ZHUSHE JISHU TUJIE (DI 5 BAN)

责任编辑：冯　悦
装帧设计：孙小杰

主管单位：山东出版传媒股份有限公司
出 版 者：山东科学技术出版社
　　　　　地址：济南市市中区舜耕路 517 号
　　　　　邮编：250003　电话：（0531）82098088
　　　　　网址：www.lkj.com.cn
　　　　　电子邮件：sdkj@sdcbcm.com
发 行 者：山东科学技术出版社
　　　　　地址：济南市市中区舜耕路 517 号
　　　　　邮编：250003　电话：（0531）82098067
印 刷 者：山东联志智能印刷有限公司
　　　　　地址：山东省济南市历城区郭店街道相公庄村文化产业园 2 号厂房
　　　　　邮编：250100　电话：（0531）88812798

规格：16 开（170 mm×240 mm）
印张：19.5　字数：265 千
版次：2021 年 3 月第 1 版　印次：2024 年 7 月第 4 次印刷
定价：98.00 元

ELSEVIER

Elsevier (Singapore) Pte Ltd.
3 Killiney Road, #08−01 Winsland House I, Singapore 239519
Tel: (65) 6349−0200; Fax: (65) 6733−1817

著作者

Stephanie Saunders, FCSP, FSOM

Founder and Director, Orthopaedic Medicine Seminars, London, England

Steve Longworth, MB, ChB, MSc (Sport and Ex Med), FRCGP, FRACGP, DM-SMed DPCR, FSOM

General Practitioner, CY O'Connor Village Medical Centre, Piara Waters, Perth, Western Australia

译 者

主　译　傅志俭　赵学军　宋文阁

副主译　（按姓氏笔画排序）

王胜涛　王珺楠　孙　涛　杨聪娴

邱　凤　林小雯　罗建刚　赵序利

贾明睿　阎　芳　谢珺田　魏广福

献给 Alan——我要感谢他在这本书的写作过程中对我的耐心（尽管他并不了解这本书的具体内容），感谢我家人的宽容。

Stephanie Saunders

献给 Stephanie，感谢她教会了我这么多东西；也感谢我的患者使我学会了更多。

Steve Longworth

致谢

感谢 Elsevier 出版团队的支持，并且感谢 Ryan Probyn 担任本书的图片模特。

作者简介

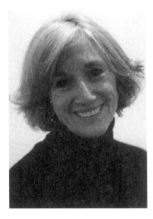

Stephanie Saunders, FCSP, FSOM

Stephanie Saunders 曾在伦敦 St Thomas 医院接受培训，并加入由 James Cyriax 博士领导的骨科医学团队。James 博士成为她的导师，并于 1977 年邀请她带领一个教学小组在佐治亚州的亚特兰大巡回授课，这促使她在英国、美国、加拿大、澳大利亚、南非和其他几个欧洲国家开设了多年的矫形医学课程，还在英国伦敦开办了一家私人诊所。

她是骨科医学学会（SOM）的创始副主席，作为教师培训主任指导临床医生如何教授这些课程。她也是骨科医学特许理疗师协会的创始人、主席和期刊编辑。1995 年，她为英国的特许理疗师设计并领导了第一个注射治疗课程，并继续与特许物理治疗学会（CSP）和卫生部联合推广这项技术。CSP 向她颁授奖状，以表扬她在英国为保健辅助人员争取注射权方面所做的工作。

除了在世界各地的几次国际会议上做主旨演讲外，她还发表了许多论文和临床指南。她的教科书最初命名为《骨科医学的注射技术》，现在改为《镇痛注射技术图解》，于 1997 年首次出版，现在是第 5 版。在最近的退休生活中，她忙着照顾家人、朋友以及和她的新婚丈夫一起旅行。

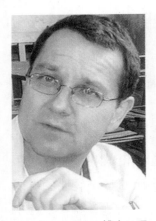

Steve Longworth 博士，理科硕士（体育与运动医学），FRCGP，FRACGP，DM-SMed，DPCR，FSOM

Steve Longworth1981 年毕业于英国曼彻斯特大学，移居西澳大利亚洲前在莱斯特做了 30 年的全科医生，自 2015 年起在澳大利亚担任全科医生。

过去 15 年，他还在莱斯特综合医院的脊柱矫形专科诊所担任专科医生，每周出诊一次，此前也曾在这所医院的肩关节诊所工作。他是莱斯特医院第一位对肌肉骨骼医学特别感兴趣的全科医生，几年来，他一直是莱斯特其他全科医生的肌肉骨骼方面的导师。

他拥有体育和运动医学硕士学位，肌肉骨骼医学和风湿病初级保健学位。他曾任基层医疗风湿病学会会长，也是巴斯大学初级保健风湿病学位的导师和考官。他曾是全科医生的培训师、评估师和本科生导师，还是加勒比西印度群岛格林纳达圣乔治大学医学院临床技能系的客座教授。

序

Stephanie Saunders 帮助我改变了对患者的管理方式，她的教学一直在影响着我作为全科医生的日常实践。我们是在她的骨科学课堂上认识的，当时我是一名全科医生，而物理治疗师的人数超过了全科医生。这使我感到寡不敌众，力不从心。但是通过她的专业教学，我完成了从学生到实践者再到教师的转变。

她和 Steve Longworth（全科医生和骨骼肌肉专家）为这本书带来的是他们结合了推理细节的诊断和治疗方法的清晰而深刻的思想。这本书提供的非常容易遵循的步骤和非常清晰的体例，使之成为简便实用且直观的参考资料。

Stephanie 的骨科医学课堂暴露了我作为一个医生在骨骼肌肉知识方面的不足。我作为一名全科医生和全科医生培训师发现我遇到的许多医生也存在这种类似的知识差距。

这本书应该成为每一位全科医生、物理治疗师、风湿病医师和骨科医师的必备参考资料，也是这些专业每一位实习医生的重要读物。

本书开篇各章简明扼要，为循证联合注射实践提供了详细的参考依据。接下来的部分为读者提供了一种基于解剖位置且合乎逻辑的章节结构，每一章都包括如何诊断特定的疾病和如何治疗这些疾病。

书中对于扩展物理治疗师注射治疗实践的提议非常宝贵。对于风湿科和骨科，这本书在患者评估和注射治疗方面提供了很好的指南，而且不需要影像学的帮助。对于全科医生和尚在培训中的医生们，这本书也囊括了所有内容。除此之外，本书还向大家介绍了大多数医学培训没有涉及的一系列内容。

近 30 年的全科医生实践使我了解了需要多长时间才能让同事和学员们从自己熟悉的病症中，找到符合患者症状的疾病。这本书不仅为临床医生提供诊断技巧和治疗信心，而且还可以让他们明确治疗时机的选择。

在写这篇序言的过程中我意识到，在我们的网络世界里，一份资料只要点一下鼠标就能得到，但是在我的诊所里有三本参考书从来不会被忽视。一本是关于解剖学的图集（遗憾的是已经绝版了）；第二本是《英国国家处方集》（在线可查，但是纸质版更好）；第三本是《镇痛注射技术图解》，这是一本可以被称作医疗手册的书。

Jonathan Botting, FRCGP

London

2018

前　言

　　我一直觉得诊断过程很吸引人，这有点像破解一个复杂的填字游戏，其中一个人得到了微弱的线索和提示。这些可能会帮助，也可能不会帮助你处理多余的信息，以得到最终的答案——所有重要的诊断。

　　对我来说，这始终是临床实践中最具挑战性和最有价值的部分。治疗的选择往往取决于诊断和临床医生的技能，因此难度稍小；但是对于成功的注射，正确的诊断是关键，加上对解剖学的深入了解，注射的过程实际上很简单。

　　出于这个原因，我们在这个版本中增加了一个关于诊断的章节，这是基于多年治疗肌肉骨骼疾病的经验。这些经验不仅教会我们许多关于人类行为的知识，而且还能使我们向参加注射疗法课程的临床医生、教授们提供一种诊断推理的方法。我们希望它也能对你有所帮助。

　　对于新的读者，本书的目的是提供有关注射治疗基本原则方面的实用知识，这可以很容易地在初级保健和门诊环境应用，这本书并不是详细讨论注射疗法的替代方法方面的学术性书籍，其中有很多详细的介绍，所以建议你多读几遍。

　　在最新版中，我们增加了更多的诊断指南，简化了一些指导说明文字，重新拍摄了体格检查照片，内容包含更新的参考文献以及以表格形式呈现的实用要点。

　　这是《镇痛注射技术图解》的第 5 版，在此我们对前几版的成功表示感谢。像以前一样，最后要感谢的是我有幸遇到的很多优秀的患者，感谢那些让我时刻保持警惕的提出问题的学生们，当然也要感谢我的合作作者 Steve Longworth，尽管他移居澳大利亚，但他对这门学科的热情从未减退。

Stephanie Saunders, FCSP, FSOM

Richmond, England

2018

译者的话

　　我们非常欣喜地看到《镇痛注射技术图解（第 5 版）》的出版，同时非常高兴有机会继续为第 5 版进行翻译。由 Stephanie Saunders 和 Steve Longworth 主编的《镇痛注射技术图解》从第 3 版开始由山东科学技术出版社引进国内，受到了业内人士的广泛好评。从实用到规范，从基础到进展，从注射操作到精细诊断，随着一次次再版，镇痛注射技术相关的知识体系和实践指南逐步充实完善，忠实跟进的读者也由初级临床医生逐渐成长为能诊断、擅治疗的高年资医生了。

　　《镇痛注射技术图解（第 5 版）》在前一版的基础上进行了更符合现代医学发展的全面更新。在注射疗法的循证医学中，增加了肌肉骨骼疾病患者的治疗选择和决策分享内容，强调循证医学的核心思想是在医疗决策中将临床证据、个人经验与患者的实际状况及意愿三者相结合。在注射疗法指南中，增加了诊断内容，旨在指导初学者如何正确进行病史采集和体格检查，进而明确诊断，强调了临床诊断的重要性和挑战性。正如作者所言，我们一个周末就可以学会穿刺注射，但却需要花费一生的时间去学习如何诊断。本书在上、下肢注射部分，各增加了 18 个典型病例，让读者通过病史摘要和体格检查发现，考虑最可能的临床诊断、替代诊断以及合适的治疗；在附录 1 中给出了相应的答案，借此训练读者的诊断思维，提高诊断水平。另外附录部分增加了非常实用的医疗文书，如注射前知情同意书、患者问诊清单等，以及来自医患双方的常见问题和解答。

　　我们完成翻译向大家推荐这本难得的实用教材时，依然感到些许忐忑，如翻译有表达错误之处，恳请广大读者批评指正！

山东省立医院疼痛科

傅志俭　赵学军　宋文阁

2020 年 7 月 20 日于济南

目　录

注射疗法的循证医学

第一章　注射疗法的循证医学

概述

注射疗法是一种通过关节和软组织注射药物治疗肌肉骨骼疾病的方法。

局麻药和皮质类固醇注射疗法已经应用了将近70年[1]，可以说经受住了时间的考验，并且也有大量所谓证据证实其疗效[1-5]。但是我们却发现很少有关于注射疗法和其他治疗方法的比较研究，存在的少量比较研究也仅仅关注肩部和肘部，而且他们的结论是矛盾的[6-20]。由此可以想到的是，目前对于注射疗法的结论很少有与客观事实相符的，但同时又有各种各样的观点——并且其中关于注射疗法各个方面的许多观点都是教条和自相矛盾的[21-24]。各种指南都是根据个人的经验而不是证据[1-4]，这个结果让人感到非常惊讶，因为注射疗法已经普遍用于风湿免疫性疾病的治疗[25]。

注射疗法在定义、诊断和结果评估等方面缺乏专家认同，这使得对注射疗法的研究解释工作令人不安[1, 26-31]。因此对于注射疗法的疗效评估，权威人士的观点也趋于保守[3, 5, 32-43]。

尽管如此，国内和国际的操作规范已经将注射疗法推荐应用于膝关节和肩关节病变的治疗[3, 44-48]，并且被其他肌肉骨骼疾病的治疗所使用[49, 50]。注射疗法由于安全性较高[1, 3, 5, 51-53]、应用方便、花费低廉，并且全身不良反应较少等优点而成为一种非常实用的治疗方法[3, 38, 54]，受到广大初级医生和运动医学专业临床医生的欢迎[55]。

值得注意的是，文献中几乎没有皮质类固醇关节腔内注射与全身用药治疗任何炎症关节病的双盲、随机、对照研究。

最近仅仅有两项试验比较类风湿性关节炎患者关节腔内与全身注射相同剂量的曲安奈德的疗效，其证实关节腔内注射更具有临床疗效。在第一项随机研究中，与全身应用曲安奈德相比，多关节疾病患者关节腔内注射相同剂量的曲安奈德表现出更好的疼痛控制和运动改善，并且患者的疾病活动度、压痛关节的数量、血压、不良反应，与医生接触以及到医院就诊的次数也明显优于对照组[56]。

第二项研究比较了关节腔内与全身注射相同剂量的曲安奈德治疗类风湿性关节炎患者膝关节炎的疗效和安全性，结果显示关节腔内注射在局部炎症改善以及患者和医生的评价方面表现更佳[57]。

然而在这两项研究中，全身治疗注射的是曲安奈德，但关节腔内却注射不溶性和长效的曲安奈德己酸酯。这样让人怀疑这两项研究证明的是曲安奈德己酸酯优于曲安奈德，而不是给药途径的差异。

目前炎症性关节疾病应用关节腔内注射皮质类固醇的优越性仍需要明确的随机对照研究。不过有权威的国际指南建议，为缓解炎症性关节炎患者的局部症状，应考虑关节腔内注射皮质类固醇[58]。

目前所有使用注射技术的临床医生所面临的挑战是如何将以研究为基础的治疗、临床经验和患者的资料通过循证医学理论去分析和验证。哪种技术缺乏有效的研究证据[59]，临床医生就应该去寻找该技术的有效证据。

注射疗法的问题主要为以下几个方面：

- 选择了不恰当的药物。
- 药物剂量或容量过大。
- 药物被误注入其他组织。
- 因注射技术欠佳致使药物扩散至邻近组织。
- 注射过于频繁。
- 对病因重视不够。
- 对术后护理和康复关注不够。

最佳的注射疗法应该是选择合适的患者，以最小有效剂量将适当的药物注射到病变组织恰当的位置。这就意味着从事注射疗法的临床医生应当拥有高水平的诊断和操作能力。

什么样的医生可以从事注射疗法？

从事注射疗法的医生以骨科、风湿免疫科、疼痛科、肌肉骨骼医学和运动医学等领域为主。英国的大多数全科医生也进行一些关节和软组织注射[60]，但仅限于膝、肩和肘部[60, 61]，在社区中绝大部分的注射治疗是由 5%~15%

的全科医生完成的[61, 62]。社区医生从事关节和软组织注射最大的不足在于缺乏足够的培训，缺乏有效实施注射治疗的技能[60-62]。对全科医生进行培训可有效解决这个问题，可以使他们的临床技能得到提高，并且增加他们的自信心[63]。

1995 年以来，英国的特定理疗师已经被允许经过培训后从事注射治疗，并相应诞生了理疗师注射疗法指南[64]。从那时起，初级保健风湿病学会就制订了全科医师注射操作指南，相关内容可以在下列网站查询：www.pcrsociety.org/resources/other/joint-injections-guidelines.

对于骨科、风湿免疫科的门诊患者和社区内罹患肌肉骨骼疾病的患者[65, 66]，理疗师的注射治疗是非常有效的方法[67]。理疗科这些扩展的业务范畴已被证明和骨科手术同样有效，且花费普遍降低[68]。

同时足科诊疗师也可以从事下肢疾病的注射治疗，另外也可以培训护士从事肌肉和骨骼的注射治疗[69, 70]。

目前注射疗法争论的焦点问题

几乎注射疗法的每一种方法都没有规范的标准。尽管诊断上的争论已久，以下这些问题至今仍然没有达成共识。

- 我们究竟在治疗什么？疼痛的病理或生化异常的原因是什么？
- 我们是在治疗炎症，还是局麻药和 / 或皮质类固醇产生其他作用例如修复痛觉感受器的作用？
- 是否有仅笼统地被诊断为"肩痛""背痛"而接受注射治疗的患者？如果有，我们如何去进一步鉴别？
- 药物、剂量、容量、注射技术、场所、术后护理、联合治疗和康复建议等，我们如何对这些因素进行优化组合？
- 在疾病的哪个时期进行注射治疗最合适？
- 注射需要重复吗？如果需要，间隔时间和注射频率是多少？
- 哪些患者需要随访？需要多长的随访时间？随访间隔时间是多少？
- 注射治疗的效果有多少是来自安慰剂效应、针刺的效应（针灸）或者来自注射一定容积的液体，而不是注射特定药物的作用？
- 除了皮质类固醇和局麻药，其他注射药物的作用是什么？（见第三章）

- 注射的生理盐水是止痛剂吗？生理盐水作为无效对照时可能影响实验分析[71、72]。
- 通过影像学，例如超声，来确定注射位置有多大帮助？（见第四章）
- 靶点注射比全身治疗更有效吗[73-75]？
- 患者的期望和选择到底能在多大程度上影响结果[76]？
- 注射疗法中有多少错误的信息，我们如何纠正？

注射疗法的研究进程

鉴于上面提出的大量问题，我们也许会疑问，为什么这个非常确定和广泛使用的治疗方法经过70年后还缺乏确切的证据[77]。当然，研究的议程应寻求解决上面提出的问题，但为什么最近医学文献发表的研究报告关于皮质类固醇和局麻药的注射治疗较少，这可能是大家认为这些方法如此确定和不言而喻，进一步的研究是不必要的（我们极力反对）。

当然，新的试剂可能会引起更多的兴趣，因为它们的新奇价值和理论上的潜力（见第三章）[78]。也许还有慷慨资助研究新治疗方法的厂商，而对于廉价和熟悉的治疗方法的研究很少能吸引或者基本上没有产业界和学术界的支持。当然，这里还有其他原因。

本书提供了大量有关未来研究方向的建议。一个特定的问题是：双盲随机对照研究比较皮质类固醇注射与安慰剂或另一种治疗方法，并且所有的试验在一开始就使用单次注射，但在实际操作中大多数临床医生采取经验性的重复注射，并且这种做法的有效性、安全性和性价比从未得到前瞻性研究的证实。

我们完全赞同的一个建议是：这些有关肌肉骨骼文献的全面综述和荟萃分析应该提供模型研究协议、方法和框架，并且能使人有足够的热情参与注射疗法的研究。

在本书之前的版本中我们提到过，2010年是英国皇家学会科学探索的350周年。任何人追寻以实践为基础的最佳证据，应该牢记皇家协会的座右铭："勿轻信人言。"

我们想借此机会重提布克斯顿定律："人们对新技术的严格评估总是觉得太早，直到突然发现再进行评估已经太迟了[79]。"

肌肉骨骼疾病患者的治疗方法

选择和决策分享

当我们花费时间想寻找非系统性肌肉骨骼疾病治疗证据基础时，所得到的结果可能会令人沮丧，目前来说，无论是相关的生理学、药理学或是外科学研究的数量都是惊人的缺乏，且干预治疗的证据级别较低[78]。我们能找到的证据很少，且这些证据的结果往往是相互矛盾的。我们在医疗行为中需要遵循循证医学的原则，那么我们该如何治疗这部分患者呢？

对循证医学（EBM）的一个常见误解是，它使我们成为已发表研究的奴隶，这意味着如果证据不支持我们的治疗方式[80]，我们就只好耸耸肩，对患者歉意地微笑，并把他们送走。患者可能会就诊于那些不那么严格地遵循证据的医生。

当前对循证医学的定义是慎重、准确和明智地应用当前所能获得的最好的研究依据，为患者制定个体化的医疗决策。循证医学认为医疗决策应建立在现有的最好的临床研究基础上，同时也重视结合医师个人的临床经验。我们所说的个人的临床经验，是指临床医师通过临床实践获得的熟练程度和判断力。丰富的经验体现在许多方面，尤其体现在对病情更准确和高效地诊断，以及在对患者作出有关其治疗的临床决策时，更为周详地考虑特定患者的状态、权利和偏好。我们所说的现有的最佳外部临床证据，指的是临床相关研究[81]。简言之，循证医学的核心思想是在医疗决策中将临床证据、个人经验与患者的实际情况及意愿三者相结合。

考虑到我们自己的专业知识和经验，我们必须对自己诚实——我们都倾向于确认偏差——并且诚实地对待我们的患者。了解患者对其病情的看法，明确疾病对他们的困扰程度以及患者本人的治疗意愿是很重要的[82]。

英国国家卫生与临床优化研究所认为，共同决策始于患者和医生之间的对话。

在讨论治疗方案时，应解决以下问题：

- 坦诚地解释目前对该疾病的认识。
- 必要时，告诉患者最佳治疗方案尚不能确定。
- 当有不同治疗方案可供选择时，解释每种方案的利弊。

● 讨论时可向患者提供高质量的书面信息，或特定的患者决策辅助工具。

对于大多数肌肉骨骼疾病，治疗方法包括：①随访观察；②止痛药（口服，外用）；③设备（例如卡环，矫形器）；④物理治疗；⑤注射疗法；⑥手术；⑦以上治疗的不同组合和顺序可以与患者单独协商。

患者保留选择、不选择和遵从临床医生建议的权利；在这种情况下，如果没有明确的最佳治疗方案，那么比较明智的做法是从最保守的治疗开始尝试，并且告诉患者需要复诊。

允许患者表达其治疗意愿，并使其参与治疗方案的选择，可能比使患者仅接受被动治疗获得更好的效果。这种医患协作的治疗方法虽然存在潜在的障碍，但它们并非不可克服[83]。思维定势和社会背景会影响每一次医疗行为，我们必须"留心思维定势"[84, 85]。

我们以网球肘的治疗为例。图 1.1 总结了网球肘初级治疗的相关证据。不同颜色的线条代表了许多比较研究中的不同处理方法。从短期来看，注射疗法显然能取得最好的效果；从长远来看，注射疗法的效果不如其他替代疗法，但注射后的疼痛强度较注射前明显减轻。

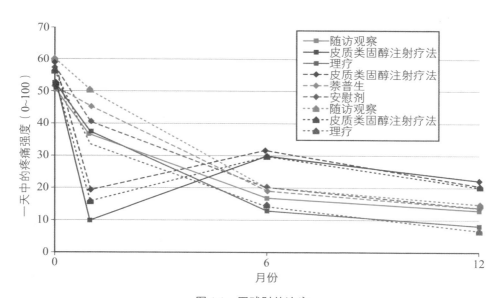

图 1.1　网球肘的治疗

（引自 Smidt N, van der Windt DA. Tennis elbow in primary care. BMJ. 2006; 333: 927−928.）

- 与长期结果相比，患者是否更加重视短期结果？
- 患者是否可以参加康复计划？
- 这样的康复计划是否在合理的时间范围内提供？
- 如果在图表上的线的交叉点进行重复注射，会发生什么？（目前没有相关文献提供证据基础。）

还有许多其他考虑因素。如果临床医生能够巧妙地将临床智慧与患者的价值观相结合，那么将会获得最佳的治疗效果，特别是当研究证据缺乏或相互矛盾时。

参考文献

1. INES LPBS, DA SILVA JAP. Soft tissue injections. *Best Pract Res Clin Rheumatol*. 2005, 19(3):503-527.
2. PETERSON C, HOLDER J. Evidence-based radiology (part 2): is there sufficient research to support the use of therapeutic injections into the peripheral joints? *Skeletal Radiol*. 2010,39(1): 11-18.
3. National Institute for Health and Care Excellence. Osteoarthritis: care and management clinical guideline, https://www. nice. org.uk/Guidance/CG177.
4. SPEED C A. Injection therapies for soft-tissue lesions. *Best Pract Res Clin Rheumatol*. 2007,21 (2):333-347.
5. COLE B J, SCHUMACHER H R Jr. Injectable corticosteroids in modern practice. *J Am Acad Orthop Surg*. 2005,13(1):37-46.
6. SKEDROS J G, HUNT K J, PITTS T C. Variations in corticosteroid/anaesthetic injections for painful shoulder conditions: comparisons among orthopaedic surgeons, rheumatologists, and physical medicine and primary-care physicians. *BMC Musculoskelet Disord*. 2007,8:63.
7. GAUJOUX-VIALA C, DOUGADOS M, GOSSEC L. Efficacy and safety of steroid injections for shoulder and elbow tendonitis: a meta-analysis of randomised controlled trials. *Ann Rheum Dis*. 2009,68(12):1843-1849.
8. CRASHAW D P, HELLIWELL P S, HENSOR E M A, et al. Exercise therapy after corticosteroid injection for moderate to severe shoulder pain: large pragmatic randomised trial. *BMI*. 2010,340:c3037.
9. KARTHIKEYAN S, KWONG H T, UPADHYAY P K, et al. A double-blind randomized controlled study comparing subacromial injection of tenoxicam or methylprednisolone in patients with subacromial impingement. *J Bone Joint Surg Br*. 2010,92(1):77-82.
10. RYANS I, MONTGOMERY A, GALWAY R, et al. A randomized controlled trial of intra-articular triamcinolone and/or physiotherapy in shoulder capsulitis. *Rheumatology*. 2005,44(4):529-535.
11. HAY E M, THOMAS E, PATERSON S M, et al. A pragmatic randomised controlled trial of local corticosteroid injection and physiotherapy for the treatment of new episodes of unilateral shoulder pain in primary care. *Ann Rheum Dis*. 2003,62:394-399.

12. VAN DER WINDT DAWM, BOUTER L M. Physiotherapy or corticosteroid injection for shoulder pain? *Ann Rheum Dis*. 2003,62:385-387.

13. CARETTE S, MOFFET H, TARDIF J, et al. Intraarticular corticosteroids, supervised physiotherapy, or a combination of the two in the treatment of adhesive capsulitis of the shoulder: a placebo-controlled trial. *Arthritis Rheum*. 2003,48:829-838.

14. WINTERS J C, LORRITSMA W, GROENIER K H, et al. Treatment of shoulder complaints in general practice: long-term results of a randomised, single blind study comparing physiotherapy, manipulation, and corticosteroid injection. *BMJ*. 1999,318:1395-1396.

15. VAN DER WINDT DAWM, Koes B W, Deville W, et al. Effectiveness of corticosteroid injections versus physiotherapy for treatment of painful stiff shoulder in primary care: randomised trial. *BMJ*. 1998,317:1292-1296.

16. WINTERS J C, SOBEL J S, GROENIER K H, et al. Comparison of physiotherapy manipulation and corticosteroid injection for treating shoulder complaints in general practice: randomised single blind study. *BMJ*. 1997,314:1320-1325.

17. TONKS J H, PAI S K, MURALI S R. Steroid injection therapy is the best conservative treatment for lateral epicondylitis: a prospective randomised controlled trial. *Int J Clin Pract*. 2007,61(2):240-246.

18. BISSET L, BELIER E, JULL G, et al. Mobilisation with movement and exercise, corticosteroid injection, or wait and see for tennis elbow: randomized trial. *BMJ*. 2006,333:939.

19. HAY E M, PATERSON S M, LEWIS M, et al. Pragmatic randomised controlled trial of local corticosteroid injection and naproxen for treatment of lateral epicondylitis of elbow in primary care. *BMJ*. 1999,319:964-968.

20. VERHAAR JAN, WALENKAMP GHIM, VAN MAMEREN H, et al. Local corticosteroid injection versus Cyriax type physiotherapy for tennis elbow. *J Bone Joint Surg Br*. 1995,77:128-132.

21. CHARALAMBOUS C P, TRYFONIDIS M, SADIQ S, et al. Septic arthritis following intra-articular steroid injection of the knee - a survey of current practice regarding antiseptic technique used during intra-articular steroid injection of the knee. *Clin Rheumatol*. 2003,22:386-390.

22. HASLOCK I, MACFARLANE D, SPEED C. Intra-articular and soft tissue injections: a survey of current practice. *Br J Rheumatol*. 1995,34:449-452.

23. CLUFF R, MEHIO A K, COHEN S P, et al. The technical aspects of epidural steroid injections: a national survey. *Anesth Analg*. 2002,95:403-408.

24. MASI A T, DRIESSNACK R P, YUNUS M B, et al. Techniques for "blind" glucocorticosteroid injections into glenohumeral joints [letter]. *J Rheumatol*. 2007,34(5):1201-1202.

25. BAMJI A M, DIEPPE P A, HASLOCK D I, et al. What do rheumatologists do? A pilot audit study. *Br J Rheumatol*. 1990,29:295-298.

26. KASSIMOS G, PANAYI G, VAN DER WINDT DAWM. Differences in the management of shoulder pain between primary and secondary care in Europe: time for a consensus. *Ann Rheum Dis*. 2004,63:111-112.

27. HOVING J L, BUCHBINDER R, GREEN S, et al. How reliably do rheumatologists measure shoulder movement? *Ann Rheum Dis*. 2002,7:612-616.

28. NØRREGAARD J, KROGSGAARD M R, LORENZEN T, et al. Diagnosing patients with long-standing shoulder joint pain. *Ann Rheum Dis*. 2002,61:646-649.

29. CARETTE S. Adhesive Capsulitis - research advances frozen in time? *J Rheumatol*. 2000,27:1329-1331.

第
一
部
分

30. MARX R G, BOMBARDIER C, WRIGHT J G. What do we know about the reliability and validity of physical examination tests used to examine the upper extremity? *J Hand Surg Am.* 1999,24A:185-193.

31. BAMJI A N, ERHARDT C C, PRICE T R, et al. The painful shoulder: can consultants agree? *Br J Rheumatol.* 1996,35:1172-1174.

32. GAUJOUX-VIALA C, DOUGADOS M, GOSSEC L. Efficacy and safety of steroid injections for shoulder and elbow tendonitis: a meta-analysis of randomised controlled trials. *Ann Rheum Dis.* 2009,68:1843-1849.

33. DORRESTIJN O, STEVENS M, WINTERS J C, et al. Conservative or surgical treatment for subacromial impingement syndrome: a systematic review. *J Shoulder Elbow Surg.* 2009, 18(4):652-660.

34. BUCHBINDER R, GREEN S, YOUD J M. Corticosteroid injections for shoulder pain. *Cochrane Database Syst Rev.* 2003,(1):CD004016.

35. SHAH N, LEWIS M. Shoulder adhesive capsulitis: systematic review of randomised trials using multiple corticosteroid injections. *Br J Gert Pract.* 2007,57:662-667.

36. KOESTER M C, DUNN W R, KUHN J E, et al. The efficacy of subacromial corticosteroid injection in the treatment of rotator cuff disease: a systematic review. *J Am Acad Orthop Surg.* 2007, 15(1):3-11.

37. FABER E, KUIPER J I, BURDORF A, et al. Treatment of impingement syndrome: a systematic review of the effects on functional limitations and return to work. *J Occup Rehabil.* 2006,16(1):7-25.

38. ASSENDELFT W, GREEN S, BUCHBINDER R. Tennis elbow. *BMJ.* 2003,327:329.

39. HEPPER C T, HALVORSON J J, DUNCAN S T. The efficacy and duration of intraarticular corticosteroid injection for knee osteoarthritis: a systematic review of Level I Studies. *J Am Acad Orthop Surg.* 2009,17(10):638-646.

40. BELLAMY N, CAMPBELL J, WELCH V, et al. Intraarticular corticosteroid for treatment of osteoarthritis of the knee. *Cochrane Database Syst Rev.* 2006,(2):Art. No.: CD005328, doi:10.1002/14651858.CD005328.pub2. [Edited- no change to conclusions- published in Issue 2, 2009].

41. GODWIN M. Intraarticular steroid injections for painful knees: systematic review with meta-analysis. *Can Fam Physician.* 2004,50:241-248.

42. ARROLL B, GOODYEAR-SMITH F. Corticosteroid injections for osteoarthritis of the knee: meta-analysis. *BMJ.* 2004,328:869-870.

43. GOSSEC L, DOUGADOS M. Intraarticular treatments in osteoarthritis: from the symptomatic to the structure modifying. *Ann Rheum Dis.* 2004,63:478-482.

44. GERAETS J J, DE JONGH A C, BOEKE A J, et al. Summary of the practice guideline for shoulder complaints from the Dutch College of General Practitioners. *Ned Tijdschr Geneeskd.* 2009,153:A164.

45. New Zealand Guidelines Group. Diagnosis and management of soft tissue shoulder injuries and related disorders. *Best Practice Evidence Based Guideline* 2004.

46. American College of Rheumatology subcommittee on osteoarthritis guidelines. Recommendations for the medical management of osteoarthritis of the hip and knee. *Arthritis Rheum.* 2000;43:1905-1915.

47. JORDAN K M, ARDEN N K, DOHERTY M, et al. EULAR Recommendations 2003: an evidence-based approach to the management of knee osteoarthritis: report of a Task Force of the Standing Committee for International Clinical Studies Including Therapeutic Trials

(ESCISIT). *Ann Rheum Dis*. 2003,62:1145-1155.

48. American Academy of Orthopaedic Surgeons. *Management of Carpal Tunnel Syndrome Evidence-Based Clinical Practice Guideline*. www. aaos.org/ctsguideline. Published February 29, 2016.

49. CREAMER P. Intra-articular corticosteroid injections in osteoarthritis: do they work, and if so, how? *Ann Rheum Dis*. 1997,56:634-636.

50. FANCIULLO G J, HANSCOM B, SEVILLE J, et al. An observational study of the frequency and pattern of use of epidural steroid injection in 25,479 patients with spinal and radicular pain. *Reg Anesth Pain Med*. 2001,26(1):5-11.

51. NICHOLS A W. Complications associated with the use of corticosteroids in the treatment of athletic injuries. *Clin I Sport Med*. 2005,15(5):E370.

52. KUMAR N, NEWMAN R. Complications of intra- and peri-articular steroid injections. *Br J Gert Pract*. 1999,49:465-466.

53. SEROR P, PLUVINAGE P, LECOQ D'ANDRE F. et al. Frequency of sepsis after local corticosteroid injection (an inquiry on 1160000 injections in rheumatological private practice in France). *Rheumatology* (Oxford). 1999,38:1272-1274.

54. HOLDEN J, WOOFF E. Is our evidence-based practice effective? Review of 435 steroid injections given by a general practitioner over eight years. *Clin Gov*. 2005,10(4):276-280.

55. CROFT P. Admissible evidence. *Ann Rheum Dis*. 1998,57:387-389.

56. FURTADO R N, OLIVEIRA L M, NATOUR J. Polyarticular corticosteroid injection versus systemic administration in treatment of rheumatoid arthritis patients: a randomized controlled study. *J Rheumatol*. 2005,32(9):1691-1698.

57. KONAI M S, VILAR FURTADO R N, DOS SANTOS M E, et al. Monoarticular corticosteroid injection versus systemic administration in the treatment of rheumatoid arthritis patients: a randomized double-blind controlled study. *Clin Exp Rheumatol*. 2009,27(2):214-221.

58. COMBE B, LANDEWE R, DAIEN C I, et al. 2016 update of the EULAR recommendations for the management of early arthritis. *Ann Rheum Dis*. 2017,76:948-959.

59. HAYNES R B, DEVEREAUX P J, GUYATT G H. Physicians' and patients' choices in evidence-based practice. *BMJ*. 2002,324:1350.

60. LIDDELL W G, CARMICHAEL C R, MCHUGH N J. Joint and soft tissue injections: a survey of general practitioners. *Rheumawlogy* (Oxford). 2005,44(S): 1043-1046.

61. GORMLEY G J, CORRIGAN M, STEELE W K, et al. Joint and soft tissue injections in the community: questionnaire survey of general practitioners' experiences and attitudes. *Ann Rheum Dis*. 2003,62:61-64.

62. JOLLY M, CURRAN J J. Undemse of intra-articular and periarticular corticosteroid injections by primary care physicians: discomfort with the technique. *J Clin Rheumatol*. 2003,9(3):187-192.

63. GORMLEY G J, STEELE W K, STEVENSON M, et al. A randomised study of two training programmes for general practitioners in the techniques of shoulder injection. *Ann Rheum Dis*. 2003,62:1006-1009.

64. Chartered Society of Physiotherapy. *A Clinical Guideline for the Use of Injection Therapy by Physiotherapists*. London: ACPRC; 1999.

65. WEALE A, BANNISTER G C. Who should see orthopaedic outpatients - physiotherapists or surgeons? *Ann R Coll Surg Engl*. 1995,77(suppl):71-73.

66. DYCE C, BIDDLE P, HALL K, et al. Evaluation of extended role of physio and occupational therapists in rheumatology practice. *Br J Rheumatol*. 1996,35(suppl 1):130.

第一部分

67. HATTAM P, SMEATHAM A. Evaluation of an orthopaedic screening service in primary care. *Clin Perform Qual Health Care*. 1999,7(3): 121-124.
68. DAKER-WHITE G, CARR A J, HARVEY I, et al. A randomised controlled trial-shifting boundaries of doctors and physiotherapists in orthopaedic outpatient departments. *J Epidemiol Community Health*. 1999,53:643-650.
69. EDWARDS J, HANNAH B, BRAILSFORD-ATKINSON K, et al. Intra-articular and soft tissue injections: assessment of the service provided by nurses [letter]. *Ann Rheum Dis*. 2002,61:656-657.
70. EDWARDS J, HASSELL A. Intraarticular and soft tissue injectionsby nurses: preparation for expanded practice. *Nuts Stand*. 2000,14(33):43-46.
71. YELLAND M J, GLASZIOU P P, BOGDUK N, et al. Prolotherapy injections, saline injections, and exercises for chronic low-back pain: a randomized trial. *Spine*. 2004,29(1):9-16.
72. ROSSELAND L A, HELGESEN K G, BREIVIK H, et al. Moderate-to-severe pain after knee arthroscopy is relieved by intraarticular saline: a randomized controlled trial. *Anesth Analg*. 2004,98:1546-1551.
73. KOES B W. Corticosteroid injection for rotator cuff disease. *BMJ*. 2009,338:a2599.
74. EKEBERG O M, BAUTZ-HOLTER E, TVEITA E K, et al. Subacromial ultrasound guided or systemic steroid injection for rotator cuff disease: randomised double-blind study. *BMJ*. 2009,338:a3112.
75. GHAHREMAN A, FERCH R, BOGDUK N. The efficacy of transforaminal injection of steroids for the treatment of lumbar radicular pain. *Pain Med*. 2010,11(8):1149-1168.
76. VAN DER WINDT DAWM, BOUTER L M. Physiotherapy or corticosteroid injection for shoulder pain? *Ann Rheum Dis*. 2003,62:385-387.
77. LOHMANDER L S, ROOS E M. The evidence base for orthopaedics and sports medicine: scandalously poor in parts. *Br J Sports Med*. 2016,50(9):564-565.
78. GERWIN N, HOPS C, LUCKE A. Intraarticular drug delivery in osteoarthritis. *Adv Drug Deliv Rev*. 2006,58(2):226-242.
79. BUXTON M J. Problems in the economic appraisal of new health technology: the evaluation of heart transplants in the UK. In: Drummond MF, ed. *Economic Appraisal Of Health Technology in the European Community*. New York: Oxford University Press; 1987:103-118.
80. GREENHALGH T, HOWICK J, MASKREY N. Evidence based medicine; a movement in crisis? *BMJ*. 2014,348:g3725.
81. SACKETT D L, ROSENBERG W M C, MUIR GRAY J A, et al. Evidence-based medicine: what it is and what it isn't. *BMJ*. 1996,312:71-72.
82. HOFFMANN T C, LEGARE F, SIMMONS M B, et al. Shared decision making: what do clinicians need to know and why should they bother? *Med J Aust*. 2014,201(1):35-39.
83. JOSEPH-WILLIAMS N, LLOYD A, EDWARDS A, et al. Implementing shared decision making in the NHS: lessons from the MAGIC programme. *BMJ*. 2017,357:1744.
84. CRUM A J, LEIBOWITZ K A, VERGHESE A. Making mindset matter. *BMJ*. 2017,356:j674.
85. MALLOWS A, DEBENHAM J, WALKER T, et al. Association of psychological variables and outcomes in tendinopathy: a systematic review. *Br J Sports Med*. 2017,51:743-748.

（阎　芳　罗建刚　译）

第二章 皮质类固醇和局麻药

皮质类固醇

最早的类固醇应用要追溯到 1948 年，**Philip Hench** 医生在美国率先以此作为全身用药[1]，并将其称为神奇的灵丹妙药，但不久就因为明显的不良反应而被严格限制应用[2, 3]。1951 年美国 Hollander 首次报道局部注射氢化可的松治疗关节炎[4]。

常用的皮质类固醇注射剂均为肾上腺皮质最内层（球状带）分泌的氢化可的松的合成衍生物。皮质类固醇具有许多重要的作用，包括抗炎活性，可通过调节一系列基因转录影响细胞免疫及炎症反应，亦可直接作用于细胞核皮质类固醇受体影响 mRNA 的合成速度[5]。然而皮质类固醇也可减少一系列前炎症介质如细胞因子及其他重要蛋白酶的合成[2, 3, 6-8]。

应用皮质类固醇的理由

我们对注射到关节和软组织的皮质类固醇所发挥的确切药理作用仍知之不多[9-11]。采用不同剂量的同一种皮质类固醇药物治疗同一种疾病的对照研究很少，但结果均显示较低剂量与较大剂量一样有效[12, 13]。局部注射可能通过以下机制发挥作用：

减轻炎症反应

全身性炎症性疾病如类风湿性关节炎、银屑病关节炎、痛风等，采用关节内注射皮质类固醇治疗[3, 6, 14-17]，可通过多重机制抑制滑膜细胞浸润和前炎症细胞因子表达，从而减轻炎性反应[6]。近年来对于肌腱炎的认识存有争议，主导意见仍认为此病为单纯退变所致。然而这一观点正受到质疑，因为已经有研究发现在病变肌腱内有炎症细胞浸润，且炎症细胞表达程度与慢性疾病进展相一致[18-23]。

抑制慢性炎症反应急性发作

退行性关节疾病中的慢性炎症反应出现急性加重时[5, 16, 24, 25]，可采用皮质类固醇局部注射治疗得以缓解[26]。然而由于对骨关节炎的病理生理学所知甚少，因此没有可靠的特征性表现用以判定注射的预期疗效。通常唯一可行的方法是依靠经验试行注射疗法[16, 24]。

打断炎症损伤—修复—损伤加重的恶性循环

这是基于以下情况提出的假设：持续性轻微炎症反应过程中，组织修复和疤痕形成可导致组织粘连，从而可使炎症迁延和炎症损伤加剧[27, 28]。但并没有直接的依据证实这一假设[10]。

软骨保护作用

类固醇可影响软骨代谢，如促进关节表面活性物质的产生，此作用与抗炎作用无关[5, 8, 29-37]。

直接的镇痛效应

炎症是一个诸多分子和细胞参与的瀑布式反应[38, 39]。有关"肌腱炎"中炎症的确切作用存在诸多争议，许多学者更喜欢用"肌腱变性"或"肌腱病"描述此类病理学变化[38, 39]。其疼痛多因受损肌腱释放的化学物质刺激伤害性感受器所致，而并非肌腱的炎症（肌腱炎）或结构破坏（肌腱病）引起[40, 41]。皮质类固醇（以及局麻药）可阻止有毒刺激性化学物质局部伤害性感受器和 / 或释放的长期兴奋。皮质类固醇体外试验显示可通过直接的膜效应抑制疼痛信号沿无髓鞘 C 纤维传导[42]。

其他作用

类风湿性关节炎患者指间关节两次类固醇注射应间隔 3 个月以上，以避免关节近端骨丢失加重[43]。

注意：作者强烈建议所有临床医师通读最新的药品说明书，掌握药品生产厂家对于注射药物的建议以及相关细节介绍。

常用皮质类固醇制剂

以下为常用皮质类固醇制剂，括号内注明了剂量和浓度。

● 曲安奈德（Triamcinolone acetonide）

商品名：去炎松（Adcortyl，10 mg/mL，低浓度制剂）。

商品名：康宁克通（Kenalog，40 mg/mL，高浓度制剂）。

在本书中我们以康宁克通（Kenalog）为代表药物进行介绍，但我们希望临床医生针对不同病因，采用不同的单方类固醇药物或混合制剂（如与局麻药的混合制剂）。各种类固醇药物用量参照以下等效剂量进行换算（框 1.1）。

框 1.1　皮质类固醇抗炎等效剂量

曲安奈德 40 mg 等效剂量相当于：

· 己曲安奈德（Triamcinolone hexacetonide）　20 mg
· 甲泼尼龙（Methylprednisolone）　40 mg
· 氢化可的松（Hydrocortisone）　200 mg
· 倍他米松（Betamethasone）7.5 mg
· 地塞米松（Dexamethasone）7.5 mg
· 泼尼松龙（Prednisolone）50 mg

由于高浓度制剂康宁克通可用非常小的剂量，故对于张力增高易导致疼痛的小肌腱和小关节而言，该制剂非常理想。而较大的关节和滑囊所需药液量大，则适用低浓度制剂去炎松（Adcortyl）。该药的作用持续时间为 2~3 周[44, 45]。

● 己曲安奈德

商品名：Lederspan　（20 mg/mL，高浓度制剂）。

是溶解度最低、作用持续时间最长的注射剂，英国厂家 2001 年至 2013 年曾中断生产此药。有含 1% 或 2% 利多卡因或其他局麻药的复方制剂可供选择应用。药代动力学研究显示抗炎作用为曲安奈德的 2 倍，病例观察研究证实己曲安奈德比等效剂量的曲安奈德效果更佳，且疗效持续时间更长[46-48]。而目前美国仍在使用该药，商品名为 Aristospa。

● 醋酸甲泼尼龙

商品名：Depo-Medrone　（40 mg/mL，高浓度制剂）。

醋酸甲泼尼龙与曲安奈德相比，注射后疼痛更为明显[49]。Depo-Medrone 为醋酸甲泼尼龙（40 mg/mL）与局麻药 1 mL 或 2 mL 利多卡因（10 mg/mL）

制成的复方制剂，但我们很少用，因为剂量固定的复方制剂不便于药量调整。

● 倍他米松

商品名：Celestone；Soluspan（皆为美国生产的复方制剂，含倍他米松磷酸钠 3 mg、醋酸倍他米松 3 mg，相当于 6 mg/mL，高浓度制剂）。

澳大利亚生产的 Celestone Chronodose 与二者有所不同，为含有 1% 或 2% 利多卡因的 Celestone 复方制剂（注射器包装，无安瓿）。

● 氢化可的松

商品名：Hydrocortistab （25 mg/mL，极低浓度制剂）。

极易溶于水，作用时间是本书所述类固醇制剂中最短的，只有 6 天[11]。因可导致局部脂肪堆积和色素沉着，我们只推荐用于深色皮肤、消瘦的患者做浅表注射。

局麻药

膜稳定性局麻药依靠对神经纤维冲动传导的可逆性阻滞而发挥作用。细神经纤维更为敏感，传导疼痛的细纤维及其自发性冲动易被阻断，而传导触觉的粗神经纤维和运动功能却不受影响。局部注射麻醉剂之后，动脉血中的局麻药浓度可在 10~25 分钟内持续升高，因此建议患者注射药量大时应在注射后留观 30 分钟以监测有无毒性反应[50]。

应用局麻药的理由

镇痛作用

尽管镇痛作用是暂时的，但可以打断疼痛环路（减少伤害性冲动向脊髓背角"闸门"的传入），增加患者对医师诊断和治疗的信任感，有助于提高患者对治疗的依从性。有研究表明，由于半衰期长，在治疗后的 6 小时内，布比卡因镇痛作用优于利多卡因，但 6 小时以后的结果评估二者并无差异[51]。另有研究表明，在治疗后的 2 周内布比卡因优于利多卡因，而在 3~12 个月二者无差异[52]。有些医师将长效局麻药和短效局麻药混合注射，既可起到即刻的诊断作用，又能达到长期缓解疼痛的效果。

诊断意义

注射后疼痛缓解可确立诊断和指导下一步治疗方案[10]。有时即使是经验丰富的临床医师也不能明确病变组织所在，这时向最可能的病变组织内注射小剂量的局麻药，等几分钟，再行检查。如果疼痛缓解则病源即可确定，下一步治疗的问题也就迎刃而解。

稀释药液

关节腔或滑囊内有相当大的容积，而且高度卷曲的滑膜上排列有许多的绒毛，因此增加注射药液的容量有助于类固醇药物扩散至腔隙及滑膜的表面[10]。

张力松解

关节或滑囊内注射的容积效应可扩张关节囊或滑液囊，对粘连起到物理松解作用[53-56]。韧带附着点并不需要扩张松解，因此可注射最小容量的药液[57]。用较多药液的负荷容量注射可引起张力性疼痛，并可能对肌腱造成物理损伤，同时还可压迫血管，使原本相对不足的血液供应雪上加霜。

常用的局麻药

局麻药的效应强度、作用时间及毒性反应差异巨大（表 1.2）[50]。常用于关节和软组织注射的局麻药有：

- 盐酸利多卡因　是最为常用的局麻药。盐酸利多卡因比其他局麻药更稳定、起效更快，其起效时间仅数秒而作用维持时间约半个小时，是本书推荐使用的局麻药制剂。
- 布比卡因（马卡因）　起效慢（约 30 分钟发挥最大效应），持续阻滞时间长（可达 8 小时以上），在美国为椎管内麻醉的主要药物[50]。由于该药起效延迟，不具备利多卡因一样的诊断价值，同时考虑到清除缓慢可能引起的潜在不良反应，不推荐用于门诊患者的一般治疗。没有证据表明用布比卡因代替利多卡因可延长疗效[52]。与安慰剂相比，关节内注射布比卡因的疗效维持不足 24 小时[58]。
- 丙胺卡因　丙胺卡因毒性与利多卡因相似，但不常用。普鲁卡因目前亦很少用，其药效与利多卡因相当但持续时间较短。

利多卡因（商品名赛罗卡因）和布比卡因也加入了肾上腺素的制剂，用于皮肤麻醉可收缩血管延长麻醉作用时间，但此类制剂不能注入关节腔或软组织内[9]。含肾上腺素的利多卡因有明显的红色标记。我们建议拟行注射治疗的临床医师避免使用这些复合制剂。

局麻药推荐最大用量与最大限量如表 1.1 所示。而在临床上，我们建议采用的最大用量远低于最大限量。

表 1.1   常用局麻药最大限量

药物	浓度	最大限量（剂量，容量）	建议最大用量
利多卡因	0.5%，5 mg/mL	200 mg，40 mL	100 mg，20 mL
	1.0%，10 mg/mL	200 mg，20 mL	100 mg，10 mL
	2.0%，20 mg/mL	200 mg，10 mL	100 mg，5 mL
布比卡因	0.25%，2.5 mg/mL	150 mg，60 mL	75 mg，30 mL
	0.5%，5 mg/mL	150 mg，30 mL	75 mg，15 mL

Modified from British Medical Association and Royal Pharmaceutical Society. British National Formulary, No. 72. London:British Medical Association and Royal Pharmaceutical Society；2017:1181.

潜在的不良反应

皮质类固醇和 / 或局麻药注射疗法不良反应少见[59-61]，所出现的不良反应程度轻微而短暂。但进行注射治疗的医师必须清楚地了解与该项治疗相关的或轻或重的不良反应（表 1.2）[62]。

表 1.2   皮质类固醇 / 局麻药注射疗法潜在不良反应汇总

全身不良反应	局部不良反应
面部潮红	注射后疼痛加重
影响糖尿病患者血糖控制	皮肤脱色素
月经不规律	脂肪萎缩
下丘脑—垂体轴抑制	出血 / 血肿
ESR 和 CRP 降低	类固醇"白垩"、钙化
过敏反应（极罕见）	类固醇关节病
	肌腱断裂 / 萎缩
	关节 / 软组织感染

实用要点：注射错误

　　注射药品错误可导致多种严重的后果，但只要事先做好充分准备并严格按规范操作是完全可以避免的（见第二部分）[63]。

实用要点：孕妇及哺乳期妇女

　　该项治疗常推荐用于治疗腕管综合征和桡骨茎突腱鞘炎，但接受治疗者为孕妇或哺乳期妇女时应慎重，因这些疾病完全可以在分娩后或哺乳期后再治疗[64, 65]。如果的确需要治疗，事先必须详细地交代清楚注射疗法可能产生的不良反应，并认真做好记录。

实用要点：精神疾病患者

　　由于全身应用皮质类固醇可能诱发或加重精神疾病，因此如果确实需要治疗，应在注射之前与患者的精神科医师进行会诊讨论[66]。

局部不良反应

　　局部不良反应的发生多由于一次注射剂量过大、容量过大或注射过于频繁。应禁止在皮下肌腱起止点周围注射负荷量的类固醇药物。罕见的严重局部不良反应[59, 67]。局部不良反应包括以下情形：

注射后疼痛加重

　　文献报道发生率为 2%~10%[61, 68]，但我们临床上要低得多。常发生于软组织注射之后，极少发生于关节注射之后[61]。可能由于细胞内迅速摄取类固醇微细晶体颗粒所致，应与感染化脓相鉴别[11]。甲泼尼龙注射后疼痛加重的发生率更高[69]，其原因多为药物中的防腐剂，而不是药物本身所致[70]。关节内注射皮质类固醇后可有短暂的关节僵硬，为一过性滑膜炎所致[71]。

　　大瓶利多卡因（赛罗卡因）含防腐剂苯甲酸酯。多数皮质类固醇遇苯甲酸酯会产生沉淀，而这些沉淀物可形成类固醇"白垩"，这是部分病例产生注射后疼痛加重的直接原因。有些患者注射后出现变态反应也可能与苯甲酸酯有关。共用大瓶药液还有导致交叉感染的风险，因此应禁用大瓶药液[72]。小瓶利多卡因不含苯甲酸酯。

皮下脂肪萎缩和 / 或皮肤脱色素[68, 73]

一篇肩部和肘部注射的荟萃分析表明注射后"皮肤美白"的发生率为 4%[69]。多发生于浅表部位注射，特别是深色皮肤的患者。注意不要让注射的药物回流到针管内，退针时用纱布在针周围加压可避免回流。尤其是消瘦的深色皮肤妇女，浅表注射最好用氢化可的松。在给这些患者治疗之前必须告知可能发生的不良反应，并在病历上做好记录。局部皮下脂肪萎缩发生于注射后 1~4 个月，可于 6~24 个月后逐渐恢复[74]，也可持续更长时间。类固醇注射后脂肪萎缩极少伴有明显的功能异常[75, 76]。

出血或血肿

注射部位可发生出血或形成血肿。应在退出穿刺针后立即用力压迫穿刺点。服用稳定剂量华法林的患者，择期行软组织注射、关节腔注射或穿刺抽液时，出血的风险并不大[77-81]。因此没有必要在注射治疗之前停用抗凝药物。对于服用抗血小板凝集药物如阿司匹林、双嘧达莫（潘生丁）或氯吡格雷（波立维），非甾体类抗炎药（NSAID）或新型抗凝剂——非维生素 K 拮抗作用抗凝药（NOAC）的患者，若考虑行注射疗法，对于是否需要停药，尚未达成一致意见。这并不奇怪，临床上针对此类情况，有各种不同的处置方式[82]。

实用要点：服用华法林的患者

服用华法林的患者应确保国际标准化比值在治疗窗范围内，且目前没有出血或血肿[83]。出血及血肿形成的风险应在治疗前讨论并做好书面记录。

实用要点：应用抗血小板凝集药物、口服 NSAIDs 或 NOACs

必须考虑每一位患者可能的治疗获益。首先明确目前没有意外出血或血肿形成的情形。出血及血肿形成的风险应在治疗前讨论并做好书面记录。按我们的经验，注射治疗之前不必停用此类药物，这与 NOACs 达比加群和利伐沙班产品说明书介绍内容一致。正如说明书所说"行微创治疗的患者不应中断抗凝药物"。NOACs 半衰期短于华法林，应考虑避免在药物作用峰值时间段进行介入治疗。比如，利伐沙班口服后 2~4 小时为峰值作用时间。

类固醇"白垩"或"糨糊"

手术中可见白色絮状物附着于注射后的肌腱或关节表面。注射含防腐剂的局麻药与类固醇的混合液，可能是形成这种沉淀物的原因。其临床意义尚不明确[84]。

软组织钙化

反复多次注射至手部小关节，可导致关节周围钙化[85]。类固醇注射至指间关节时，可因关节腔内压力增高、关节囊周围药液渗出而形成钙化甚至关节融合[86]。尚无文献资料述及此种钙化有何危害。有报道尾骨间隙内注射治疗尾骨痛可引起局部钙化灶[87]。

类固醇关节病

这是众所周知也是局部注射治疗最令人担心的并发症，但其中仍有许多谜团[88]。有证据表明在多数情况下[29-37]，注射类固醇制剂可保护软骨而不是破坏软骨[60]，但在动物炎症模型中注射类固醇制剂是起保护作用还是起破坏作用，研究结论却相互矛盾[88]。有充分的证据表明长期大量口服类固醇药物与骨坏死相关，但几乎所有与注射类固醇有关的无菌性关节破坏加剧均为个案报道，而且是超大剂量应用的情况下。合理的用药原则是：下肢大关节重复注射必须间隔 3 个月以上，尽管这一原则基于共识而不是证据[9, 89, 90]。文献报道髋部骨关节炎患者注射皮质类固醇后出现类似于 Charcot 关节样进展性破坏，可能是疾病本身进展而不是治疗所致[86, 90]。目前尚无证据表明注射类固醇可加速疾病进展。膝关节重复注射每三个月一次，连续两年以上似乎是安全的[91]。

一篇报道研究了类风湿性关节炎患者频繁行关节内注射皮质类固醇与随后行关节置换手术之间的关系，每例患者均在 1 年内接受了 4 次以上的注射治疗。该课题为耗时 5 年的前瞻性研究，纳入 13 例患者，所有病例共接受了

1622次注射治疗，平均随访时间7.4年。患者如此频繁地进行关节内注射治疗，之后再接受关节置换术的情况并不多见。作者得出结论，频繁关节内注射并未明显加重病情进展，反而可能具有关节软骨保护作用[92]。

肌腱断裂与萎缩

对于局部注射或全身应用类固醇制剂治疗运动损伤继发的肌腱和筋膜断裂屡有报道，但并没有发生率的确切估计[60]。在肌腱起止点注射类固醇制剂时取最低有效剂量和最小药液容量[93-95]，采用"撒胡椒粉"样注射方法，注射遇到阻力异常增大时略退针[96-98, 93, 99]，这样能最大限度地减少肌腱和筋膜断裂或萎缩的发生[94, 97, 100-101]。尽管普遍认为负重肌腱重复注射类固醇有导致肌腱断裂的风险[60, 93, 102, 95]，但关于类固醇引起的肌腱断裂的文献报道很不一致，动物试验从可疑到偶尔发生，而临床上亦缺乏证据支持[103]。采取最小剂量药物，最少注射次数，延长治疗时间间隔至3个月以上可降低这种罕见并发症的风险[104]。

对于在跟腱周围注射类固醇，当前存在两种完全相反的意见。如有必要应慎重实施，并建议在治疗前检查肌腱影像（MRI或超声），确定为肌腱周围炎症而不存在肌腱本身病变的退行性改变（伴有或不伴肌腱撕裂）。肌腱周围注射小剂量类固醇是安全的[105]，但应建议患者6~8周内避免剧烈运动（如将剧烈运动改为散步）[94]，经康复锻炼后逐渐增加活动量。给家兔后足肌腱周围或腱鞘内注射皮质类固醇，均可对后足肌腱的生物力学特性产生不良影响。另外，双侧注射家兔的肌腱生物力学指标与单侧注射家兔相比明显减低。双侧注射的全身及局部不良反应均增加，可明显削弱肌腱的生物力学指征，因此应禁止双侧注射[106]。慢性跟腱病变行手术治疗的患者并发症发生率约10%，因而此类患者不适于选择手术治疗[107]。

软组织愈合延迟

可能与局部注射激素有关。在一项家兔韧带拉伸强度实验中，注射后标本的抗拉强度与未注射对照组相当，但注射后标本的峰值负荷能力减低，并伴有滞后的组织学变化[108]。这提示注射治疗之后恢复活动需要一定的时间。

化脓感染

关节化脓感染是注射治疗最严重的并发症，可致命但极罕见[109]。规范操作情况下发生率仅为 1/17 000~1/77 000 [59, 110, 111]。有研究表明采用注射器包装类固醇药液治疗的局部化脓感染比例为 1/162 000，较安瓿包装类固醇药液治疗的局部化脓感染比例明显减低 [86, 112, 113]，但统计采用注射器包装类固醇药液治疗的比例仅为 1/21 000 [112]。软组织局部注射后也可发生软组织感染和骨髓炎 [114, 115]。

感染的早期诊断至关重要，可防止软组织和关节破坏进一步加重，而先入为主地将类似症状归因于注射后症状加重或病变进展可延误诊断 [116]。局部治疗后注射部位肿胀、疼痛加重、发热、全身不适（如出汗、头痛等）和受累部位功能障碍均应怀疑感染。1 例由家庭医生行肩关节注射类固醇后出现化脓性关节炎的患者向专家咨询，后者认为感染是极少见的并发症，对于此不良反应而言有时延误诊断和处置不当很难避免，因此不应完全归咎于医生本人 [62]。

针尖部位的皮肤碎片被携带到关节内也可成为感染的原因之一 [117]。关节感染也可因血源性播散引起，而不是通过直接将微生物接种到关节内。类固醇可引起关节内局部免疫功能下降，从而使关节更容易受到血源性传播的影响。极少数情况下，注射药物污染或类固醇激活潜在的感染灶亦可成为感染的原因 [115, 116]。

实用要点：怀疑注射后感染

所有怀疑注射后感染的病例必须立即收入院进一步诊断治疗。需行血液化验（ESR、CRP、血黏度、白细胞分类计数、血培养），以及感染关节或其他肿胀局部的诊断性抽液检查。如果不能抽出液体则需将穿刺针头送去培养 [114]。在关节感染早期 X 线检查可无异常，而较复杂的影像检查如 MRI 和同位素骨扫描可能帮助诊断。

实用要点：已经感染的关节禁用注射疗法

已经感染的关节，高度怀疑感染的类风湿性关节炎，表现为单一关节疼痛（尤其是髋关节）的老年骨关节炎 [118]，存在其他感染病灶如胸部、尿道、皮肤（特别是下肢皮肤）的患者，应禁止行关节内注射。注意检查尿液外观、尿沉渣和血沉 [119]。

英国报道的标本最多的细菌感染性关节炎资料中，最常见的感染菌种是金黄色葡萄球菌和链球菌。其他感染菌种包括大肠杆菌、流感嗜血杆菌、沙门菌、假单胞菌和结核杆菌[120]。结核杆菌感染尤其难以诊断，必要时可行黏膜活组织检查[116]。感染更多见于儿童和老年人。20%的病例存在潜在的危险因素，最常见的危险因素为人工关节（11%）。其他见于恶性血液病、关节疾病或结缔组织疾病、糖尿病、服用类固醇治疗、接受化疗、留置静脉导管、经静脉吸毒和关节镜手术后[120]。类固醇注射可使关节化脓的表现延迟6~12天[121]。

有报道在侵袭性手术（如关节镜及置管引流）12年的时间里，接受关节注射后发生感染的比例并不高，但关节镜术后组化脓感染的比例约为置管引流术后组患者的4倍[122]。关节注射后感染可发生于注射后4天到3周[114]。免疫功能低下的患者关节注射后可发生外源性感染[123]。

类风湿性关节炎患者接受强效免疫抑制剂或细胞毒性药物治疗，也可增加感染的发生率。接受抗肿瘤坏死因子（TNF）药物疗法的患者化脓感染的风险增加1倍[87]。化脓性关节炎已成为类风湿性关节炎较常见的感染并发症。在一篇小样本类风湿性关节炎合并细菌性关节炎的病例报道中，9例中有6例在3个月以内接受过已感染关节的关节内注射治疗；并有1例在关节注射后迅速发生感染。细菌性关节炎年患病率约为0.2%；为期4年的调查研究表明总患病率为0.5%，其中与类固醇注射有关的感染发病率为1/2 000。类风湿性关节炎患者关节内注射类固醇后迟发性化脓性关节炎发病率较高，应引起临床医生的高度注意[124]。

膝关节和髋关节置换术后再注射激素可增加继发感染的风险，对此已引起关注[125, 126]，尽管仍存有争议[127]。有人因担心增加感染风险而反对关节镜术后常规向关节腔内注射激素，也有人出于缓解术后疼痛考虑而提倡注射此药。

实用要点：关节注射相关感染的处置措施

如果注射后发生局部感染，应尽力寻找感染源。如果是金黄色葡萄球菌感染，临床医师应做鼻拭子化验检查。若化验证实鼻腔携带该致病菌，负责医师本人应接受适当的抗生素治疗，并且不能再为患者做注射治疗，直至鼻拭子化验阴性。文献综述表明在此种情况下抗生素应用明显不足[114]。

细菌性关节炎患者静脉应用敏感抗生素治疗而疼痛和滑膜炎仍不见好转，但反复关节液和血液培养可无细菌生长，此时关节内应用皮质类固醇有效[133]。应用预先已消毒的注射器包装的皮质类固醇注射可减少感染的风险。瓶装和大安瓿包装易于污染而成为感染源，应禁用[73]。注射药物储存应参照生产厂家说明书。

罕见的局部不良反应

包括神经损伤（针触及神经可产生剧烈疼痛以及"电休克"）、一过性肢体麻痹（运动神经阻滞未恢复所致）以及针体折断[62, 63]。

全身不良反应

全身不良反应罕见。包括以下情形：

面部潮红

可能是最常见的不良反应[89]，发生率统计从不足 1% 到 5%[84, 134]。发生于注射后 24~48 小时，可持续 1~2 天。

影响糖尿病患者血糖控制

糖尿病患者应了解此种潜在的一过性不良反应[135]。常见指标异常是血糖水平略微升高持续 1 周以上，偶尔时间更长。单个位点注射远超本书推荐剂量的激素（或一次多点注射，或者几天后重复注射）之后，可能导致血糖升高时间进一步延长（可延至 3 周）。这时需要在短期内适当增加降糖药物剂量，因此应将具体类固醇药物及剂量告知患者。近期内类固醇药物注射还可影响对糖尿病监测结果的解读和判断。

收缩压升高

关节腔内注射大剂量皮质类固醇可使收缩压暂时升高[136, 137]。

子宫出血

确切机制尚不明确，但关节内注射类固醇可引起妇女一过性但显著的性激素分泌抑制[138]。于是月经后妇女在注射治疗之后子宫出血即存在一个问题[139]：出血是注射引起还是需要进一步检查排除其他疾病，特别是某些严重疾病？如果发生此类复杂情况应慎重考虑。女性患者其他少见的不良反应包括泌乳和多毛症[140]。

下丘脑—垂体轴抑制

关节内注射或肌肉注射皮质类固醇后可发生[141, 142]，但在本书推荐治疗剂量和注射频率时临床意义不大[71]，因此我们并没有向患者特别说明[50]。

偶尔同时做多个关节注射时，患者可全身吸收增多而出现类似库欣综合征的高皮质类固醇血症。患者可在注射后 2 周出现库欣综合征样表现，并常被误诊为原发性内分泌疾病（框 1.2）而接受一些不必要的检查和治疗。筛查尿中皮质类固醇代谢产物有助于明确诊断。白细胞分类计数可见短暂性嗜酸性粒细胞减少。儿童在关节注射类固醇后更易表现出库欣综合征的特点[143, 144]。

儿童更为敏感，在关节内注射皮质类固醇后易出现库欣综合征[145]。艾滋病患者在椎管内注射利托那韦（ritonavir）后亦有出现库欣综合征的风险[83]。

框 1.2　皮质类固醇注射疗法对下丘脑—垂体轴的抑制作用

可能存在认识不足

可出现于单次关节内注射曲安奈德（TCA）40 mg 之后

更多见于 5 周之内在同一部位或 2 个以上部位多次注射 TCA 40 mg 后

最早出现于注射后 10~14 天

临床特点

满月脸

水牛背

泛发性痤疮

皮肤潮红

心悸

震颤

呼吸困难

体重增加 5~8 kg

月经紊乱

结果

单次注射后 3 个月，两次注射后 6 个月自行恢复

Modified from Jansen T, van Roon E. Four cases of a secondary Cushingoid state following local triamcinolone acetonide injection. Netherlands J Med. 2002；60(3):151−153.

第
一
部
分

多关节炎患者局部注射类固醇后四肢远端关节的临床症状改善为此病早期特点，表明局部吸收增加。有研究显示类风湿性膝关节注射后达峰值血药浓度时间中位数为 8 小时[146]。这一点可以解释为什么在单关节注射后其他关节症状亦随之改善。研究结果还显示同等剂量类固醇制剂，与全部注射至一个关节的患者相比，分开注射至两个关节的患者血药浓度更高，一般认为是分开注射后吸收面积增大所致[84]。然而，也有一项研究用等效剂量曲安奈德行关节内注射和肌肉注射，均采用微量泵注药，在关节内注射组肾上腺皮质激素水平未见明显减低[147]。

ESR 和 CRP 显著降低

平均下降约 50%。关节炎患者在炎症期关节内注射皮质类固醇后可出现上述改变，并持续 6 个月以上。应用血液化验评估改善病情药物疗效时，尤其应注意这一特点[148]。

实用要点：类固醇注射疗法与疫苗接种

关节内注射皮质类固醇并不影响全身免疫反应水平。因此接种活疫苗并非禁忌证[149]。

变态反应

局麻药针剂的严重变态反应非常少见，但可导致生命危险[150]。局部注射皮质类固醇也可出现变态反应但更为罕见，过敏原可能是药物中混杂的稳定剂而不是药物本身[71, 131]。

Nicolau 综合征

这是由于血管内注入不溶性药物，形成急性动脉栓塞，而引发的一种青斑样皮炎综合征。注射皮质类固醇晶体悬浊液至关节腔内或关节周围，偶尔会出现 Nicolau 综合征。可能的病理生理机制是微细晶体颗粒注射至血管导致急性血管痉挛。注射之后在注射部位出现剧烈疼痛，有时出现晕厥。继之形成紫斑或淤青样皮肤改变。多数患者疼痛可迅速缓解，而皮肤改变消退较慢。表现不典型者可没有皮肤异常改变[151]。

Tachon 综合征

在极罕见的情况下，局部注射皮质类固醇可出现剧烈胸痛或腰痛，继之疼痛迅速缓解。药物误入静脉可以解释这一现象[152]。

其他罕见的全身不良反应

包括胰腺炎（患者表现为腹痛和血清酶升高）、恶心、焦虑症（情绪障碍）、急性精神病、肌病和后囊白内障。曾有报道拇指扳机点注射后发生复杂性区域疼痛综合征[62, 66, 153]。镰状细胞病患者在关节内注射皮质类固醇后可出现贫血危象[87]，机制尚不清楚，但提示此类患者采用类固醇治疗时应非常慎重[154]。有报道全身应用皮质类固醇治疗运动损伤可导致胫骨应力性骨折和多发性骨坏死，而局部用药则未见此类不良反应[155]。

尽管存在上述种种不良反应，关节和软组织注射疗法依然是一种相对较为安全的治疗方式[156]。要求注射医师必须经过操作规范的系统培训，能够最大限度地减少不良事件的发生[60]。

在一项纳入了 1 147 例注射治疗的大样本前瞻性研究中，记录到的注射疗法并发症不足患者总数的 12%（注射次数的 7%），而且几乎所有并发症都是一过性的。只有 4 例患者（网球肘病例）出现皮下脂肪萎缩但其类固醇用量是推荐剂量的 4 倍。最常见的不良反应是注射后疼痛，与曲安奈德相比，甲泼尼龙引起疼痛的比例更高[157]。关节周围注射产生注射后疼痛的比例为 12%，但关节内注射后疼痛的比例只有 2%。其他不良反应有出血、头晕和一过性意识丧失。

在注射之前混合皮质类固醇和局麻药是安全的。以高能液相色谱分析评估曲安奈德、氢化可的松与利多卡因、布比卡因混合后的稳定性，结果显示以上混合药液性质稳定，支持继续使用这些混合药液进行治疗[68]。

与口服非甾体类抗炎药的安全谱相比，注射疗法虽存在一定风险，但选择合适制剂、采用最小有效剂量的注射剂并在治疗后适当进行观察，治疗安全还是有保障的（表 1.3）[158]。

表 1.3 服用 NSAIDs[a] 出现器质性损伤的比例

比例	引起的损害
1/5	镜下溃疡
1/70	有症状的溃疡
1/150	出血性溃疡
1/1 200	溃疡出血导致死亡

[a] 连续服用 2 个月以上

From Tramer MR, Moore RA, Renold JM, McQuay HJ. Quantitative estimation of rare adverse events which follow a biological progression: a new model applied to chronic NSAID use. Pain. 2000；85:169-182.

参考文献

1. KIRWAN J R, BALINT G, SZEBENYI B. Anniversary: 50 years of glucocorticoid treatment in rheumatoid arthritis. *Rheumawlogy* (Oxford). 1999,38: 100-102.

2. GOULDING N J. Corticosteroids-a case of mistaken identity? *Br J Rheumawl*. 1998,37:477-480.

3. COOMBES G M, BAX D E. The use and abuse of steroids in rheumatology. *Rep Rheum Dis*. 1996,(Ser 3):1.

4. HOLLANDER J L, BROWN E M, JESSAR R A, et al. Hydrocortisone and cortisone injected into arthritic joints; comparative effects of a use of hydrocortisone as a local anti-arthritic agent. *JAMA*. 1951,147(17):1629-1635.

5. CREAMER P. Intra-articular corticosteroid injections in osteoarthritis: do they work, and if so, how? *Ann Rheum Dis*. 1997,56:634-636.

6. AF KLINT E, GRUNDTMAN C, ENGSTROM M, et al. Intraarticular glucocorticoid treatment reduces inflammation in synovial cell infiltrations more efficiently than in synovial blood vessels. *Arthritis Rheum*. 2005,52(12):3880-3889.

7. GOULDING N J. Anti-inflammatory corticosteroids. *Rep Rheum Dis*. 1999,(Ser 3):1.

8. CUTOLO M. The roles of steroid hormones in arthritis. *Br J Rheumawl*. 1998,37:597-599.

9. SPEED C A. Injection therapies for soft-tissue lesions. *Best Pract Res Clin Rheumawl*. 2007,21 (2):333-347.

10. INES L P B S, DA SILVA J A P. Soft tissue injections. *Best Pract Res Clin Rheumawl*. 2005;19(3):503-527.

11. COLE B J, SCHUMACHER R H. Injectable corticosteroids in modern practice. *J Am Acad Orthop Surg*. 2005,139(1):37-46.

12. PRICE R, SINCLAIR H, HEINRICH I, et al. Local injection treatment of tennis elbow-hydrocortisone, triamcinolone and lignocaine compared. *Br J Rheumaol*. 1991,30(1):39-44.

13. YOON S H, LEE H Y, LEE H J, et al. Optimal dose of intra-articular corticosteroids for adhesive capsulitis: a randomized, triple-blind, placebo-controlled trial. *Am J Sports Med*. 2013,41(5):1133-1139.

14. ANON. Gout in primary care. *Drugs Ther Bull*. 2004,42(5):37-40.

15. GOSSEC L, DOUGADOS M. Intra-articular treatments in osteoarthritis: from the symptomatic to the structure modifying. *Ann Rheum Dis*. 2004,63:478-482.

16. KIRWAN J R, RANKIN E. Intraarticular therapy in osteoarthritis. *Baillieres Clin Rheumawl*. 1997,11(4):769-794.

17. FRANZ J K, BURMESTER G R. Antirheumatic treatment: the needle and the damage done. *Ann Rheum Dis*. 2005,64:798-800.

18. REES J D, STRIDE M, SCOTT A. Tendons - time to revisit inflammation. *Br J Sports Med*. 2014;48:1553-1557.

19. DEAN B J E, GETTINGS P, DAKIN S J, et al. Are inflammatory cells increased in painful human tendinopathy? A systematic review. *Br J Sports Med*. 2016,50:216-220.

20. REES J D. The role of inflammatory cells in tendinopathy: is the picture getting any clearer? *Br J Sports Med*. 2016,50:201-202.

21. MILLAR N L, DEAN B J, DAKIN S G. Inflammation and the continuum model: time to acknowledge the molecular era of tendinopathy. *Br J Sports Med*. 2016,50:1486.

22. STRUGLICS A, OKROJ M, SWARD P, et al. The complement system is activated in synovial fluid from subjects with knee injury and from patients with osteoarthritis. *Arthritis Res Ther*. 2016,18(1):223.

23. HAUGEBERG G, MORTON S, EMERY P, et al. Effect of intra-articular corticosteroid injections and inflammation on periarticular and generalised bone loss in early rheumatoid arthritis. *Ann Rheum Dis*. 2011,70:184-187.

24. JONES A, DOHERTY M. Intra-articular corticosteroid injections are effective in osteoarthritis but there are no clinical predictors of response. *Ann Rheum Dis*. 1996,55:829-832.

25. ZULIAN F, MARTINI G, GOBBER D, et al. Comparison of intra-articular triamcinolone hexacetonide and triamcinolone acetonide in oligoarticular juvenile idiopathic arthritis. *Rheumawlogy*. 2003,42:1254-1259.

26. BRANDT K D, RADIN E L, DIEPPE P A, et al. Yet more evidence that osteoarthritis is not a cartilage disease. *Ann Rheum Dis*. 2006,65:1261-1264.

27. DORMAN T, RAVIN T. *Diagnosis and Injection Techniques in Orthopaedic Medicine*. Baltimore, Maryland: Williams and Wilkins; 1991:33-34.

28. DALEY C T, STANISH W D. Soft tissue injuries: overuse syndromes. In: Bull RC, ed. *Handbook of Sports Injuries*. New York: McGraw Hill; 1998:185.

29. WEITOFT T, LARSSON A, RONNBLOM L. Serum levels of sex steroid hormones and matrix metalloproteinases after intra-articular glucocorticoid treatment in female patients with rheumatoid arthritis. *Ann Rheum Dis*. 2008,67:422-424.

30. VERBRUGGEN G. Chondroprotective drugs in degenerative joint diseases. *Rheumatology* (Oxford). 2006,45(2): 129-138.

31. WEITOFT T, LARSSON A, SAXNE T, et al. Changes of cartilage and bone markers after intra-articular glucocorticoid treatment with and without postinjection rest in patients with rheumatoid arthritis. *Ann Rheum Dis*. 2005,64:1750-1753.

32. LARSSON E, ERLANDSSON HARRIS H, Larsson A, et al. Corticosteroid treatment of experimental arthritis retards cartilage destruction as determined by histology and serum. *Rheumatology* (Oxford). 2004,43(4):428-434.

33. RAYNAULD J P. Clinical trials: impact of intra-articular steroid injections on the progression of knee osteoarthritis. *Osteoarthritis Cartilage*. 1999,7:348-349.

34. HILLS B A, ETHELL M T, HODGSON D R. Release of lubricating synovial surfactant by intra-articular steroid. *Br J Rheumatol*. 1998,37(6):649-652.

35. PELLETIER J P, MINEAU F, RAYNAULD J P, et al. Intraarticular injections with methylprednisolone acetate reduce osteoarthritic lesions in parallel with chondrocyte stromelysin synthesis in experimental osteoarthritis. *Arthritis Rheum*. 1994,37:414-423.

36. JUBB R W. Anti-rheumatic drugs and articular cartilage. *Rep Rheum Dis*. 1992;(Ser 2):1.

37. PELLETIER J P, MARTEL-PELLETIER J, CLOUTIER J M, et al. Proteoglycan- degrading metalloprotease activity in human osteoarthritis cartilage and the effect of intraarticular steroid injections. *Arthritis Rheum*. 1987,30(5):541-548.

38. SCOTT A, KHAN K M, COOK J L, et al. What is "inflammation"? Are we ready to move beyond Celsus? *Br J Sports Med*. 2004,38:248-249.

39. KHAN K M, COOK J L, KANNUS P, et al. Time to abandon the "tendinitis" myth. *BMJ*. 2002,324:626-627.

40. KHAN K M, COOK J L, MAFFULLI N, et al. Where is the pain coming from in tendinopathy? It may be biochemical, not structural in origin. *Br J Sports Med*. 2000,34(2):81-83.

41. GOTOH M, HAMADA K, YAMAKAWA H, et al. Increased substance P in subacromial bursa and shoulder pain in rotator cuff disease. *J Orthop Res*. 1998,16:618-621.

42. JOHANSSON A, HAO J, SJÖLUND B. Local corticosteroid application blocks transmission in normal nociceptive C-fibres. *Acta Anaesthesiol Scand*. 1990,34(5):335-338.

43. ZULIAN F, MARTIMI G, GOBBER D, et al. Triamcinolone acetonide and hexacetonide intra-articular treatment of symmetrical joints in juvenile idiopathic arthritis: a double-blind trial. *Rheumatology*, (Oxford). 2004,43(10): 1288-1291.

44. DERENDORF H, MOLLMANN H, GRUNER A, et al. Pharmacokinetics and pharmacodynamics of glucocorticoid suspensions after intra-articular administration. *Clin Pharmacol Ther*. 1986,39:313-317.

45. CALDWELL J R. Intra-articular corticosteroids: guide to selection and indications for use. *Drugs*. 1996,52:507-514.

46. EBERHARD B A, SISON M C, GOTTLIEB B S, et al. Comparison of the intraarticular effectiveness of triamcinolone hexacetonide and triamcinolone acetonide in treatment of juvenile rheumatoid arthritis. *J Rheumatol*. 2004,31 (12):2507-2512.

47. BUCHBINDER R, GREEN S, YOUD J M, et al. Arthrographic distension for adhesive capsulitis (frozen shoulder). *Cochrane Database Syst Rev*. 2008,(1): CD007005.

48. British Medical Association and Royal Pharmaceutical Society. *British National Formulary* No. 72. London: British Medical Association and Royal Pharmaceutical Society; 2017:610.

49. PIOTROWSKI M, SZCZEPANSKI I, DMOSZYNSKA M. Treatment of rheumatic conditions with local instillation of betamethasone and methylprednisolone: comparison of efficacy and frequency of irritative pain reaction. *Rheumatologia*. 1998,36:78-84.

50. British Medical Association and Royal Pharmaceutical Society. *British National Formulary* No. 72. London: British Medical Association and Royal Pharmaceutical Society; 2017:1181.

51. KANNUS P, JARVINEN M, NIITTYMAKI S. Long-or short-acting anesthetic with corticosteroid in local injections of overuse injuries? A prospective, randomized, double-blind study. *Int I Sports Med*. 1990,11(5): 397-400.

52. SÖLVEBORN S A, BUCK F, MALLMIN H, et al. Cortisone injection with anaesthetic additives for radial epicondylalgia. *Clin Orthop Relat Res*. 1995,316:99-105.

53. BUCHBINDER R, GREEN S, FORBES A, et al. Arthrographic joint distension with saline and steroid improves function and reduces pain in patients with painful stiff shoulder: results

of a randomised, double-blind, placebo-controlled trial. *Ann Rheum Dis*. 2004,63:302-309.

54. CAM A, SCHYDLOWSKY P, ROSSEL I, et al. Treatment of "frozen shoulder" with distension and glucorticoid compared with glucorticoid alone: a randomised controlled trial. *Scand J Rheumatol*. 1998,27(6):425-430.

55. MULCAHY K A, BAXTER A D, ONI O O A, et al. The value of shoulder distension arthrography with intraarticular injection of steroid and local anaesthetic: a follow-up study. *Br J Radiol*. 1994,67:263-266.

56. JACOBS L G H, BARTON M A J, WALLACE W A, et al. Intraarticular distension and steroids in the management of capsulitis of the shoulder. *BMJ*. 1991,302:1498-1501.

57. AHMED I, GERTNER E. Safety of arthrocentesis and joint injection in patients receiving anticoagulation at therapeutic levels. *Am J Med*. 2012,125(3):265-269.

58. CREAMER P, HUNT M, DIEPPE P. Pain mechanisms in osteoarthritis of the knee: effect of intraarticular anesthetic. *J Rheumatol*. 1996,23:1031-1036.

59. HABIBN. C S, SALIBA W, Nashashibi M. Local effects of intra-articular corticosteroids. *Clin Rheumatol*. 2010,29(4):347-356.

60. NICHOLS A W. Complications associated with the use of corticosteroids in the treatment of athletic injuries. *Clin J Sport Med*. 2005,15(5):370-375.

61. KUMAR N, NEWMAN R J. Complications of intra- and peri-articular steroid injections. *Br J Gen Pract*. 1999,49:465-466.

62. DANDO P, GREEN S, PRICE J. *Problems in General Practice-Minor Surgery*. London: Medical Defence Union; 1997.

63. LANYON P, REGAN M, JONES A, et al. Inadvertent intra-articular injection of the wrong substance. *Br J Rheumatol*. 1997,36:812-813.

64. AVCI S, YILMAZ C, SAYLI U. Comparison of nonsurgical treatment measures for de Quervain's disease of pregnancy and lactation. *J Hand Surg Am*. 2002,27:322-324.

65. WALLACE W A. Injection with methylprednisolone for carpal tunnel syndrome (letter). *Br Med J*. 2000,320:645.

66. ROBINSON D E, HARRISON-HANSLEY E, SPENCER R F. Steroid psychosis after an intra-articular injection. *Ann Rheum Dis*. 2000,59:926.

67. BRINKS A, KOES B W, VOLKERS A C, et al. Adverse effects of extra-articular corticosteroid injections: a systematic review. *BMC Musculoskelet Disord*. 2010,11:206.

68. GAUJOUX-VIALA C, DOUGADOS M, GOSSEC L. Efficacy and safety of steroid injections for shoulder and elbow tendonitis: a meta-analysis of randomised controlled trials. *Ann Rheum Dis*. 2009,68(12):1843-1849.

69. BERGER R G, YOUNT W J. Immediate "steroid flare" from intra-articular triamcinolone hexacetonide injection: case report and review of the literature. *Arthritis Rheum*. 1990,33(8):1284-1286.

70. PULLAR T. Routes of drug administration: intra-articular route. *Prescribers J*. 1998,38(2):123-126.

71. HELLIWELL P S. Use of an objective measure of articular stiffness to record changes in finger joints after intra-articular injection of corticosteroid. *Ann Rheum Dis*. 1997,56:71-73.

72. KIRSCHKE D L, JONES T F, STRATTON C W, et al. Outbreak of joint and soft tissue infections associated with injections from a multiple-dose medication vial. *Clin Infect Dis*. 2003,36:1369-1373.

73. NEWMAN R J. Local skin depigmentation due to corticosteroid injections. *BMJ*. 1984,288:1725-1726.

74. CASSIDY J T, BOLE G G. Cutaneous atrophy secondary to intra-articular corticosteroid administration. *Ann Intern Med*. 1966,65(5):1008-1018.

75. BASADONNA P T, RUCCO V, GASPARINI D, et al. Plantar fat pad atrophy after corticosteroid injection for an interdigital neuroma: a case report. *Am J Phys Med Rehabil*. 1999,78(3):283-285.

76. REDDY P D, ZELICOF S B, RUOTOLO C, et al. Interdigital neuroma. Local cutaneous changes after corticosteroid injection. *Clin Orthop Relat Res*. 1995,317:185-187.

77. SALVATI G, PUNZI L, PIANON M, et al. Frequency of the bleeding risk in patients receiving warfarin submitted to arthrocentesis of the knee. *Reumatismo*. 2003,55(3):159-163.

78. DUNN A S, TURPIE A G. Perioperative management of patients receiving oral anticoagulants: a systematic review. *Arch Intern Med*. 2003,163(8):901-908.

79. THUMBOO J, O'DUFFY J D. A prospective study of the safety of joint and soft tissue aspirations and injections in patients taking warfarin sodium. *Arthritis Rheum*. 1998,41(4):736-739.

80. GOUPILLE P, THOMAS T, NOëL E. A practice survey of shoulder glucocorticoid injections in patients on antiplatelet drugs or vitamin K antagonists, *loint Bone Spine*. 2008,75(3):311-314.

81. NAGAFUCHI Y, SUMITOMO S, SOROIDA Y, et al. The power Doppler twinkling artefact associated with periarticular calcification induced by intra-articular corticosteroid injection in patients with rheumatoid arthritis. *Ann Rheum Dis*. 2013,72:1267-1269.

82. BERTHELOT J M, LE GOFF B, MAUGARS Y. Side effects of corticosteroid injections: what's new? *Joint Bone Spine*. 2013,80(4):363-367.

83. CLEARFIELD D A, RUANE J J, DIEHL J. Examining the safety of joint injections in patients on warfarin, https://www. practicalpainmanagement. com/treatments/interventional/injections/examining-safety-joint-inject ions-patients-warfarin.

84. GRAY R G, GOTTLIEB N L. Intra-articular corticosteroids, an updated assessment. *Clin Orthop Relat Res*. 1983,177:235-263.

85. NANNO M, SAWAIZUMI T, KODERA N, et al. Flexor pollicis longus rupture in a trigger thumb after intrasheath triamcinolone injections: a case report with literature review. *J Nippon Med Sch*. 2014,81 (4):269-275.

86. GRAY R G, TENENBAUM J, GOTTLIEB N L. Local corticosteroid injection therapy in rheumatic disorders. *Semin Arthritis Rheum*. 1981,10:231-254.

87. GALLOWAY J B, HYRICH K L, MERCER L K, et al. Risk of septic arthritis in patients with rheumatoid arthritis and the effect of anti-TNF therapy: results from the British Society for Rheumatology Biologics Register. *Ann Rheum Dis*. 2011,70:1810-1814.

88. CAMERON G. Steroid arthropathy: myth or reality? *J Orthop Med*. 1995,17(2):51-55.

89. British Medical Association and Royal Pharmaceutical Society. *British National Formulary* No. 72. London: British Medical Association and Royal Pharmaceutical Society; 2017:1000.

90. COOPER C, KIRWAN J R. The risks of local and systemic corticosteroid administration. *Baillieres Clin Rheumatol*. 1990,4(2):305-333.

91. RAYNAULD J, BUCKLAND-WRIGHT C, WARD R, et al. Safety and efficacy of long-term intraarticular steroid injections in osteoarthritis of the knee: a randomized, double-blind,

placebo-controlled trial. *Arthritis Rheum*. 2003,48:370-377.

92. ROBERTS W N, BABCOCK E A, BREITBACH S A, et al. Corticosteroid injection in rheumatoid arthritis does not increase rate of total joint arthroplasty. *J Rheumatol*. 1996,23(6):1001-1004.

93. SMITH A G, KOSYGAN K, WILLIAMS H, et al. Common extensor tendon rupture following corticosteroid injection for lateral tendinosis of the elbow. *Br J Sports Med*. 1999,33:423-425.

94. SHRIER I, MATHESON G O, KOHL H W 3rd. Achilles tendon: are corticosteroid injections useful or harmful? *Clin J Sports Med*. 1996,6:245-250.

95. MAHLER F, FRITSCHY D. Partial and complete ruptures of the Achilles tendon and local corticosteroid injections. *Br J Sports Med*. 1992,26:7-14.

96. SAXENA A, FULLEM B. Plantar fascia ruptures in athletes. *Am J Sports Med*. 2004,32:662-665.

97. ACEVEDO J I, BESKIN J L. Complications of plantar fascia rupture associated with corticosteroid injection. *Foot Ankle Int*. 1998,19:91-97.

98. FREDBERG U. Local corticosteroid injection in sport: review of literature and guidelines for treatment. *Scand J Med Sci Sports*. 1997,7:131-139.

99. Cyriax JH, Cyriax PJ, eds. Principles of treatment. In: *Illustrated Manual of Orthopaedic Medicine*. London: Butterworths; 1983:22.

100. MCWHORTER J W, FRANCIS R S, HECKMANN R A. Influence of local steroid injections on traumatized tendon properties; a biomechanical and histological study. *Am J Sports Med*. 1991,19(5):435-439.

101. READ M T. Safe relief of rest pain that eases with activity in achillodynia by intrabursal or peritendinous steroid injection: the rupture rate was not increased by these steroid injections. *Br J Sports Med*. 1999,33:134-135.

102. MAIR S D, ISBELL W M, GILL T J, et al. Triceps tendon ruptures in professional football players. *Am J Sports Med*. 2004,32:431-434.

103. MOTTRAM D R, ed. *Drugs in Sport*. 2nd ed. London: E & FN Spon; 1996.

104. NANNO M, SAWAIZUMI T, KODERA N, et al. Flexor pollicis longus rupture in a trigger thumb after intrasheath triamcinolone injections: a case report with literature review. *J Nippon Med Sch*. 2014,81 (4):269-275.

105. GILL S S, GELBKE M K, MATSON S L, et al. Fluoroscopically guided low-volume peritendinous corticosteroid injection for Achilles tendinopathy; a safety study. *J Bone Joint Surg Am*. 2004,86:802-806.

106. HUGATE R, PENNYPACKER J, SAUNDERS M, et al. The effects of intratendinous and retrocalcaneal intrabursal injections of corticosteroid on the biomechanical properties of rabbit Achilles tendons. *J Bone Joint Surg Am*. 2004,86:794-801.

107. PAAVOLA M, ORAVA S, LEPPILAHTI J, et al. Chronic Achilles tendon overuse injury: complications after surgical treatment. An analysis of 432 consecutive patients. *Am J Sports Med*. 2000,28:77-82.

108. WIGGINS M E, FADALE P D, EHFIICH M G, et al. Effects of local injection of corticosteroids on the healing of ligaments; a follow-up report. *J Bone Joint Surg Am*. 1995,77(11):1682-1691.

109. HUGHES R A. Septic arthritis. *Rep Rheum Dis*. 1996;(Ser 3):1.

110. YANGCO B G, GERMAIN B F, DERESINSKI S C. Case report: fatal gas gangrene following intra-articular steroid injection. *Am I Med Sci*. 1982,283(2):94-98.

111. CHARALAMBOUS C P, TRYFONIDIS M, SADIQ S, et al. Septic arthritis following intra-articular steroid injection of the knee - a survey of current practice regarding antiseptic technique used during intra-articular steroid injection of the knee. *Clin Rheumawl*. 2003,22:386-390.

112. SEROR P, PLUVINAGE P, LECOQ D'ANDRE F, et al. Frequency of sepsis after local corticosteroid injection (an inquiry on 1160000 injections in rheumatological private practice in France). *Rheumatology*, (Oxford). 1999,38:1272-1274.

113. PAL B, MORRIS J. Perceived risks of joint infection following intra-articular corticosteroid injections: a survey of rheumatologists. *Clin Rheumawl*. 1999,18(3):264-265.

114. GRAYSON M E. Three infected injections from the same organism. *Br J Rheumatol*. 1998,37:592-593.

115. JAWED S, ALLARD S A. Osteomyelitis of the humerus following steroid injections for tennis elbow [letter]. *Rheumawlogy*, (Oxford). 2000,39:923-924.

116. VON ESSEN R, SAVOLAINEN H A. Bacterial infection following intra-articular injection: a brief review. *Scand J Rheumawl*. 1989,18:7-12.

117. XU C, PENG H, CHAI W, et al. Inadvertent introduction of tissue coring during arthrocentesis: an experimental study. *Med Sci Monit*. 2017,23:3571.

118. GARDNER G C, WEISMAN M H. Pyarthrosis in patient with rheumatoid arthritis: a report of 13 cases and a review of the literature from the past 40 years. *Am J Med*. 1990,88:503-511.

119. KNIGHT D J, GILBERT F J, HUTCHISON J D. Lesson of the week: septic arthritis in osteoarthritic hips. *BMJ*. 1996,313:40-41.

120. RYAN M J, KAVANAGH R, WALL P G, et al. Bacterial joint infections in England and Wales: analysis of bacterial isolates over a four year period. *Br J Rheumawl*. 1997,36:370-373.

121. GOSAL H S, JACKSON A M, BICKERSTAFF D R. Intra-articular steroids after arthroscopy for osteoarthritis of the knee. *J Bone Joint Surg Br*. 1999,81:952-954.

122. GEIRSSON A J, STATKEVICIUS S, VÍKINGSSON A. Septic arthritis in Iceland 1990-2002: increasing incidence due to iatrogenic infections. *Ann Rheum Dis*. 2008,67:638-643.

123. SOHAIL M R, SMILACK J D. Aspergillus fumigams septic arthritis complicating intra-articular corticosteroid injection. *Mayo Clin Proc*. 2004,79(4):578-579.

124. OSTENSSON A, GEBOREK P. Septic arthritis as a non-surgical complication in rheumatoid arthritis: relation to disease severity and therapy. *Br J Rheumatol*. 1991,30:35-38.

125. PAPAVASILIOU A V, ISAAC D L, MARIMUTHU R, et al. Infection in knee replacements after previous injection of intra-articular steroid. *J Bone Joint Surg Br*. 2006,88:321-323.

126. KASPAR S, DE V DE BEER J. Infection in hip arthroplasty after previous injection of steroid. *J Bone Joint Surg Br*. 2005,87(4):454-457.

127. CHITRE A R, FEHILY M J, BAMFORD D J. Total hip replacement after intra-articular injection of local anaesthetic and steroid. *J Bone Joint Surg Br*. 2007,89(2):166-168.

128. MARSLAND D, MUMITH A, BARLOW I W. Systematic review: the safety of intra-articular corticosteroid injection prior to total knee arthroplasty. *Knee*. 2014,21(1):6-11.

129. PANG H N, LO N N, YANG K Y, et al. Peri-articular steroid injection improves the outcome after unicondylar knee replacement: a prospective, randomised controlled trial with a two-

第
一
部
分

year follow-up. *J Bone Joint Surg Br*. 2008,90:738-744.

130. WANG J J, HO S T, LEE S C, et al. Intraarticular triamcinolone acetonide for pain control after arthroscopic knee surgery. *Anesth Analg*. 1998,87:1113-1116.

131. BEAUDOUIN E, KANNY G, GUEANT JL, et al. Anaphylaxis caused by carboxymethylcellulose: report of 2 cases of shock from injectable corticoids. *Allerg Immunol* (*Paris*). 1992,24(9):333-335.

132. TSUKADA S, WAKUI M, HOSHINO A. The impact of including corticosteroid in a periarticular injection for pain control after total knee arthroplasty: a double-blind randomised controlled trial. *Bone Joint J*. 2016,98(2):194-200.

133. LANE S E, MERRY P. Intra-articular corticosteroids in septic arthritis: beneficial or barmy? [letter]. *Ann Rheum Dis*. 2000,59:240.

134. Articular and periarticular corticosteroid injection. *Drugs Ther Bull*. 1995,33(9):67-70.

135. BLACK D M, FILAK A T. Hyperglycemia with non-insulin-dependent diabetes following intra-articular steroid injection. *J Fam Pract*. 1989,28(4):462-463.

136. YOUNIS M, NEFFATI F, TOUZI M, et al. Systemic effects of epidural and intra-articular glucocorticoid injections in diabetic and non-diabetic patients. *Joint Bone Spine*. 2007,74(5):472-476.

137. WANG A A, HUTCHINSON D T. The effect of corticosteroid injection for trigger finger on blood glucose level in diabetic patients. *J Hand Surg Am*. 2006,31(6):979-981.

138. MENS J M A, DE WOLF A N, BERKHOUT B J, et al. Disturbance of the menstrual pattern after local injection with triamcinolone acetonide. *Ann Rheum Dis*. 1998,57:700.

139. WEITOFT T, LARSSON A, RONNBLOM L. Serum levels of sex steroid hormones and matrix metalloproteinases after intra-articular glucocorticoid treatment in female patients with rheumatoid arthritis. *Ann Rheum Dis*. 2008,67:422-424.

140. BROOK E M, HU C H, KINGSTON K A, et al. Corticosteroid injections: a review of sex-related side effects. *Orthopedics*. 2017,40(2):e211- e215.

141. VAN TUYL S A C, SLEE P H. Are the effects of local treatment with glucocorticoids only local? *Neth J Med*. 2002,60(3):130-132.

142. LAZAREVIC M B, SKOSEY J L, DJORDJEVIC-DENIC G, et al. Reduction of cortisol levels after single intra-articular and intramuscular steroid injection. *Am J Med*. 1995,99(4):370-373.

143. JANSEN T, VAN ROON E. Four cases of a secondary Cushingoid state following local triamcinolone acetonide injection. *Neth J Med*. 2002,60(3):151-153.

144. LANSANG M C, FARMER T, KENNEDY L. Diagnosing the unrecognized systemic absorption of intra-articular and epidural steroid injections. *Endocr Pract*. 2009,15(3):225-228.

145. KUMAR S, SINGH R J, REED A M, et al. Cushing's syndrome after intra-articular and intradermal administration of triamcinolone acetonide in three pediatric patients. *Pediatrics*. 2004,113(6):1820-1824.

146. WEITOFT T, RÖNNBLOM L. Glucocorticoid resorption and influence on the hypothalamic-pituitary-adrenal axis after intra-articular treatment of the knee in resting and mobile patients. *Ann Rheum Dis*. 2006,65:955-957.

147. FURTADO R N, OLIVEIRA L M, NATOUR J. Polyarticular corticosteroid injection versus systemic administration in treatment of rheumatoid arthritis patients: a randomized

controlled study. *J Rheumatol*. 2005,32(9):1691-1698.

148. TAYLOR H G, FOWLER P D, DAVID M J, et al. Intra-articular steroids: confounder of clinical trials. *Clin Rheumatol*. 1991,10(1):38-42.

149. GOV U K. Immunisation Against Infectious Disease (The Green Book). www.gov.uk.

150. Ewan PW. Anaphylaxis (ABC of allergies). *BMJ*. 1998,316:1442-1445.

151. CHERASSE A, KAHN M E MISTRIH R, et al. Nicolau's syndrome after local glucocorticoid injection. *Joint Bone Spine*. 2003,70(5):390-392.

152. HAJJIOUI A, NYS A, POIRAUDEAU S, et al. An unusual complication of intra-articular injections of corticosteroids: tachon syndrome. Two case reports. *Ann Readapt Med Phys*. 2007,50(9):721-723.

153. BOONEN S, VAN DISTEL G, WESTHOVENS R, et al. Steroid myopathy induced by epidural triamcinolone injection. *Br J Rheumatol*. 1995,34:385-386.

154. MURPHY A D, LLOYD-HUGHES H, AHMED J. Complex regional pain syndrome (type 1) following steroid injection for stenosing tenosynovitis. *J Plast Reconstr Aesthet Surg*. 2010,63(10):e740-e741.

155. GLADMAN D D, BOMBARDIER C. Sickle cell crisis following intraarticular steroid therapy for rheumatoid arthritis. *Arthritis Rheum*. 1987,30(9):1065-1068.

156. GOLDZWEIG O, CARRASEO R, HASHKES P J. Systemic adverse events following intra-articular corticosteroid injections for the treatment of juvenile idiopathic arthritis: two patients with dermatologic adverse events and review of the literature. *Semin Arthritis Rheum*. 2013,43(1):71-76.

157. WATSON D G, HUSAIN S, BRENNAN S, et al. The chemical stability of admixtures of injectable corticosteroid and local anaesthetics. *CME Orthop*. 2007,4(3):81-83.

158. TRAMER M R, MOORE R A, REYNOLDS D J M, et al. Quantitative estimation of rare adverse events which follow a biological progression: a new model applied to chronic NSAID use. *Pain*. 2000,85:169-182.

159. KERRIGAN C L, STANWIX M G. Using evidence to minimize the cost of trigger finger care. *J Hcmd Sur Am*. 2009,34(6):997-1005.

（谢珺田　译）

第三章　其他用于注射疗法的药物

概述

　　自 20 世纪 30 年代以来，除了皮质类固醇和局麻药之外，关节内和软组织内注射的物质还有许多，目的是直接促进组织的愈合。

　　早期的注射物质几乎没有什么治疗作用，如福尔马林、甘油、碘化油、乳酸、凡士林[1, 2]。至今已尝试过很多其他制剂（框 1.3）。由于软组织损伤的保守治疗有明确的需求，近年来诸多新的制剂被用于注射疗法旨在促进愈合。这些药物可以作为肌肉骨骼疾病治疗方案中的辅助或者补充替代方法，应用与否取决于个人的观点。

框 1.3　一些具有治疗效果的关节和软组织内注射的物质

阿达木单抗

爱维治（乳牛血清制剂）

气体

阿那白滞素

抑肽酶

自体全血

A 型肉毒杆菌毒素

葡萄糖

依那西普

福尔马林

胍乙啶

甘油

透明质酸及其衍生物

英夫利昔（TNF-α 单抗）

乳酸

碘化油

甲氨蝶呤

吗啡

非甾体抗炎药

凡士林

聚多卡醇

苯酚

富血小板血浆

锇酸

放射性物质（如 ^{169} 铒，^{186} 铼，^{90} 钇）

硬化剂

德国 Traumeel 伤口消炎速效愈合膏

其他可以注射的药物

透明质酸

内源性（自然生成的）透明质酸（HA，旧称玻尿酸）是一种大型的、线形黏多糖，也是滑膜和软骨细胞外基质的主要非结构成分。也存在于滑膜液中，由关节内衬里层细胞（内膜细胞）分泌。这些分子产生一种高黏弹性的溶液，在低剪切力时作为黏稠的润滑剂（关节的缓慢运动，如走路），高剪切力时作为有弹性的减震器（快速运动，如跑步）。除了提及的黏弹性，关节内透明质酸的其他功能是润滑作用以及维持水合作用和蛋白内稳态，通过渗透缓冲功能预防大的流体运动。HA 也被认为是软骨营养状态的生理因素。具有高水分结合力，1 g HA 溶于生理盐水可吸收 3 L 溶液[3, 4]。在骨性关节炎的关节中，滑膜液润滑和减震的容量明显减少。这部分归因于异常 HA 的产生，滑膜液中自然产生的 HA 分子大小和浓度均降低[4]。

合成的 HA 是从公鸡的鸡冠和脐带组织中分离出来的，20 世纪 60 年代，在眼科和关节手术中应用于临床。HA 的数量和质量均降低，引起一系列相关的骨性关节炎；关节内注射的基本原理是代替骨性关节炎中 HA 正常的生理功能。尽管交联 HA 分子（也称为海兰，hylans）是通过分子链接的方式产生的，但合成的交联 HA 与内源性 HA 功能相同，均是为了获得较大的黏弹性和较长的关节内滞留时间[3]。

关节内注射 HA 可治疗骨性膝关节炎，通常在关节内渗出物耗竭后[3-6]。外源性（合成的）HA 的作用机制和其衍生物尚不清楚，尤其当去除内源性 HA，给予外源性 HA 时，外源性 HA 最多仅在关节腔内滞留几天。也许注射 HA 能刺激更多、更高质量的生理性正常的内源性 HA 的合成，和 / 或降低炎症反应[4]。鉴于 HA 在关节内相当短的滞留时间，任何关于作用机制的假设都必须解释已经报道的 HA 长期临床疗效的原因[3]。

关节内注射的 HA 产品有许多（框 1.4），没有证据表明哪一个产品更优越[3]。在英国使用时间最长的许可的处方是 Hyalgan（透明质酸钠）和 Synvisc（海兰 G-F 20）。Hyalgan 的透明质酸分子量较小，且获得药品许可；每周注射一次，共注射 5 周，6 个月内可以重复注射。Synvisc 的透明质酸分子量较大，仅获得医疗器械许可；每周注射一次，共 3 周，6 个月内仅能重复注射一次，且至少间隔 4 周。

框 1.4 2017 年英国可使用的透明质酸产品

透明质酸钠
    Durolane
    Euflexxa
    Fermathron
    Hyalgan
    Orthovisc
    Ostenil
    Suplasyn
    Synocrom
海兰 G-F 20
    Synvisc

由于混杂因素的存在，如分子量不同、注射次数不同（报道的注射次数从 1 次到 5 次）[6]等等，尽管研究数量不少[7, 8]，但试验设计多不完善（缺乏治疗意向分析以及盲法限制等），最终导致 HA 制剂疗效的研究证据不足[3]。两个权威指南均推荐 HA 注射用于骨性膝关节炎的治疗，但由于价格较高而被英国国家卫生与临床技术优化研究所（NICE）拒绝支付相关费用[9]。

最近有一篇系统综述及荟萃分析得出结论，治疗后 4 周内与治疗前相比，就缓解疼痛而言关节内注射皮质类固醇似乎比 HA 更为有效。在第 4 周二者等效，但 8 周之后 HA 疗效胜出[10]。一篇 Cochrane 综述也认为 HA 疗法比类固醇注射起效慢，但疗效更为持久[6]。另一篇高质量的 meta 分析，对比了关节腔内 HA 与安慰剂注射的效果，结果显示 HA 对于膝关节骨性关节炎的患者确实有一定的治疗效果[11]。

两项大型膝关节骨性关节炎病例的前瞻随机双盲安慰剂对照研究却得出了完全相反的结论。与单纯注射盐水相比，每周 1 次连续 5 次注射 Hyalgan 后 1 年随访各种指标均未见任何治疗效果。另一项单次注射 Synvisc 与安慰剂相比，6 个月后临床上有相应的疼痛缓解。两项研究均未见不良安全事件[13]。膝关节骨性关节炎 6 个月疗效观察发现连续三周注射中分子量 HA 疗效优于注射低分子量 HA，且安全性相似[14]。

总而言之，研究证据表明从膝关节骨性关节炎患者的疼痛缓解、疗效评估及生活质量改善各个方面来说，尽管总的效果不大，HA 和 hylan 衍生物仍优于安慰剂。鉴于此，以及这些治疗方法的费用，相应增加的随访等带来的费用，NICE 得出结论：HA 注射疗法的效价比与英国国家医疗服务体系（NHS）认可的标准上限相比要高 3~5 倍。NICE 还认为临床研究并未表明部分病例经 HA 治疗得到益处（效价比升高）。关于多个疗程注射 HA 疗效的报道不多[15]。骨关节炎患者年龄超过 65 岁以及呈晚期 X 线表现者无效[16]。

几种 HA 上市产品制剂已被获准用于髋关节注射。一项评价髋关节骨性关节炎疗效和功能改善的报道显示 HA 与安慰剂无差异[17]。一篇系统综述显示文献中皆存在方法学的缺陷，主要包括多数研究缺乏对照组、随访时间短、结果评价标准不一等。该文认为 HA 注射治疗髋关节炎只宜用于其他方法治疗无效的患者且应严密观察[18]。另一篇综述认为纳入的研究证据水平相对较低，在 X 线或超声引导下完成的 HA 注射似乎有效且安全，患者依从性良好，但仍不推荐 HA 作为更广大人群的标准治疗方法[19]。第三篇综述认为 HA 疗法可能是一个有价值的技术，至少可推迟需要手术干预的时间，不同品种之间无差异，但仍需进一步研究[20]。

其他关节内 HA 注射仍在研究中[21-26]。结果令人鼓舞，但在肩关节、腕掌关节和踝关节的治疗方面结果不确切[27]。

关节内 HA 注射的毒性是微乎其微的。与安慰剂相比，没有大的安全性问题的报道；但是由于样本含量的限制，妨碍了决定性结论的获得[6]。关节内 HA 注射可能会引起短暂性膝关节炎增加[28]。小部分患者注射期间会有短暂的轻中度疼痛增加，一部分患者有明显的渗出和皮肤发红。接受超过 1 次治疗的患者经常发生海兰 G-F 20 的局部反应。类固醇注射后再行 HA 注射可减少局部反应且无明显后遗症[29]。与任何一种注射技术一样，感染的发生率很低[3]。

类固醇与 HA 同时注射也是一种方法，但研究有限。国际性、多中心、随机双盲试验 COR1.1 评估了 Hydros-TA（透明质酸复合小剂量曲安奈德，10 mg）[30, 31]，与 HA、TA 三种药物的安全性和有效性。Hydros-TA 注射 2 周后显示疼痛评分、WOMAC 指数评分（美国西部 Ontario 和 McMaster 大学骨关节炎指数）基线有显著性降低。而且注射 Hydros-TA 26 周后疼痛评分仍然有显著性减低。然而，注射曲安奈德的患者直到术后 26 周没有获得预期的显著性疼痛缓解。鉴于 26 周的有效性对比，COR1.1 没有进行次要数据的观察。Hydros-TA 总体耐受良好，未发生与治疗相关的严重不良反应[32]。

一项 meta 分析显示关节内注射 HA 是风湿性膝关节炎有效安全的替代疗法[33]。在另一项类风湿性关节炎的研究中，以患者满意为治疗有效的标志，结果显示 HA 和类固醇注射产生相似的有效率[34]。

增生疗法（硬化剂）

希波克拉底在肩关节采用硬化剂疗法，避免习惯性脱臼。目前临床上，硬化剂注射主要用来治疗腿部静脉曲张、食管静脉曲张和静脉瘤。近 70 年来，硬化剂注射疗法也被用来治疗慢性腰痛[35]。因为注射可刺激成纤维细胞再生的增生剂，也被称为增生疗法[36]。

增生疗法是指在软组织内或关节腔内注射非生物性溶液，以缓解疼痛、改善痛性肌肉骨骼功能的方法。增生疗法使用的溶液有很多种，其中经过严谨研究的是右旋糖增生疗法[37]。

注射硬化剂治疗肌肉骨骼疼痛的基本原理是通过刺激发育不足的韧带，引起成纤维细胞超常增生，刺激结缔组织增生，刺激胶原蛋白生成[35]。治疗的主要目的是产生软组织炎症[36]，与类固醇的抗炎作用是相反的，其组织学变化与生理盐水注射和针刺过程不同[38]。

肌肉骨骼疾病的增生疗法未广泛应用，但是似乎在一部分患者中流行；针对美国 908 名接受阿片类药物的社区医院患者的调查发现，慢性腰痛最多见（38%），其中 8% 的患者曾接受增生疗法，6% 的患者一年前曾接受增生疗法[39]。尽管它常被用来治疗腰背痛[35, 36, 40-42]，包括骶髂关节[43]，但也有报道可治疗关节周围结构的不稳定[41, 44]，以及足球运动员的耻骨炎引起的慢性腹股沟区疼痛和/或内收肌肌腱炎[45]。有少量报道关节内右旋糖硬化疗法治疗前交叉韧带松弛[46]。

增生疗法在跟腱病中的作用已有研究。在一个研究中对比了偏心荷载锻炼（ELEs）联合增生疗法与综合疗法的效果及性价比。12 个月时，增生疗法效果更佳；综合疗法与偏心荷载锻炼相比，费用增加最少，但是长期效果相似[47]。超声引导的肌腱内 25% 的高渗性右旋糖注射被用来治疗慢性跟腱病和足底筋膜炎[48, 49]。

增生疗法不仅仅是一个特殊的治疗方法，它包含了一系列治疗方法和许多种硬化剂[42]。最常用的硬化剂溶液是一种混合液（P2G）[42]，含有右旋糖、甘油、苯酚和利多卡因。有些硬化剂仅含有葡萄糖和利多卡因，其潜在的神经毒性较小，尽管硬化剂注射所产生的疼痛缓解作用一部分来自对伤害性感受器的刺激作用。

最近关于硬化剂治疗背痛的一项认真实施的研究报道，在关键的脊柱韧带起止点注射硬化剂和生理盐水，两组之间疗效没有差异，但两组患者疼痛均明显改善，很难判断硬化剂有哪些特殊作用[50]。一项批评性的综述认为增生疗法在减轻脊柱疼痛方面有效，但治疗方法中的方案变化很大，这妨碍了阴性结果的得出。它建议针对临床和试验中有效的最常用的硬化剂溶液和治疗方案做进一步研究，以帮助确定哪些患者最可能从中受益[42]。

一项系统评价认为，增生疗法在慢性下背痛的疗效证据是不一致的，当单独使用增生疗法时无治疗效果。当和脊柱推拿疗法、锻炼及其他干预联合应用时，增生疗法可以缓解慢性下背痛，改善功能障碍。各个研究中的临床不均一性和干预混淆了结果[40]。

近年来，有许多研究重新将目光投入这项治疗中。一项系统性回顾支持右旋糖增生疗法用于肌腱病、膝关节骨性关节炎、指间关节骨性关节炎、肌腱功能障碍导致的脊柱或盆腔疼痛的治疗，但是文献没有明确其在肌筋膜疼痛和急性痛中作为一线治疗的有效性[51]。另一个回顾分析和 meta 分析对比了右旋糖增生疗法与安慰剂注射和功能锻炼在骨性关节炎治疗中的有效性，证实其在骨性关节炎患者中有效，但此疗法在连续注射后未显示出剂量相关的疗效增加。患者在初次注射后 6 个月随访中发现，右旋糖增生疗法的治疗效果优于锻炼、局麻药，也可能优于类固醇激素[52]。

另一项系统和 meta 分析表明，总体上，在膝关节骨性关节炎的治疗中增生疗法有显著性治疗效果[53]，但仍需足够的、长期的、具有一致性的观察节点的试验来更好地阐述增生疗法的有效性。还有一项系统性回顾根据目前试验资料认为增生疗法可作为骨性关节炎的首选治疗，但仍需进一步高质量的试验进行验证[54]。一个描述性综述包括系统性回顾、meta 分析和随机对照试验，认为增生疗法对轻中度症状性膝关节骨性关节炎和过度使用性肌腱病有效。作者推断尽管增生疗法的作用机制未被充分了解，可能涉及多种因素，大量文献表明增生疗法适用于对传统疗法欠佳的膝关节骨性关节炎患者的治疗，且值得进一步进行基础和临床方面的研究以探索其在骨性关节炎和肌腱病中的疗效[55]。一项关于下肢增生注射疗法的回顾性分析发现，有限的证据表明增生疗法在跟腱附着点病变、足底筋膜病和胫骨粗隆炎的治疗中安全有效[56]。另一项关于慢性痛性跟腱附着点病变的系统性回顾分析建议，虽然该疗法被认为是安全有效的，但仍需长期试验和随机对照试验进一步证实[57]。

在已经进行物理疗法的肩袖组织肌腱病的患者中，与盲法生理盐水注射获得短暂的疼痛缓解不同，高渗性右旋糖注射可以取得长期的疼痛缓解而使患者满意[58]。在肩袖损伤的治疗中，增生疗法是一个便于实施且效果满意的辅助治疗方法[59]。一项回顾性病例对照研究发现在慢性难治性肩袖疾病的患者中，增生疗法可缓解疼痛，改善功能，增加等距收缩力和肩关节活动度，但建议进一步研究[60]。一项 52 周的前瞻性研究，观察了膝关节骨性关节炎患者应用增生疗法与安慰剂的效果，发现增生疗法显著改善患者生活质量，且安全性好。在增生疗法的参与者中（非对照组），进行 MRI 评估软骨体积和预测疼痛评分的变化提示增生疗法具有疼痛特异性和疾病改善的效果。但作者仍建议进一步研究[61]。

作者的个人经验认为，增生疗法在慢性肌腱松弛（如膝关节、拇指关节或骶髂关节）所引起的症状和其他保守疗法无效时，才值得使用。

聚多卡醇

聚多卡醇是一种硬化性的局麻药。这种局麻药最近被用于治疗跟腱炎。人们使用聚多卡醇的理由是，跟腱炎引起的疼痛与新生血管及相关的神经增生有关。这些血管的改变可以通过彩色多普勒超声检查肌腱时观察到。在一项试验研究中，在超声引导下将聚多卡醇注射到跟腱病患者的跟腱新生血管中，10 名受试者中有 8 位患者自觉疼痛显著降低，随后 6 个月内肌腱负载活动是无痛的，证明该方法有效[62]。

一项随机对照试验 / 交叉研究探讨聚多卡醇注射在患有髌腱末端病的运动员中的治疗作用。该项研究显示，4 个月后治疗组患者的疼痛有显著改善，而对照组无明显变化。8 个月后，当对照组也接受积极的聚多卡醇注射治疗后，患者疼痛改善情况比治疗组患者更显著。在 12 个月的随访中，2 组患者疼痛均无进一步改善[62a]。

另一项前瞻性、随机、对照、双盲、交叉试验是比较超声引导下肌腱内注射聚多卡醇与注射局麻药（利多卡因＋肾上腺素）对网球肘患者的治疗效果。在 3 个月的随访中，2 组均给予额外的聚多卡醇注射（第二组交叉）。一年后，两组患者的疼痛缓解程度是相似的[63]。

一项回顾性研究发现，因慢性中部跟腱炎接受聚多卡醇注射治疗的跟腱病患者，超声检测显示患者的疼痛程度与跟腱内新生血管的数量呈正相关。作者总结认为，他们的研究并没有证实在注射聚多卡醇的情况下，会出现有价值的新生血管硬化，并强调聚多卡醇注射治疗可能没有最初设想的那么有前景[64]。

期待更大规模、更长期、双盲、随机安慰剂对照试验来证明聚多卡醇的有效性。在上述试验研究中，使用盲穿技术比在超声引导下注射更加有用。

自体血

据推测，肌腱的愈合和再生能力可通过注射从患者体内获得的自体生长因子（AGF）来提高[65]，并且人们对这一现象的作用机制越来越感兴趣。使用不同的细胞分离系统分离出的生长因子的量和具体成分在很大程度上是未知的，并且也不确定在血小板活化前注射生长因子是否必要。AGF 可通过注射自体全血或富含血小板的血浆（PRP）来实现，人们越来越多地使用这种疗法，并对其再生效果抱有很高期望。慢性肌腱炎包括腕伸肌、屈肌、阿基里斯腱（足底筋膜）均已用上述注射 AGF 的方法进行治疗[66]。PRP 也被注入膝关节以促进关节软骨的愈合[67, 68]。

在一项比较开放的研究中，对皮质类固醇注射、AGF 注射及体外冲击波三种方法治疗网球肘的短期、中期、长期治疗效果进行评估，认为短期内注射皮质类固醇有很高的成功率。然而，注射 AGF 和冲击波疗法有更好的长期效果[69]。

一篇关于网球肘的治疗方法的回顾分析得出的结论是：很有力的证据支持以下治疗网球肘的方法，包括增生疗法、注射聚多卡醇、注射 AGF、注射富含血小板的血浆。但是，这些治疗方法仍需要足够的样本量和严谨的研究，以确定其长期有效性和安全性，及其在治疗网球肘方面是否起决定性作用[70]。

在一项系统的评论中，所有的研究表明，注射 AGF（全血和 PRP）治疗慢性肌腱炎，随着时间的推移其对改善患者疼痛和/或功能有显著的影响。然而，只有三项研究使用自体全血治疗慢性肌腱炎并使用高质量的方法学评估，但与对照组相比并未显示出任何益处。这项评论的结论是有确凿的证据指出治疗慢性肌腱炎不推荐使用注射自体全血的治疗方法。没有高质量的研究发现 PRP 注射治疗的有效性，因此，仅有少量的证据支持其在慢性腱鞘炎治疗方案中的应用[66]。

在随后的一项双盲、随机、安慰剂对照试验中，探讨离心运动对比 PRP 注射治疗慢性中段跟腱炎的效果，得出的结论是注射 PRP 的治疗方法对患者的疼痛和活动度没有更大的改善[71]。尤其是跟腱附着点病变仍然是一个令人沮丧、治疗困难的挑战[72]。

根据队列研究的结果，对于整体或者个人来讲，目前没有足够的证据支持富含血小板的血浆在骨骼肌肉软组织损伤中的应用。研究者设计的随机对照试验在评估未来针对某一方面的随机对照试验的需求时，也应当考虑到目前正在进行的试验。有必要对富含血小板血浆的制备方法进行标准化统一[73]。

NICE 指南指出，目前自体血注入肌腱病变的安全性和有效性的证据是不足的，因此应该仅被用于临床治疗、同意和审核，或用于研究等特殊安排。希望临床医生进行自体血注入肌腱病变部位时，应采取以下步骤：

①得到临床主管领导的信任；②确保患者了解治疗效果的不确定性，特别是需要长期治疗的患者；③临床医生要使患者了解什么是"替代治疗"，以及提供给患者明确的书面资料；④审查并总结所有自体血注射治疗肌腱病患者的临床效果。

NICE 鼓励进一步对比研究自体血注射（无论是否具备生产富含血小板血浆的技术）与已明确的非手术疗法在肌腱病中的治疗效果。试验需要清晰地描述患者的选择，包括肌腱病的部位、症状产生的时间、既往治疗经过和是否应用干针治疗技术等资料。试验结果应当包括疼痛的特殊评估、生活质量、功能改善和是否需要进行下一步手术治疗[74]。

抑肽酶

抑肽酶（Trasylol）是一种从牛肺内获得的天然丝氨酸蛋白酶抑制剂。作为一种用途广泛的基质金属蛋白酶（MMP）抑制剂，抑肽酶用于治疗许多疾病，特别是应用于心脏手术中避免出血。在慢性肌腱炎的注射治疗中，它可能作为胶原酶抑制剂被应用。在膝关节肌腱炎和肩袖肌腱炎中，某些MMP的含量可能会过度表达，而假设抑肽酶可能会使慢性肌腱炎中MMP含量恢复正常，这可能会促进愈合。已有许多小的、未对照的研究报道抑肽酶治疗肌腱炎成功率较高。

在一项病例回顾分析及随访问卷调查报道中，76%的患者有改善，22%的患者没有变化，2%的患者加重。在一项连续的对肌腱炎患者采用注射抑肽酶治疗后的跟踪问卷调查中，64%的患者认为注射有帮助，而36%的患者认为既没有帮助，也没有负面影响。与髌骨肌腱炎相比，跟腱炎的治疗成功率更高[75]。在一项前瞻性、随机对照研究中，患髌骨肌腱炎的运动员分别采用注射抑肽酶、甲泼尼龙或生理盐水治疗。在12个月的随访中发现，治疗效果的反应为优秀或良好的患者中抑肽酶组占72%，甲泼尼龙组占59%，生理盐水组为28%。而在对照组治疗效果反应差的患者分别占7%、12%和25%[76]。

另一项前瞻、随机、双盲、安慰剂对照试验，比较生理盐水＋局麻药注射＋离心运动与抑肽酶＋局麻药注射＋离心运动对慢性肌腱炎的治疗效果。结果表明，抑肽酶组的治疗效果与安慰剂组比较没有显著差异[77]。

注射抑肽酶的潜在不良反应包括过敏和过敏性休克，但仅报道用于心脏手术时静脉注射的死亡病例。抑肽酶肌腱注射治疗时2次间隔时间应大于6周，以降低过敏反应的风险[78]。操作的主要步骤是注射试验剂量3~5 mL，类似肌腱病的治疗剂量。注射抑肽酶治疗肌腱损伤目前属于超适应证治疗。

肉毒素

注射肉毒素用于治疗各种疼痛，包括肌肉痉挛、肌张力障碍、头痛及肌筋膜疼痛。一项评估疗效证据的系统回顾有 5 个临床试验符合纳入标准，疗效的观察是通过比较在肌筋膜痛点分别注射 A 型肉毒素（BTA）与安慰剂。其中 1 个试验得出的结论为 BTA 有效，其他 4 个试验得出的结论是否定的。系统回顾的结论数据是有限的，临床的异质性以及目前的证据均不支持使用 BTA 注射治疗肌筋膜疼痛[79]。

最近有一项随机安慰剂对照的交叉试验研究，把 A 型肉毒素（BoNT-A）注射到远端的股外侧肌，加上功能锻炼计划，用于治疗与股四头肌失衡有关的慢性膝前疼痛（AKP）。在精心选择的病例治疗中，注射 A 型肉毒素比注射安慰剂明显减轻了患者的痛苦和残疾[80]。三项研究评估了肉毒素注射治疗下背痛的优点，但是仅有一个研究偏差的风险较低。证明肉毒素注射能缓解疼痛，改善功能或二者均优于生理盐水注射的证据级别较低，证明肉毒素注射优于针灸或类固醇注射的证据级别非常低。进一步研究以判断疗效和增加信心十分必要。进一步试验应当使患者人数、治疗措施和对比人群均质化，招募更多的参与者，观察长期疗效，分析性价比和研究临床相关结果[81]。

爱维治

爱维治是一种小牛血清中的脱蛋白血液透析液。假设其可以改善细胞摄取及利用葡萄糖和氧气的能力。它最初是因为静脉注射于动脉疾病患者能够改善组织氧运输而获得使用许可，已经应用了 60 年[82]。作为凝胶或霜剂，它也可以用来治疗缓慢愈合的皮肤损伤[83]，如烧伤或皮肤移植的伤口。由于这种治疗方法在专业运动员之间比较普及，所以缺乏临床试验研究，在文献中几乎没有记录[82, 84]。一篇关于治疗跟腱炎的队列研究指出[85]，在一项单个小样本试验中，对比注射爱维治与对照组的治疗效果，得出的结论是令人鼓舞的，但是本试验中患者症状的严重程度比较可疑[86]。一个小型的试验研究指出当爱维治注射到膝关节腔后，疼痛有短期改善且无不良反应[87]。一项小规模研究报告指出，使用爱维治加 Traumeel 作为对照治疗肌肉拉伤时，自体血的治疗效果要优于加用爱维治后的治疗效果[88]。

胶原酶

胶原酶是治疗 Dupuytren's 挛缩症（又称掌腱膜挛缩）的一种手术替代

疗法，Xiapex 是由溶组织梭菌产生的两种胶原酶的混合物。这两种酶的底物特异性互补，在不同的部位裂解间质胶原蛋白。胶原酶直接注射在产生挛缩的组织条索中，产生胶原蛋白溶解和条索崩解。两个双盲试验，CORD Ⅰ 和 CORD Ⅱ，评估了溶组织胶原酶 C 在合并可感知条索的成人掌腱膜挛缩症中的有效性。纳入标准：患者屈曲挛缩角度至少达 20°，且桌面试验阳性（受影响的手指或手掌不能平放在桌面）的患者。患者随机接受条索内注射三种胶原酶或安慰剂，每次间隔 4 周。如果需要，可进行手指屈曲的操作以松解条索。在最后一次注射后 4 周，达到初期治疗端点（挛缩角度减少 5°）的患者比例，两个试验中胶原酶组均显著优于安慰剂组（CORD Ⅰ组 64% vs. 6.8%，$P<0.001$；CORD Ⅱ 44.4% vs. 4.8%，$P<0.001$）[89, 90]。这种方法比其他注射疗法价格高，但与外科筋膜切除术相比，性价比更高[91]。

生理盐水

　　关节腔内生理盐水注射常作为与膝骨关节炎相关的 RCTs 试验的安慰剂；然而，大家认为这些安慰剂注射可能有未在文献中量化的治疗效果。一项针对 2006~2016 年膝骨关节炎注射疗法的随机对照 meta 分析中，包括了关节腔内生理盐水安慰剂注射，注射后至少 6 个月，患者获得显著的且有临床意义的症状改善[92]。然而，这里提出几个有趣的问题：生理盐水注射的安慰剂对照试验是如何实施的？治疗效果的机制是什么？这一疗法的潜在优势是技术含量低，便宜实用，无明显不良反应，可以重复治疗。

放射性滑膜切除术

　　放射性滑膜切除术（RSV）是一种局部关节腔内注入胶体形式的放射性核素（可放射 β 粒子）的放射性治疗方法。1952 年首次使用，该技术适用于长期全身用药和关节腔内注射皮质类固醇治疗无效的难治性滑膜炎。RSV 最初被用于治疗类风湿性关节炎，有缓解疼痛和炎症的作用[90]。RSV 作为一种替代外科滑膜切除术的治疗方法被用于治疗其他一些引起关节炎性改变的疾病，比如血友病患者的关节病。一项系统回顾和荟萃分析指出，^{169}铒 —^{186}铼RSV（主要用于小关节）和 ^{90}钇 RSV（主要用于膝关节）用于治疗的成功率都很高，尽管在设计的小数量比较研究中，存在明显的异质性，但其差异与注射皮质类固醇的关系不明显。与滑膜切除手术相比，RSV 产生等效的结果，成本更低，允许患者门诊随访[93, 94]。RSV 已被提出作为血友病患者关节血肿长期治疗过程的初始步骤。此外，局部滴入放射性药物可以有效地减少植入假体后的积液[95]。

其他注射治疗

关节病和肌腱病的新治疗方法和新的潜在药物的研制目前均被用于关节和软组织注射治疗的评估[96-100]。

一个有前途的想法是高容量注射。在一项初步研究中，患有抵抗性肌腱病且离心负荷运动方式无效的运动员接受超声引导注射 10 mL 0.5% 盐酸布比卡因，25 mg 醋酸氢化可的松和 40 mL 生理盐水混合溶液。这一治疗方法在统计学上有显著差异，包括治疗初期及三周的随访期间。全部的结果测量包括改善症状、减少新生血管，并降低最大肌腱的厚度[101]。

最后，值得注意的是，一个"很有前途的治疗方法"通常是一个令人失望的治疗方法的初级阶段。这需要大家提高警惕[102]。

参考文献

1. PEMBERTON R. *Arthritis and Rheumatoid Conditions. Their Nature and Treatment.* Philadelphia: Lea and Febiger; 1935.

2. ROPES M W, BAUER W. *Synovial Fluid Changes in Joint Disease.* Cambridge, MA: Harvard University Press; 1953.

3. National Institute for Health and Care Excellence. https://www.nice.org.uk/guidance/cg177.

4. UTHMAN I, RAYNAULD J P, HARAOUI B. Intra-articular therapy in osteoarthritis. *Postgrad Med J.* 2003,79:449-453.

5. Hyaluronan or hylans for knee osteoarthritis? *Drug Ther Bull.* 1999,37(9):71-72.

6. BELLAMY N, CAMPBELL J, ROBINSON V, et al. Viscosupplementation for the treatment of osteoarthritis of the knee. *Cochrane Database Syst Rev.* 2006,(2):CD005321.

7. JORDAN K M, ARDEN N K, DOHERTY M, et al. Standing Committee for International Clinical Studies Including Therapeutic Trials ESCISIT. EULAR Recommendations 2003: an evidence- based approach to the management of knee osteoarthritis: report of a Task Force of the Standing Committee for International Clinical Studies Including Therapeutic Trials (ESCISIT). *Ann Rheum Dis.* 2003,62:1145-1155.

8. Recommendations for the medical management of osteoarthritis of the hip and knee: 2000 update. American College of Rheumatology Subcommittee on Osteoarthritis Guidelines. *Arthritis Rheum.* 2000,43:1905-1915.

9. MAHEU E, RANNOU F, REGINSTER J Y. Efficacy and safety of hyaluronic acid in the management of osteoarthritis: evidence from real-life setting trials and surveys. *Semin Arthritis Rheum*. 2016,45(suppl): S28-S33.

10. BANNURU R R, NATOV N S, OBADAN I E, et al. Therapeutic trajectory of hyaluronic acid versus corticosteroids in the treatment of knee osteoarthritis: a systematic review and meta-analysis. *Arthritis Rheum*. 2009,61(12):1704-1711.

11. RICHETTE P, CHEVALIER X, EA H K, et al. Hyaluronan for knee osteoarthritis: an updated meta-analysis of trials with low risk of bias. *RMD Open*. 2015,1(1):e000071.

12. JORGENSEN A, STENGAARD-PEDERSEN K, SIMONSEN O, et al. Intra-articular hyaluronan is without clinical effect in knee osteoarthritis: a multicentre, randomised, placebo-controlled, double-blind study of 337 patients followed for 1 year. *Ann Rheum Dis*. 2010,69:1097-1102.

13. CHEVALIER X, JEROSCH J, GOUPILLE P, et al. Single, intra-articular treatment with 6 ml hylan G-F 20 in patients with symptomatic primary osteoarthritis of the knee: a randomised, multicentre, double-blind, placebo-controlled trial. *Ann Rheum Dis*. 2010,69:113-119.

14. BERENBAUM F, GRIFKA J, CAZZANIGA S, et al. A randomised, double-blind, controlled trial comparing two intra-articular hyaluronic acid preparations differing by their molecular weight in symptomatic knee osteoarthritis. *Ann Rheum Dis*. 2012,71:1454-1460.

15. KOTZ R, KOLARZ G. Intra-articular hyaluronic acid: duration of effect and results of repeated treatment cycles. *Am J Orthop*. 1999,29(suppl 11): 5-7.

16. WANG C T, LIN J, CHANG C J, et al. Therapeutic effects of hyaluronic acid on osteoarthritis of the knee; a meta-analysis of randomized controlled trials. *J Bone Joint Surg Am*. 2004,86:538-545.

17. QVISTGAARD E, CHRISTENSEN R, TORP P S, et al. Intra-articular treatment of hip osteoarthritis: a randomized trial of hyaluronic acid, corticosteroid, and isotonic saline. *Osteoarthritis Cartilage*. 2006,14(2): 163-170.

18. FERNANDEZ-LOPEZ J C, RUANO-RAVINA A. Efficacy and safety of intraarticular hyaluronic acid in the treatment of hip osteoarthritis: a systematic review. *Osteoarthritis Cartilage*. 2006,14(12): 1306-1311.

19. VAN DEN BEKEROM M P, LAMME B, SERMON A, et al. What is the evidence for viscosupplementation in the treatment of patients with hip osteoarthritis? Systematic review of the literature. *Arch Orthop Trauma Surg*. 2008,128(8):815-823.

20. VAN DEN BEKEROM M P J, RYS B, MULIER M. Viscosupplementation in the hip: evaluation of hyaluronic acid formulations. *Arch Orthop Trauma Surg*. 2008,128(3):275-280.

21. TAGLIAFICO A, SERAFINI G, SCONFIENZA L M, et al. Ultrasound-guided viscosupplementation of subacromial space in elderly patients with cuff tear arthropathy using a high weight hyaluronic acid: prospective open-label non-randomized trial. *Eur Radiol*. 2011,21(1): 182-187.

22. BRANDER V A, GOMBERAWALLA A, CHAMBERS M, et al. Efficacy and safety of hylan G-F 20 for symptomatic glenohumeral osteoarthritis: a prospective, pilot study. *PM R*. 2010,2(4):259-267.

23. BLAINE T, MOSKOWITZ R, UDELL J, et al. Treatment of persistent shoulder pain with sodium hyaluronate: a randomized, controlled trial. A multicenter study. *J Bone Joint Surg Am*. 2008,90(5):970-979.

24. HEYWORTH B E, LEE J H, KIM P D, et al. Hylan versus corticosteroid versus placebo for treatment of basal joint arthritis: a prospective, randomized, double-blinded clinical trial. *J Hand Surg Am*. 2008,33(1):40-48.

25. SCHUMACHER H R, MEADOR R, SIECK M, et al. Pilot investigation of hyaluronate

injections for first metacarpal-carpal (MC-C) osteoarthritis. *J Clin Rheumatol*. 2004,10(2):59-62.

26. MEI-DAN O, KISH B, SHABAT S. Treatment of osteoarthritis of the ankle by intra-articular injections of hyaluronic acid: a prospective study. *J Am Podiatr Med Assoc*. 2010,100(2):93-100.

27. ABATE M, PULCINI D, DI IORIO A, et al. Viscosupplementation with intra-articular hyaluronic acid for treatment of osteoarthritis in the elderly. *Curr Pharm Des*. 2010, 16(6):631-640.

28. BERNARDEAU C, BUCKI B, LIOTE E. Acute arthritis after intra-articular hyaluronate injection: onset of effusions without crystal. *Ann Rheum Dis*. 2001,60:518-520.

29. LEOPOLD S S, WARME W J, PETTIS P D, et al. Increased frequency of acute local reaction to intra-articular hylan GF-20 (Synvisc) in patients receiving more than one course of treatment. *J Bone Joint Surg Am*. 2002,84:1619-1623.

30. ROVETTA G, MONTEFORTE P. Intraarticular injection of sodium hyaluronate plus steroid versus steroid in adhesive capsulitis of the shoulder. *Int J Tissue React*. 1998,20(4):125-130.

31. CALLEGARI L, SPANO E, BINI A, et al. Ultrasound-guided injection of a corticosteroid and hyaluronic acid: a potential new approach to the treatment of trigger finger. *Drugs RD*. 2011,11 (12): 137-145.

32. http://www. carbylan.com/u/files/corll_clinical_trial_hydrosta.pdf.

33. SAITO S, MOMOHARA S, TANIGUCHI A, et al. The intra-articular efficacy of hyaluronate injections in the treatment of rheumatoid arthritis. *Mod Rheumatol*. 2009,19(6):643-651.

34. SAITO S, KOTAKE S. Is there evidence in support of the use of intra-articular hyaluronate in treating rheumatoid arthritis of the knee? A meta-analysis of the published literature. *Mod Rheumatol*. 2009,19(5):493-501.

35. DAGENAIS S, MAYER J, HALDEMAN S, et al. Evidence-informed management of chronic low back pain with prolotherapy. *Spine J*. 2008,8(1):203-212.

36. DORMAN T, RAVIN T. *Diagnosis and Injection Techniques in Orthopaedic Medicine*. Baltimore, MD: Williams and Wilkins; 1991:33-34.

37. REEVES K D, SIT R W, RABAGO D P. Dextrose prolotherapy: a narrative review of basic science, clinical research, and best treatment recommendations. *Phys Med Rehabil Clin N Am*. 2016,27(4): 783-823.

38. JENSEN K T, RABAGO D P, BEST T M, et al. Early inflammatory response of knee ligaments to prolotherapy in a rat model. *J Orthop Res*. 2008,26(6):816-823.

39. FLEMING S, RABAGO D P, MUNDT M P, et al. CAM therapies among primary care patients using opioid therapy for chronic pain. *BMC Complement Altern Med*. 2007,7:15.

40. DAGENAIS S, YELLAND M J, DEL MAR C, et al. Prolotherapy injections for chronic low-back pain. *Cochrane Database Syst Rev*. 2007,(2): CD004059.

41. RABAGO D, SLATTENGREN A, ZGIERSKA A. Prolotherapy in primary care practice. *Prim Care*. 2010,37(1):65-80.

42. DAGENAIS S, HALDEMAN S, WOOLED J R. Intraligamentous injection of sclerosing solutions (prolotherapy) for spinal pain: a critical review of the literature. *Spine J*. 2005,5(3):310-328.

43. CUSI M, SAUNDERS J, HUNGERFORD B, et al. The use of prolotherapy in the sacroiliac joint. *Br J Sports Med*. 2010,44(2):100-104.

44. REEVES K D, HASSANEIN K. Randomized, prospective, placebo-controlled double-blind study of dextrose prolotherapy for osteoarthritic thumb and finger (DIP, PIP, and trapeziometacarpal) joints: evidence of clinical efficacy. *J Altern Complement Med*. 2000,6(4): 311-320.

45. TOPOL G A, REEVES K D, HASSANEIN K M. Efficacy of dextrose prolotherapy in elite male kicking-sport athletes with chronic groin pain. *Arch Phys Med Rehabil*. 2005,86(4):697-702.

46. REEVES K D, HASSANEIN K M. Long term effects of dextrose prolotherapy for anterior cruciate ligament laxity. *Altern Ther Health Med*. 2003,9(3):58-62.

47. YELLAND M J, SWEETING K R, LYFTOGT J A, et al. Prolotherapy injections and eccentric loading exercises for painful Achilles tendinosis: a randomised trial. *Br J Sports Med*. 2011,45(5):421-428.

48. MAXWELL N J, RYAN M B, TAUNTON J E, et al. sonographically guided intratendinous injection of hyperosmolar dextrose to treat chronic tendinosis of the achilles tendon: a pilot study. *AIR Am J Roentgenol*. 2007,189 :W215 -W220.

49. RYAN M B, WONG A D, GILLIES J H, et al. Sonographically guided intratendinous injections of hyperosmolar dextrose/lidocaine: a pilot study for the treatment of chronic plantar fasciitis. *Br J Sports Med*. 2009,43(4):303-306.

50. YELLAND M J, GLASZION P P, BOGDUK N, et al. Prolotherapy injections, saline injections, and exercises for chronic low-back pain: a randomized trial. *Spine*. 2004,29(1):9-16.

51. HAUSER R A, LACKNER J B, STEILEN-MATIAS D, et al. A systematic review of dextrose prolotherapy for chronic musculoskeletal pain. *Clin Med Insights Arthritis Musculoskelet Disord*. 2016,9:139-159.

52. HUNG C Y, HSIAO M Y, CHANG K V, et al. Comparative effectiveness of dextrose prolotherapy versus control injections and exercise in the management of osteoarthritis pain: a systematic review and meta-analysis. *J Pain Res*. 2016,9:847-857.

53. SIT R W, CHUNG V C, REEVES K D, et al. Hypertonic dextrose injections (prolotherapy) in the treatment of symptomatic knee osteoarthritis: a systematic review and meta-analysis. *Sci Rep*. 2016,6:25247.

54. KRSTIČEVIĆ M, JERIČM, DOŠENOVIČ S, et al. Proliferative injection therapy for osteoarthritis: a systematic review. *Iht Orthop*. 2017,41(4):671-679.

55. RABAGO D, NOURANI B. Prolotherapy for osteoarthritis and tendinopathy: a descriptive review. *Curr Rheumatol Rep*. 2017,19(6):34.

56. SANDERSON L M, BRYANT A. Effectiveness and safety of prolotherapy injections for management of lower limb tendinopathy and fasciopathy: a systematic review. *J Foot Ankle Res*. 2015,8:57.

57. MORATH O, KUBOSCH E J, TAEYMANS J, et al. The effect of sclerotherapy and prolotherapy on chronic painful Achilles tendinopathy - a systematic review including meta-analysis. *Scand J Med Sci Sports*. 2018,28(1):4-15.

58. BERTRAND H, REEVES K D, BENNETT C J, et al. Dextrose prolotherapy versus control injections in painful rotator cuff tendinopathy. *Arch Phys Med Rehabil*. 2016,97(1): 17-25.

59. SEVEN M M, ERSEN O, AKPANCAR S, et al. Effectiveness of prolotherapy in the treatment of chronic rotator cuff lesions. *Orthop Traumatol Surg Res*. 2017,103(3):427-433.

60. LEE D H, KWACK K S, RAH U W, et al. Prolotherapy for refractory rotator cuff disease: retrospective case-control study of 1-year follow-up. *Arch Phys Med Rehabil*. 2015,96(11):2027-2032.

61. RABAGO D, KIJOWSKI R, WOODS M, et al. Association between disease-specific quality of life and magnetic resonance imaging outcomes in a clinical trial of prolotherapy for knee osteoarthritis. *Arch Phys Med Rehabil*. 2013,94(11):2075-2082.

62. OHBERG L, ALFREDSON H. Ultrasound guided sclerosis of neovessels in painful chronic Achilles tendinosis: pilot study of a new treatment. *Br J Sports Med*. 2002,36:173-177.

62a. HOKSRUD A, OHBERG L, ALFREDSON H, et al. Ultrasound-guided sclerosis of neovessels in painful chronic patellar tendinopathy: a randomized controlled trial. *Am J Sports Med*. 2006,34(11): 1738-1746.

63. ZEISIG E, FAHLSTRÖM M, OHBERG L, et al. Pain relief after intratendinous injections in patients with tennis elbow: results of a randomised study. *Br J Sports Med*. 2008,42(4):267-271.

64. VAN STERKENBURG M N, DE JONGE M C, SIEREVELT I N, et al. Less promising results with sclerosing ethoxysclerol injections for midportion achilles tendinopathy: a retrospective study. *Am J Sports Med*. 2010,38(11):2226-2232.

65. CREANEY L, HAMILTON B. Growth factor delivery methods in the management of sports injuries: the state of play. *Br J Sports Med*. 2008,42:314-320.

66. DE VOS RJ, VAN VELDHOVEN P L J, MOEN M H, et al. Autologous growth factor injections in chronic tendinopathy: a systematic review. *Br Med Bull*. 2010,95:63-77.

67. KON E, BUDA R, FILARDO G, et al. Platelet-rich plasma: intra-articular knee injections produced favorable results on degenerative cartilage lesions. *Knee Surg Sports Traumatol Arthrosc*. 2010,18(4):472-479.

68. CHEN C P C, CHENG C H, HSU C C, et al. The influence of platelet-rich plasma on synovial fluid volumes, protein concentrations, and severity of pain in patients with knee osteoarthritis. *Exp Gerontol*. 2017,93:68-72.

69. OZTURAN K E, YUCEL I, CAKICI H, et al. Autologous blood and corticosteroid injection and extracorporeal shock wave therapy in the treatment of lateral epicondylitis. *Orthopedics*. 2010,33(2):84-91.

70. RABAGO D, BEST T M, ZGIERSKA A E, et al. A systematic review of four injection therapies for lateral epicondylosis: prolotherapy, polidocanol, whole blood and platelet-rich plasma. *Br J Sports Med*. 2009,43(7):471-481.

71. DE VOS R J, WEIR A, VAN SCHIE H T, et al. Platelet-rich plasma injection for chronic Achilles tendinopathy: a randomized controlled trial, *JAMA*. 2010,303(2): 144-149.

72. MAGNUSSEN R A, DUNN W R, THOMSON A B. Nonoperative treatment of midportion Achilles tendinopathy: a systematic review. *Clin J Sports Med*. 2009,19(1):54-64.

73. MORAES V Y, LENZA M, TAMAOKI MJ, et al. Platelet-rich therapies for musculoskeletal soft tissue injuries. *Cochrane Database Syst Rev*. 2014,(4):CD010071.

74. National Institute for Health and Clinical Excellence. Autologous blood injection for tendinopathy. https://www. nice. org.uk/Guidance/ IPG438.

75. ORCHARD J, MASSEY A, BROWN R. Successful management of tendinopathy with injections of the MMP-inhibitor aprotinin. *Clin Orthop Relat Res*. 2008,466(7): 1625-1632.

76. CAPASSO G, TESTA V, MAFFULLI N, et al. Aprotinin, corticosteroids and normosaline in the management of patellar tendinopathy in athletes: a prospective randomized study. *BMI Open Sport Exerc Med*. 1997,3:111-115.

77. BROWN R, ORCHARD J, KINCHINGTON M, et al. Aprotinin in the management of Achilles tendinopathy: a randomised controlled trial. *Br J Sports Med*. 2006,40(3):275-279.

78. ORCHARD J, MASSEY A, RIMMMER J, et al. Delay of 6 weeks between aprotinin injections for tendinopathy reduces risk of allergic reaction. *J Sci Med Sport*. 2008,11(5):473-480.

79. HO K Y, TAN K H. Botulinum toxin A for myofascial trigger point injection: a qualitative systematic review. *Eur J Pain*. 2007,11 (5):519-527.

80. SINGER B J, SILBERT P L, SONG S, et al. Treatment of refractory anterior knee pain using botulinum toxin type A (Dysport) injection to the distal vastus lateralis muscle: a randomised placebo controlled crossover trial. *Br J Sports Med*. 2011,45(8):640-645.

81. WASEEN Z, BOULIAS C, GORDON A, et al. Botulinum toxin injections for low-back pain and sciatica. *Cochrane Database Syst Rev*. 2011,(1): CD008257.

82. LEE P, RATTENBERRY A, CONNELLY S, et al. Our experience on Actovegin; is it cutting

edge? *Int J Sports Med.* 2011,32(4):237-241.

83. TSITSIMPIKOU C, TSIOKANOS A, TSAROUHAS K, et al. Medication use by athletes at the Athens 2004 Summer Olympic Games. *Clin J Sports Med.* 2009,19(1):33-38.

84. LEE P, KWAN A, NOKES L. Actovegin-cutting-edge sports medicine or "voodoo" remedy? *Curt Sports Med Rep.* 2011,10(4):186-190.

85. MCLAUCHLAN G J, HANDOLL H H. Interventions for treating acute and chronic Achilles tendinitis. *Cochrane Database Syst Rev.* 2001,(2): CD000232.

86. PFÖRRINGER W, PFISTER A, KUNTZ G. The treatment of Achilles paratendinitis: results of a double-blind, placebo-controlled study with a deproteinized hemodialysate. *Clin J Sports Med.* 1994,4(2):92-99.

87. KUPTNIRATSAIKUL V, KUPTNIRATSAIKUL S. Intra-articular injection of deproteinized hemodialysate in osteoarthritis of the knee: a case-series. *J Med Assoc Thai.* 2004,87(1):100-105.

88. WRIGHT-CARPENTER T, KLEIN P, SCHäFERHOFF P, et al. Treatment of muscle injuries by local administration of autologous conditioned serum: a pilot study on sportsmen with muscle strains. Int I Sports Med. 2004,25 (8):588-593.

89. HURST L C, BADALAMENTE M A, HENTZ V R, et al. Injectable collagenase Clostridium histolyticum for Dupuytren's contracture. *N Engl J Med.* 2009,361:968-979.

90. GILPIN D, COLEMAN S, HALL S, et al. Injectable collagenase Clostridium histolyticum: a new nonsurgical treatment for Dupuytren's disease. *J Hand Surg Am.* 2010,35:2027-2038.

91. MEHTA S, BELCHER H. A single-centre cost comparison analysis of collagenase injection versus surgical fasciectomy for Dupuytren's contracture of the hand. *J Plast Reconstr Aesthet Surg.* 2014,67:368-372.

92. SALTZMAN B M, LEROUX T, MEYER M A, et al. The therapeutic effect of intra-articular normal saline injections for knee osteoarthritis. *Am J Sports Med.* 2017,45(11):2647-2653.

93. VAN dER ZANT F M, BOER R O, MOOLENBURGH I D, et al. Radiation synovectomy with (90)Yttrium, (186)Rhenium and (169)Erbium: a systematic literature review with meta-analyses. *Clin Exp Rheumatol.* 2009,27(1):130-139.

94. SCHNEIDER P, FARAHATI J, REINERS C. Radiosynovectomy in rheumatology, orthopedics, and hemophilia. *J Nucl Med.* 2005,46(suppl 1):48S-54S.

95. ABHISHEK A, DOHERTY M. Update on calcium pyrophosphate deposition. *Clin Exp Rheumatol.* 2016,34(suppl 98):32-38.

96. MAFFULLI N, LONGO U G, LOPPINI M, et al. New options in the management of tendinopathy. *Open Access J Sports Med.* 2010,1:29-37.

97. FORSLUND C, ASPENBERG P. Improved healing of transected rabbit Achilles tendon after a single injection of cartilage-derived morphogenetic protein-2. *Am J Sports Med.* 2003,31:555-559.

98. CONNELL D, DATIR A, ALYAS F, et al. Treatment of lateral epicondylitis using skin-derived tenocyte-like cells. *Br J Sports Med.* 2009,43:293-298.

99. CUI Y, XIAO Z, SHUXIA W, et al. Computed tomography guided intra-articular injection of etanercept in the sacroiliac joint is an effective mode of treatment of ankylosing spondylitis. *Scand J Rheumatol.* 2010,39(3):229-232.

100. International Olympic Committee. IOC consensus statement on molecular basis of connective tissue and muscle injuries in sport; 2007. www. olympic.org/en/content/The-IOC/Commissions/Medical/?Tab=2.

101. HUMPHREY J, CHAN O, CRISP T, et al. The short-term effects of high-volume image-guided injections in resistant non-insertional Achilles tendinopathy. *J Sci Med Sport.* 2010,13(3):295-298.

102. BASTIAN H. Learning from evidence-based mistakes. *Br Med J.* 2004,329:1053.

（王珺楠　译）

第四章　体表标志和影像引导下注射

概述

21 世纪以来，对于运动系统精确定位穿刺的研究急剧增多。在 Pubmed（2017 年 5 月）中使用"关节内穿刺的精确性"进行搜索可以发现，发表于 2000 年之前（1948~1999 年）的文献仅有 17 篇，而 2000~2017 年则有高达 221 篇。

大多数关节和软组织的穿刺都是通过视诊或触诊人体体表标志并在其引导下达到适当的位置来完成的。已有大量研究报道了通过体表标志和影像引导进行关节或软组织内穿刺技术的准确性相当，并且其中有些还探讨了这些技术与临床疗效之间的关系。

一些作者将体表标志引导下注射称为"盲穿"，由于其低估了成功应用该技术所需的技巧，我们摒弃了这种称呼。

穿刺到位的要点

经验

有些研究指出，穿刺者的经验和年资似乎并不影响穿刺定位的准确性[1-3]，但也有研究认为穿刺者经验越丰富穿刺定位就越准确[4-8]。有经验的穿刺者或许对自己的准确性过于自信[9]。

穿刺针的型号

很重要的一点是，你要选择足够长度的穿刺针，尤其当患者肥胖或者穿刺部位较深时。比如，在膝关节穿刺时，我们有时会用到 5.1 cm（2 英寸）

的穿刺针，而不是标准的 3.8 cm（1.5 英寸）[10]。

　　用关节镜观察，一组平均体重指数为 27.5 的患者，从皮肤表面到肩峰下滑囊的距离，从前方测量是（29±6）mm（最大为 35 mm，即 1.4 英寸），从侧方测量为（29±7）mm（最大为 36 mm，即 1.4 英寸），从后方测量为（52±11）mm（最大 63 mm，即 2.5 英寸）。通过前方或侧方入路进行肩峰下滑囊穿刺的距离与上述数据相一致，因此可选择 21 G（绿色，40 mm）的穿刺针来完成该操作[11]。

穿刺点和定位

　　穿刺路径的选择和关节定位能影响穿刺的准确性。在体表标志引导下，膝关节上外侧入路是最准确的[12, 13]。一项研究表明，针对无关节积液的膝关节进行穿刺时，保持伸膝位，于髌骨中央水平侧方入路穿刺进入髌股关节的概率大于 90%，这比在屈膝位下，通过膝眼（髌韧带的前中侧和前内侧入路）穿刺要准确得多[10]。患者平卧时比坐位更容易行膝关节穿刺[14]。

　　一项系统回顾指出，盂肱关节穿刺中后路优于前路[8]，而其他一些研究更支持后者[5, 9, 15, 16]。

穿刺痛

　　"能引起较剧烈疼痛的穿刺是不准确的穿刺。"这是一个很好的经验之谈，穿刺针从皮下到达骨质的穿刺过程应是无痛的。

　　当注射透明质酸（HA）时，由于这种黏性液体用量较少并且推注时有阻力，这让我们较难判断溶液是注入关节旁组织还是关节腔内。穿刺时伴有较剧烈的疼痛，或者穿刺后疼痛加剧，都提示穿刺部位位于关节腔之外，或是术后较高的不良反应发生率。一旦穿刺所引起的不适感消失，透明质酸的注射就不会引起疼痛[10]。

穿刺部位的确认

　　穿刺到位与否可通过能否回抽出关节滑液来判断。在进行关节腔穿刺时，出现关节滑液则表明穿刺针头已位于关节腔内[10]。然而，值得注意的是，穿刺后即便能回抽出液体，也不能确保穿刺后的注射位于关节腔内[1]。

在没有回抽出液体的情况下，穿刺者判断穿刺针的位置则需依赖体表标志和触觉感知。当针尖触及关节软骨或骨质后稍退针可帮助确认穿刺位于关节腔内。进行膝关节腔穿刺时，可通过注射 1~2 mL 空气来帮助判断穿刺针是否准确到位。即注射空气后，立即被动活动膝关节可听到其发出"咯吱"的声音[10]。一个小样本研究表明这一简单的验证方法的敏感度为 85%，特异性为 100%[17]。肩关节的穿刺也进行过类似的试验[18]。在进行腕管穿刺时，穿刺针准确到位后回抽针栓，注射器中会出现气泡（此为作者的个人观察）。

对于"干性"骨性关节炎（即膝关节腔中无可通过临床方法检出的关节液）的患者，这种回抽技术可帮助判断穿刺针到位的准确性，先注射少量生理盐水再回抽，若能回抽出生理盐水则表明穿刺针位于膝关节腔内。一项针对膝关节穿刺回抽技术的研究显示，33 次穿刺中有 32 次准确进入了关节腔，而剩下的那次则穿刺到了关节腔外。这种技术在其他关节的应用需要进一步研究评估[19]。在髋关节穿刺中这种技术并不可靠[20]。

在对腱鞘炎的患者进行穿刺时，由于韧带和滑膜构成的滑囊间隙非常狭窄，直接穿刺较难成功。在一项研究中，72 例患者在手术松解前经皮行手指腱鞘的穿刺并注入亚甲蓝溶液，仅有 49% 的患者腱鞘中可见染色[21]。为保证穿刺的准确性应首先在手指取伸展位时触及掌骨头上方的屈肌肌腱，然后让患者手指屈曲，再将穿刺针通过腱鞘穿刺入肌腱内，再让患者伸开手指。若穿刺针的斜面位于肌腱内，随着肌腱向远端滑动，针尖则从肌腱上滑出并留在腱鞘中。注射时未出现阻力则可以确认穿刺针位于腱鞘中。该技术同样适用于拇指周围腱鞘（拇指腱鞘炎）的穿刺。拇指腱鞘的穿刺点位于拇指掌面近端掌骨的中点，在拇指伸直位以一定角度向近端方向刺入。然后让患者屈曲拇指以使肌腱远离针尖[22]。

拇指腕掌关节穿刺到位的标志是穿刺时拇指略外展，即拇指上翘征[23]。

whoosh 试验可用于判断穿刺是否到达骶管硬膜外间隙，即在向骶管硬膜外腔注射药物之前先注射少量空气，能够通过放置在骶骨部位的听诊器听到"噗"地一声。在一项针对骶管硬膜外腔穿刺的小样本研究中，26 例患者中有 19 例经硬膜外造影证实穿刺到位准确。这 19 例患者的

whoosh 试验均为阳性并且未出现假阳性病例[24]。

注射后

如果注射的药物中含有局麻药，注射位置准确则可以显著改善疼痛的症状和体征，有时甚至可以暂时缓解疼痛。

体表标志引导下注射技术的准确性

当有经验的医生进行关节腔内穿刺操作时，他们往往不需要通过影像引导技术来指引穿刺准确到达靶位置[9, 13, 25, 26]。对大多数关节腔穿刺来说，通过体表标志来定位十分关键。即便是我们通常认为相对较难穿刺的髋关节[27]，通过体表标志进行穿刺也可以成功[28-30]，虽然多数情况下我们还是推荐使用影像引导[20, 31]。

然而，一些研究表明通过体表标志定位技术进行穿刺时，对不同部位穿刺到位的准确度并不一致[3, 32, 33]。对于较深位置的关节（如髋关节或脊柱关节）准确地进行体表标志引导穿刺具有挑战性[25]，并且很多传统穿刺入路无法完全避免损伤或将药物注射到关节腔相邻的错误位置，包括血管、周围神经、肌肉韧带、肌腱及皮下组织。

尸体研究

有人在尸体上进行了体表标志引导下的穿刺技术的研究。先穿刺并注射染色物质再进行尸体解剖或者先注射造影剂然后用 X 线透视来判断穿刺的到位情况。我们应该慎重对待由尸体研究得出的结论，因为它们无法在临床条件下得到证实[34]。

根据尸体研究的结果，学者们推荐在某些情况（如针对肩锁关节或手指关节等的穿刺难以准确到位）下使用影像引导来进行穿刺，这样可以通过荧光定位法或肌骨超声来帮助提高穿刺的准确性[25]，尤其在一些可疑的病例中[27]，若未发现药物注射到关节旁组织能导致并发症或回抽不成功会延误诊断，使用影像引导下的穿刺技术则能保证穿刺针到达关节腔内[35, 36]。选择最佳的穿刺技术可提高准确性并限制了体表标志引导技术在临床中的应用，此举有利于临床疗效和安全性，但仍需进一步评估[37]。尽管缺乏临床研究依据，在以下情况下临床医生应考虑使用影像引导技术来确保穿刺的准确性：为制订手术方案提供依据而进行的诊断性穿刺；病变关节结构异常[38, 39]。

穿刺入路的选择，例如膝关节（通常被认为从技术上相对容易操作），是由临床医生的经验来决定的[12,13]。任何入路都无法保证 100% 穿刺到位，当我们使用关节腔内药物治疗膝关节疾病时应牢牢记住这一点[12, 40]。

一项在新鲜冷冻尸体上进行的交叉试验评估了肌骨超声引导下和体表标志引导下抽取拇指腕掌关节液的成功率。在第一次穿刺的成功率上，肌骨超声引导并没有优于体表标志引导，而且应用两种技术完成穿刺抽取所花费的时间没有统计学差异[41]。

一项尸体研究通过人为制造髋、踝、腕关节积液以探究肌骨超声引导下和体表标志引导下关节穿刺的操作成功率，发现二者并没有明显不同[42]。

一项关于网球肘注射的尸体研究表明大部分穿刺可到达肘关节[56]。

临床研究

证实体表标志引导下穿刺准确性的临床研究

部分研究报道通过体表标志引导下的多个关节及软组织穿刺的准确率可达 80% 甚至以上[43]，包括肩峰下滑囊、膝关节、拇指腕掌关节和肩关节[9, 10, 19, 44-47]。

一项研究显示通过前方入路，即经髂前上棘垂线到大转子顶端上方 1 cm 水平线的交点，行髋关节注射是安全且可重复的，51 例穿刺到位，4 例穿刺出错，成功率达 93%[30]。另一项研究显示通过侧方入路进行髋关节穿刺的成功率也可达 78%，穿刺未准确到位的病例中，注射的药物并未靠近神经血管等结构。这项技术较容易掌握，同时在治疗室中操作也较安全[28]。

一项有关肩峰下滑囊穿刺的研究显示，体表标志引导和肌骨超声引导穿刺的准确率是相同的，所有病例都显示，在体表标志引导下和在超声引导下穿刺并注入治疗性溶液同样可靠[44]。因此，体表标志引导被推荐为常规穿刺所采用的技术[26]。在一项系统回顾和荟萃分析中，与体表标志引导下穿刺相比，肌骨超声引导下穿刺在所有肩胛带穿刺中均有更高的准确性，除了肩峰下滑囊[48]。

在体表标志引导下从外上侧入路行膝关节穿刺具有很高的准确性[12, 13]。一项研究借助造影剂对无关节滑液的关节腔进行实时显像，以分析体表标志引导下进行膝关节穿刺的到位情况。同一位整形外科医生分别使用三种入路进行髌股关节的穿刺，其中由髌骨中央水平侧方入路进行穿刺的准确率为93%，高于另外两种入路。这一研究更强调各位临床医生改善穿刺技术的必要性[10]。

一项对照、前瞻、双盲的试验显示：对患有桡骨茎突狭窄性腱鞘炎的患者进行腱鞘穿刺治疗，在体表标志引导下穿刺的成功率在80%以上[49]。对于风湿性关节炎患者，以体表标志为引导进行穿刺的成功率较高，然而还有研究表明即使成功穿刺至关节腔内[50, 51]，注射的药物外渗至周围软组织的概率仍有25%[47]。这些研究中的病例数量较小，因此我们应对此持审慎态度。

否定体表标志引导下穿刺准确性的临床研究

有三项研究显示盂肱关节在体表标志引导下进行穿刺较困难，成功率仅有27%~52%[2, 32, 34]。还有一些研究显示体表标志引导下行肩峰下间隙的穿刺也富有挑战性，成功率为27%~70%[32, 52, 53]。进行肩锁关节穿刺时，若只依靠体表标志做引导，失败的可能性为60%，因此该操作推荐常规使用增强扫描影像引导技术[54, 55]。

在另一项体表标志引导下行拇指腕掌关节穿刺的研究中，有42%的病例因穿刺针未能准确到位，而需在X线透视下调整穿刺方向，以确保穿刺针正确进入关节腔内。穿刺进入患有骨关节炎的拇指腕掌关节绝非易事[57]。

两项研究显示，体表标志引导下行髋关节穿刺的成功率为51%~65%。大多数穿刺失败的病例都存在肥胖或患有严重关节炎，关节间隙已消失或存在关节畸形的情况。学者们认为髋关节的穿刺应由经过专业培训的人员在影像引导下完成[20, 31]。一项研究显示，转子滑囊穿刺的成功率仅为45%[58]。

当然，这其中的一些研究也是基于对小样本病例进行分析得到的结论，我们应该对此持审慎态度。

影像引导下的注射

影像引导下的穿刺技术已应用了多年，尤其是在X线透视引导下进行脊椎穿刺。其他用来引导穿刺的影像学技术包括超声、X线造影术、CT、磁共振成像（多使用垂直开放式的磁共振系统）等。

进入21世纪，肌骨超声检查作为一项安全、无创、便捷、可重复率高的技术，已在欧洲得到了广泛应用[59]。不过这项技术还未得到其他地区治疗运动系统疾病的医生的重视。有些学者强烈推荐将它作为确保穿刺准确性的有用工具[25, 60-62]。

准确性

判断任何穿刺技术准确性的金标准是：穿刺完成后立即进行组织解剖，在直视下观察穿刺到达的确切位置[21, 28]。影像学检测的金标准是X线或MRI下的关节造影术。已有研究使用这些方法来检测肌骨超声技术的准确性[63]。各种新型的检测方法正不断涌现，除了使用对比剂造影的方法外，现在GAS（皮质类固醇—空气—生理盐水）成像法也可以用来检测体表标志引导下关节腔内穿刺的准确性[43]。

肌骨超声技术的效用

肌骨超声技术的可行性和准确性已在多个部位的穿刺中得到了证实，如肩峰下滑囊[52]、桡腕关节[64]、腕管部[65]、弹响指[66]、髋关节[67, 68]、膝关节[69]、跟腱、髌韧带以及足踝部等[70, 71]。

肌骨超声技术的展望

风湿病医生正被鼓励将肌骨超声技术引入临床应用中[72]。

优点

已有越来越多的证据表明肌骨超声技术有利于临床诊断和临床干预。在诊断和定位关节或者滑囊的积液及炎症时，高分辨率超声要优于临床检查。肌骨超声是一种可用于诊断肌腱病变的影像学方法。在诊断类风湿性关节炎骨质侵蚀方面，肌骨超声较普通放射技术敏感7倍，这使它能够更早地确诊进展性类风湿性关节炎。肌骨超声技术还能清晰地显示韧带、肌肉、外周神经以及软骨的病变。有证据表明，肌骨超声技术很可能帮助风湿病学家通过无创的方法诊断和监测关节或肌肉的病变，甚至包括神经卡压综合征、硬皮病、动脉炎以及干燥综合征等疾病。

相较于体表标志引导，肌骨超声技术可以提高关节吸引术和关节穿刺术的准确性，并能改善短期（2~6周）疗效[48, 63, 73-77]。随着使用该技术的风湿病医生及其他临床医生的增多以及这项技术的不断发展，今后会有越来越多的临床证据支持其在风湿性疾病临床治疗中的应用[72]。对一些治疗起来较困难的病例，如患者有术后解剖结构的改变，或者通过体表标志引导下穿刺无法得到有效的治疗效果，都可以选择使用肌骨超声技术来引导穿刺[78]。

有一部分学者十分坚定地选择在影像引导下行肩关节内注射，尽管在体表标志引导下注射更便宜且容易实施[79]。

缺点

虽然肌骨超声技术是一项便捷且很有发展前途的技术，今后运动系统的临床治疗中很可能被常规使用，但由于它是一个新兴的技术，目前很多医生对是否引进该技术仍存在分歧。存在的问题包括建立这样一套设备需要投入大量时间、财力以及结果数据的缺乏[80]。

由于熟悉和掌握肌骨超声技术是一个较复杂和耗费时间的过程，操作的引导和判定在更大程度上依赖于超声检查者，这就要求检查者和治疗操作者之间建立基本的甚至良好的相互信任[81]。尤其是使用该技术引导下进行较深解剖部位的穿刺，与表浅部位的穿刺相比更加要求操作者具备丰富的经验。在行深部穿刺的过程中，由于穿刺针的穿刺方向与超声束不一致，减弱了影像的可视性[25]。

为了提高肌骨超声技术的准确性，我们还需建立一个将扫描技术标准和诊断的标准统一化的指南[82]。同时近期的相关文献过于强调该技术的优点和少许收益，而对于其收益能否长久以及性价比相关事项并没有进行深入探究[62, 83, 84]。

有一部分学者十分坚定地认为膝关节穿刺不需要影像引导。因此他们继续使用体表标志引导下膝关节内注射以达到比其他注射方式更少的花费，并取得了积极成果[85]。

影像引导下的穿刺技术及其临床效果

一个关键的问题是：不管影像引导下的穿刺技术能否提高穿刺的准确性，它与体表标志引导下的穿刺相比，是不是能得到更好的临床疗效呢？目前针对该问题进行研究的前瞻性随机对照试验还相对较少[27]。在临床实践中的核心问题是需要证据证明使用影像进行引导穿刺具有临床意义并能提高患者疗效[85]。尽管有许多研究表明肌骨超声引导相较于体表标志引导可以提高准确性，但目前仅有肌骨超声引导短期收益（2~6周）优于体表标志引导的证据[48, 62, 75-77, 86]，且其性价比仍不清楚。目前缺乏明确重要终点的相关研究[83]，而一项研究表明肌骨超声引导下行肩峰下滑囊穿刺与体表标志引导下在临床结果上并无差异[87]。

支持有效性和准确性的相关研究

所有这些研究都应用了某些影像学技术来辅助穿刺。在一项研究中，148名患者被随机分为两组，一组是在传统的体表标志引导下进行穿刺，另一组则是在肌骨超声技术引导下单手持注射器（穿刺设备）进行穿刺。与传统的技术相比，肌骨超声引导下的穿刺过程疼痛较轻，并且在穿刺后两周疼痛就完全消失了。肌骨超声引导下的穿刺技术与传统体表标志引导下的穿刺相比，其穿刺到关节腔的比例和抽出关节积液的容量要分别高出200%和337%，在临床上显著改善门诊注射的实施和效果（超过2周）[60]。少量针对肩关节的研究显示，肌骨超声引导下与体表标志引导下的穿刺技术相比，在治疗粘连性关节囊炎时更有优势，并且在治疗后的几周内效果更好。这说明这种改良的在肌骨超声引导下关节内穿刺定位技术能获得更好的疗效[88]。

一项针对肩峰下撞击综合征的研究显示，在治疗两周后，未能准确穿刺到位的患者的病情又回到了治疗前水平，而准确穿刺到位的患者的症状则得到了持续的改善[45]。另一项研究显示，在进行肩峰下滑囊或者盂肱关节的穿刺治疗后两周，穿刺准确到位组比不准确组的疗效有显著改善。另一项研究则显示在治疗后的第6周，行肌骨超声引导下的穿刺组较体表标志引导下的穿刺组疗效有明显改善。研究者指出，至少在那些之前未能通过体表标志引导下穿刺治疗获得好转的患者中，应使用肌骨超声技术来确保穿刺的准确性[89]。

还有一项研究比较了传统的体表标志引导下和肌骨超声技术引导下对关节和软组织内积液进行抽吸的情况。在体表标志组，一位经验丰富的风湿科医生先后对 30 名患者的 32 个关节内积液进行了抽吸；在影像引导组，有 31 位患者先在肌骨超声技术下对积液部位进行了定位，然后由另一位风湿科医生根据以上定位信息或者直接在肌骨超声设备的引导下进行抽吸。肌骨超声技术能够对积液进行定位，它的这一特点大大提高了关节积液，尤其是小关节积液的诊断率，同时也提高了局部激素注射治疗的准确性。由此我们可以看出，肌骨超声技术在风湿性疾病的临床诊疗中有重要的作用[73]。

不支持有效性和准确性的相关研究

在一项针对风湿性关节炎患者的研究中，临床医生对在肌骨超声引导下行关节腔穿刺的准确性进行了评估，然而却没有对体表标志引导下的穿刺进行评估。大约 1/3 的体表标志引导下的穿刺并不准确，但是与肌骨超声引导下的穿刺技术相比，疗效没有显著性差异。肌骨超声技术能极大提高关节腔穿刺的准确性，甚至能够使一位受过培训的操作人员获得比有经验的风湿科医生更高的穿刺准确率，但并不能使关节腔穿刺治疗的短期疗效得到提高[50]。

在一项对体表标志引导下行盂肱关节穿刺的研究中，大约一半的穿刺并未到达关节囊内。研究还显示，不论患者症状出现早晚，穿刺者接受过何种训练，是否在体表标志引导下穿刺以及选择何种入路，所有患者在穿刺治疗 4 周后疼痛和自述症状的缓解都与穿刺的准确率不呈相关性。这说明穿刺的准确性和操作者的经验可能并不相关，同时作者总结说，在治疗多源性肩部疼痛时，操作者的操作经验可能并不是那么关键[2]。

还有一项研究显示，肩峰下穿刺的准确率为 70%。在注射治疗 3 个月后，患者肩关节的活动和疼痛情况都得到了明显改善。虽然通过准确的穿刺能够获得肩关节撞击征阳性的结果，但是临床症状的改善与准确率并不相关[53]。另一项研究表明在肌骨超声引导下对肩关节撞击综合征行穿刺治疗在临床效果上并不优于在体表标志引导下穿刺[90]。

CT引导下或体表标志引导下行肩胛上神经阻滞，二者的疗效对疼痛和运动障碍的缓解情况均无显著性差异，并且两种操作都很安全[90]。

一些研究者在一项针对转子滑囊穿刺的研究中发现，为确保穿刺针准确到达病变部位，使用放射学技术来辅助确定滑囊的位置是很有必要的[91]。但是与体表标志引导下穿刺相比，使用放射学技术来引导穿刺并不能改善疗效[92]。他们同时还发现，在治疗大转子疼痛综合征时，使用透视技术引导穿刺会大大增加治疗费用[58]。

另一项研究表明，对于有症状的膝骨关节炎，准确地在关节腔内注射皮质类固醇与不准确注射相比在缓解疼痛方面并没有更好的效果[93]。

对于足底肌腱炎的患者，使用肌骨超声引导下穿刺是有效的。但是其疗效与体表标志引导下的穿刺治疗相比无显著差异。该技术可以用来客观评价足底肌腱炎患者对治疗的反应情况[94, 95]。另一项研究显示，对足底肌腱炎的患者在肌骨超声引导、触诊引导和X线透视引导下行穿刺治疗，其疗效在治疗后的第25周未出现显著差异[96]。

有学者对14位骶髂关节炎处于活动期的患者在超声引导下先后进行了20个骶髂关节的穿刺。穿刺结束后立即行磁共振扫描来确定穿刺针的位置，结果显示只有8例（40%）穿刺成功进入了骶髂关节腔，而其他12例（60%）则没有进入。但是，准确穿刺组和未准确穿刺组的疗效没有显著差异。在治疗后的24小时和28天两组患者的疼痛缓解率也未见明显差异。这些结果显示不管有没有超声的引导，准确完成骶髂关节腔内穿刺在技术上都不是易事，对处于活动期骶髂关节炎的患者，在其关节周围注射曲安奈德有助于控制疼痛和症状的发展[63]。

腕管综合征患者对尽可能精确的穿刺治疗反应较好[97]。一项针对桡骨茎突卡压综合征的研究显示，精确的穿刺能获得更好的疗效[49]；但是另一项研究显示，即使穿刺针未能准确进入腱鞘，也能获得不错的治疗效果[98]。

一项研究表明，肌骨超声引导组与体表标志引导组在尺桡远端关节注射的临床疗效上没有显著差异。肌骨超声引导下穿刺在尺桡远端关节注射的准确性显著高于体表标志引导，并且经过6个月的随访，皮质类固醇注射对于缓解患有尺桡远端关节障碍的患者的疼痛是有效的[99]。

出人意料的是，有一项研究显示，对于腱鞘炎的患者，穿刺部位未达腱鞘内可以获得更好的疗效。95 名腱鞘炎患者共计 107 个病变手指，将其随机分成两组并分别评估注射激素的部位和疗效。在第一组病例中，操作者尽最大可能地将药物注入 A1 滑车的腱鞘内，第二组则将药物注入 A1 滑车上方的皮下组织内。注射物中加入了不透光染料，因此注射后可在 X 线透视下观察注射物的具体分布。在第一组的 52 个病例中，有 19 例（37%）药物完全进入腱鞘，24 例（46%）同时进入腱鞘和皮下组织，9 例（17%）无药物分布于腱鞘。研究者对结果进行分析来观察穿刺针的位置是否会影响激素注射的疗效。上述三种情况下患者呈现良好反应的概率分别为 47%，50% 和 70%。这说明在治疗腱鞘炎时，腱鞘内注射与皮下组织内注射相比并不具有优越性[100]。

为什么认定越接近靶部位越好?

在有些本试图进行关节腔内穿刺或腱鞘内穿刺的病例中，虽然穿刺部位只到达了关节旁或腱鞘旁组织，但是患者仍然获得了良好的治疗效果。这说明精确的穿刺并不一定是获得满意疗效所必须的[1, 47, 100]。

进行准确穿刺的效果，也就是说局部注射皮质类固醇激素的疗效还需要进一步阐述[63]。虽然研究者们提出了很多学说，但是皮质类固醇激素局部作用的机制仍不清楚。即使激素并未被注射到病变部位，它也可以通过全身效应或局部渗透作用进入血管或周围解剖结构来起到治疗作用。

全身性应用皮质类固醇对治疗运动系统的局灶性病变有确切的治疗效果。对患有粘连性关节炎的患者，以每日 30 mg 的剂量口服氢化泼尼松 3 周，对于改善疼痛、功能和关节活动方面都较安慰剂组有更好的近期效果，虽然该疗效并不能维持 6 周或以上[101]。有两项有趣的研究表明，在肌骨超声引导下进行皮质类固醇激素的局部注射与系统性注射对治疗肩袖病变的短期疗效没有显著性差异[102, 103]。相信所有的穿刺者都很熟悉以下现象，即针对某一关节进行穿刺注射后，远处的另一关节症状也会得到改善。

由此看出对于运动系统的疾病，穿刺到位的准确性似乎也不是那么关键。若事实真是如此，那我们还不知道到底在什么情况下才需要精确的穿刺定位。

体表标志引导下的注射技术展望

对于大部分病例来说，一般都能通过肌肉骨骼标志来进行穿刺，如果不能，那说明还没有完全建立最佳体表标志穿刺技术。书中所介绍的进展是基于著者的临床经验和医学文献中介绍的技术。不需要影像引导的关节和软组织损伤介入治疗方法的可重复性以及准确性仍需要进一步研究来证实。我们应重视新的研究进展并对它们进行足够的评估[97, 104, 105]。

目前需要建立一套完善的基于循证医学的标准，对影像引导下穿刺治疗的患者进行筛选。只有当穿刺者在明确和熟悉掌握运动系统各浅表和深部解剖标志以及与穿刺过程相关的潜在并发症后，才能通过非影像引导的穿刺技术完成更准确和更安全的穿刺操作[106]。

相关的研究可以对通过影像学确定不同严重程度的骨性关节炎患者穿刺准确性进行分析，因为很有可能根据关节病变的程度来调整穿刺入路[46]。

几乎没有人探索在体表标志引导下成功进行注射和抽吸训练的特异性作用。值得一提的是，一项研究显示经培训的非医护人员行髋关节抽吸术的穿刺失败率显著低于手术医生，这种惊人的学习曲线或许就是该文献想要说明的结果[107]。在一项关于肘、膝和腕关节穿刺术的研究中，在尸体模型上训练可以在各个方面显著提升三年级医学生的穿刺水平[108]。此外，肌骨超声检查作为一项可用来筛选体表标志引导下穿刺技术的训练工具，也有待进一步的探索和开发。

总结

影像引导下穿刺的支持者需要证明这项研究确实物有所值，它不仅提高短期疗效，在长期疗效方面也有显著作用[27, 58, 62]。使用肌骨超声技术进行引导能在目标区域最大化穿刺的准确性，最小化其不良反应，但是其疗效仅在 2~6 周内观察得到。现有的文献更倾向于强调肌骨超声引导技术的优越性，但是并未考虑其远期治疗效果及性价比。

我们必须牢记，无论是在体表标志引导下还是在影像引导下，外周关节和软组织穿刺的本质是一项技能，该技能在不同的操作者之间除了训练和经验上的差别，还存在着内在差异。这是一个在所有研究中都无法彻底解决的干扰因素。尽管许多研究支持影像引导的优势，但研究动机和方法论的关键缺陷使得很难下最后定论[109, 110]。

精确定位是取得穿刺治疗成功的必要条件这一假说同样需要验证。如果不能通过随机双盲试验得到足够的证据证明影像引导下的穿刺技术与体表标志引导下的穿刺技术相比在远期疗效上具有显著性差异（即该技术物有所值），那么对准确穿刺到位的要求就会一直遭到质疑[59]。

影像引导穿刺应当在特殊情况下（见实用要点：适用于影像引导的病例）应用[46, 78, 89]。这些情况通常基于专家意见。举例来说，如果目前还没有前瞻性研究将体表标志引导下穿刺失败的患者随机分成两组，一组继续接受体表标志引导下穿刺治疗，另一组行影像引导下穿刺治疗，那么这一观点和其他大多数观点一样，是目前无法循证的。

在认为影像引导技术的使用更具优越性甚至应强制使用之前，我们需要确定已经完全开发和探索出了体表标志引导下的穿刺技术的潜能，只有这样，才能进一步肯定肌骨超声技术在临床实践中的优越性，特别是性价比。我们不能用一项非标准化的、复杂的和昂贵的技术来取代另一种相对直接、廉价且同样非标准的技术。新的治疗方案，特别是那些涉及高新技术的方案都十分诱人[111]。医生花费时间和金钱在硬件提高、接受专业训练以及学习并熟练一门新技术前，他们需要确定自己并不是受到技术的诱惑，而是确实看到了该技术的实用性和有效性。内科医生为了避免官司也会时不时学习新技术，做许多诊断性测验。这个临床实践通常缺乏有效的证据来证明该技术的性价比[112]。

因此，除非我们有足够的证据证明影像引导下穿刺注射在常规治疗过程中不仅有更好的疗效，同时又物有所值，否则我们可以得出这样的结论：大多数穿刺注射都可以在体表标志的引导下完成。

实用要点：适用于影像引导的病例

· 诊断明确但体表标志引导下注射失败。

· 以初步诊断为目的而不是治疗，如手术。

· 肥胖患者。

· 关节解剖异常。

- 脊柱注射。
- 接受培训的医生进行穿刺操作。
- 为研究确定正确位置[113]。
- 监控注射疗法的效果[114-118]。

参考文献

1. JONES A, REGAN M, LEDINGHAM J, et al. Importance of placement of intra-articular steroid injection. *BMJ*. 1993,307:1329-1330.
2. HEGEDUS E J, ZAVALA J, KISSENBERTH M, et al. Positive outcomes with intra-articular glenohumeral injections are independent of accuracy. *J Shoulder Elbow Surg*. 2010,19(6):795-801.
3. PICHLER W, WEINBERG A M, GRECHENIG S, et al. Intra-articular injection of the acromioclavicular joint. *J Bone Joint Surg Br*. 2009,91(12):1638-1640.
4. HEIDARI N, KRAUS T, FISCHERAUER S, et al. Do the presence of pathologic changes and the level of operator experience alter the rate of intra-articular injection of the first metatarsophalangeal joint? A cadaver study. *J Am Podiatr Med Assoc*. 2013,103(3):204-207.
5. MATTIE R, KENNEDY D J. Importance of image guidance in glenohumeral joint injections: comparing rates of needle accuracy based on approach and physician level of training. *Am J Phys Med Rehabil*. 2016,95(1):57-61.
6. MARICAR N, PARKES M J, CALLAGHAN M J, et al. Where and how to inject the knee-a systematic review. *Semin Arthritis Rheum*. 2013,43(2): 195-203.
7. CURTISS H M, FINNOFF J T, PECK E, et al. Accuracy of ultrasound-guided and palpation-guided knee injections by an experienced and less-experienced injector using a superolateral approach: a cadaveric study. *PM R*. 2011,3(6):507-515.
8. DALEY E L, BAJAJ S, BISON L J, et al. Improving injection accuracy of the elbow, knee, and shoulder: Does injection site and imaging make a difference? A systematic review. *Am J Sports Med*. 2011,39(3):656-662.
9. SIDON E, VELKES S, SHEMESH S, et al. Accuracy of non assisted glenohumeral joint injection in the office setting. *Eur J Radiol*. 2013,82(12):e829-e831.
10. JACKSON D W, EVANS N A, THOMAS B M. Accuracy of needle placement into the intra-articular space of the knee. *J Bone loint Surg Am*. 2002,84:1522-1527.
11. SARDELLI M, BURKS R T. Distances to the subacromial bursa from 3 different injection sites as measured arthroscopically. *Arthroscopy*. 2008,24(9):992-996.
12. HERMANS J, BIERMA-ZEINSTRA S M, BOS P K, et al. The most accurate approach for intra-articular needle placement in the knee joint: a systematic review. *Semin Arthritis Rheum*. 2011,41(2):106-115.
13. MARICAR N, PARKES M J, CALLAGHAN M J, et al. Where and how to inject the knee - a systematic review. *Semin Arthritis Rheum*. 2013,43(2): 195-203.
14. ZHANG Q, ZHANG T, LV H, et al. Comparison of two positions of knee arthrocentesis: how to obtain complete drainage. *Am J Phys Med Rehabil*. 2012,91(7):611-615.
15. TOBOLA A, COOK C, CASSAS K J, et al. Accuracy of glenohumeral joint injections: comparing approach and experience of provider. *J Shoulder Elbow Surg*. 2011,20(7):1147-1154.

16. JO C H, SHIN Y H, SHIN J S. Accuracy of intra-articular injection of the glenohumeral joint: a modified anterior approach. *Arthroscopy.* 2011,27(10):1329-1334.

17. GLATTES R C, SPINDLER K P, BLANCHARD G M, et al. A simple, accurate method to confirm placement of intra-articular knee injection. *Am J Sports Med.* 2004,32:1029-1031.

18. JACOBS L G H, BARTON M A J, WALLACE W A, et al. Intra-articular distension and steroids in the management of capsulitis of the shoulder. *BMJ.* 1991,302:1498-1501.

19. LUC M, PHAM T, CHAGNAUD C, et al. Placement of intra-articular injection verified by the backflow technique. *Osteoarthritis Cartilage.* 2006,14(7):714-716.

20. DIRAÇOǦLU D, ALPTEKIN K, DIKICI E et al. Evaluation of needle positioning during blind intra-articular hip injections for osteoarthritis: fluoroscopy versus arthrography. *Arch Phys Med Rehabil.* 2009,90(12):2112-2115.

21. KAHMIN M, ENGEL J, HELM M. The fate of injected trigger fingers. *Hand.* 1983,15:218-220.

22. PLATT A J, BLACK M J M. Injection into the synovial space of the flexor tendons of the hand. *Ann R Coll Surg Engl.* 1996,78:392.

23. ERPELDING J M, SHNAYDERMAN D, MICKSCHL D, et al. The "Thumbs-up" sign and trapeziometacarpal joint injection: a useful clinical indicator. *Hand* (NY). 2015,10(2):362-365.

24. LEWIS M P, THOMAS P, WILSON L E et al. The 'whoosh' test; a clinical test to confirm correct needle placement in caudal epidural injections. *Anaesthesia.* 1992,47(1):57-58.

25. IAGNOCCO A, NAREDO E. Ultrasound-guided corticosteroid injection in rheumatology: accuracy or efficacy? *Rheumatology* (Oxford). 2010,49(8):1427-1428.

26. DOGU B, YUCEL S D, SAG S Y, et al. Blind or ultrasound-guided corticosteroid injections and short-term response in subacromial impingement syndrome: a randomized, double-blind, prospective study. *Am J Phys Med Rehabil.* 2012,91(8):658-665.

27. HALL S, BUCHBINDER R. Do imaging methods that guide needle placement improve outcome? *Ann Rheum Dis.* 2004,63:1007-1008.

28. ZIV Y B, KARDOSH R, DEBI R, et al. An inexpensive and accurate method for hip injections without the use of imaging. *J Clin Rheumatol.* 2009,15(3):103-105.

29. HOEBER S, ALY A R, ASHWORTH N, et al. Ultrasound-guided hip joint injections are more accurate than landmark-guided injections: a systematic review and meta-analysis. *Br J Sports Med.* 2016,50(7):392-396.

30. MEI-DAN O, MCCONKEY M O, PETERSEN B, et al. The anterior approach for a non-image-guided intra-articular hip injection. *Arthroscopy.* 2013,29(6):1025-1033.

31. KURUP H, WARD P. Do we need radiological guidance for hip joint injections? *Acta Orthop Belg.* 2010,76(2):205-207.

32. EUSTACE J A, BROPHY D P, GIBNEY R P, et al. Comparison of the accuracy of steroid placement with clinical outcome in patients with shoulder symptoms. *Ann Rheum Dis.* 1997,56:59-63.

33. SETHI P M, EL ATTRACHE N. Accuracy of intra-articular injection of the glenohumeral joint: a cadaveric study. *Orthopedics.* 2006,29:149-152.

34. SETHI P M, KINGSTON S, ELATTRACHE N. Accuracy of anterior intra-articular injection of the glenohumeral joint. *Arthroscopy.* 2005,21(1):77-80.

35. PICHLER W, GRECHENIG W, GRECHENIG S, et al. Frequency of successful intra-articular puncture of finger joints: influence of puncture position and physician experience. Rheumatology (Oxford). 2008,47 (10): 1503-1505.

36. PARTINGTON P E BROOME G H. Diagnostic injection around the shoulder: hit and miss? A cadaveric study of injection accuracy. *J Shoulder Elbow Surg.* 1998,7(2):147-150.

37. HANCHARD N, SHANAHAN D, HOWE T, et al. Accuracy and dispersal of subacromial and glenohumeral injections in cadavers. *J Rheumatol.* 2006,33(6):1143-1146.

38. WISNIEWSKI S J, SMITH J, PATTERSON D G. Ultrasound-guided versus nonguided tibiotalar joint and sinus tarsi injections: a cadaveric study. *PM R*. 2010,2(4):277-281.
39. KIRK K L, CAMPBELL J T, GUYTON G P, et al. Accuracy of posterior subtalar joint injection without fluoroscopy. *Clin Orthop Relat Res*. 2008,466(11):2856-2860.
40. MCGARRY J G, DARUWALLA Z J. The efficacy, accuracy and complications of corticosteroid injections of the knee joint. *Knee Surg Sports Traumatol Arthrosc*. 2011,19(10):1649-1654.
41. NAYLOR J E DEKAY K B, DONHAM B P, et al. Ultrasound versus landmarks for great toe arthrocentesis. *Mil Med*. 2017,182(S1):216-221.
42. BERONA K, ABDI A, MENCHINE M, et al. Success of ultrasound-guided versus landmark-guided arthrocentesis of hip, ankle, and wrist in a cadaver model. *Am J Emerg Med*. 2017,35(2):240-244.
43. KOSKI J M, HERMUNEN H S, KILPONEN V M, et al. Verification of palpation-guided intra-articular injections using glucocorticoid-air-saline mixture and ultrasound imaging (GAS-graphy). *Clin Exp Rheumatol*. 2006,24(3):247-252.
44. RUTTEN M J, COLLINS J M, MARESCH B J, et al. Glenohumeral joint injection: a comparative study of ultrasound and fiuoroscopically guided techniques before MR arthrography. *Eur Radiol*. 2009,19(3):722-730.
45. ESENYEL C Z, ESENYEL M, YEŞILTEPE R, et al. The correlation between the accuracy of steroid injections and subsequent shoulder pain and function in subacromial impingement syndrome. *Acta Orthop Traumatol Turc*. 2003,37(1):41-45.
46. TODA Y, TSUKIMURA N. A comparison of intra-articular hyaluronan injection accuracy rates between three approaches based on radiographic severity of knee osteoarthritis. *Osteoarthritis Cartilage*. 2008,16(9):980-985.
47. POLLARD M A, CERMAK M B, BUCK W R, et al. Accuracy of injection into the basal joint of the thumb. *Am J Orthop*. 2007,36(4):204-206.
48. ALY A R, RAJASEKARAN S, ASHWORTH N. Ultrasound-guided shoulder girdle injections are more accurate and more effective than landmark-guided injections: a systematic review and meta-analysis. *Br J Sports Med*. 2015,49(16):1042-1049.
49. ZINGAS C, FAILLA J M, VAN HHLSBEECK M. Injection accuracy and clinical relief of de Quervain's tendinitis, *J Hand Surg Am*. 1998,23:89-96.
50. CUNNINGTON J MARSHALL N, HIDE G, et al. A randomized, double-blind, controlled study of ultrasound-guided corticosteroid injection into the joint of patients with inflammatory arthritis. *Arthritis Rheum*. 2010,62(7):1862-1869.
51. LOPES R V, FURTADO R N, PARMIGIANI L, et al. Accuracy of intra-articular injections in peripheral joints performed blindly in patients with rheumatoid arthritis. *Rheumatology* (Oxford). 2008,47(12):1792-1794.
52. YAMAKADO K. The targeting accuracy of subacromial injection to the shoulder: an arthrographic evaluation. *Arthroscopy*. 2002,18(8): 887-891.
53. KANG M N, RIZIO L, PRYBICIEN M, et al. The accuracy of subacromial corticosteroid injections: a comparison of multiple methods. *J Shoulder Elbow Surg*. 2008,17(suppl 1):61S-66S.
54. BISBINAS I, BELTHUR M, SAID H G, et al. Accuracy of needle placement in ACJ injections. *Knee Surg Sports Traumatol Arthrosc*. 2006,14(8): 762-765.
55. WASSERMAN B R, PETTRONE S, JAZRAWI L M, et al. Accuracy of acromioclavicular joint injections. *Am J Sports Med*. 2013,41(1):149-152.
56. KEIJSERS R, VAN DEN BEKEROM M P, KOENRAADT K L, et al. Injection of tennis elbow: hit and miss? A cadaveric study of injection accuracy. *Knee Surg Sports Traumatol Arthrosc*. 2017,25(7):2289-2292.
57. HELM A T, HIGGINS G, RAJKUMAR P, et al. Accuracy of intra-articular injections for osteoarthritis of the trapeziometacarpal joint. *Int I Clin Pract*. 2003,57(4):265-266.

58. COHEN S P, STRASSELS S A, FOSTER L, et al. Comparison of fluoroscopically guided and blind corticosteroid injections for greater trochanteric pain syndrome: multicentre randomised controlled trial. *BMJ*. 2009,338:b1088.

59. NAREDO E, CABERO F, CRUZ A, et al. Ultrasound guided musculoskeletal injections. *Ann Rheum Dis*. 2005,64:341.

60. SIBBITT W L, PEISAJOVICH A, MICHAEL A A, et al. Does sonographic needle guidance affect the clinical outcome of intraarticular injections? *J Rheumatol*. 2009,36(9):1892-1902.

61. SOFKA C M, COLLINS A J, ADLER R S. Use of ultrasonographic guidance in interventional musculoskdetal procedures: a review from a single institution. *J Ultrasound Med*. 2001,20(1):21-26.

62. HUANG Z, DU S, QI Y, et al. Effectiveness of ultrasound guidance on intraarticular and periarticular joint injections: systematic review and meta-analysis of randomized trials. *Am J Phys Med Rehabil*. 2015,94(10):775-883.

63. HARTUNG W, ROSS C J, STRAUB R, et al. Ultrasound-guided sacroiliac joint injection in patients with established sacroiliitis: precise IA injection verified by MRI scanning does not predict clinical outcome. *Rheumatology* (Oxford). 2010,49(8):1479-1482.

64. LOHMAN M, VASENIUS J, NIEMINEN O. Ultrasound guidance for puncture and injection in the radiocarpal joint. *Acta Radiol*. 2007,48(7):744-747.

65. GRASSI W, FARINA A, FILIPPUCCI E, et al. Intralesional therapy in carpal tunnel syndrome: a sonographic-guided approach. *Clin Exp Rheumatol*. 2002,20(1):73-76.

66. BODOR M, FLOSSMAN T. Ultrasound-guided first annular pulley injection for trigger finger. *J Ultrasound Med*. 2009,28:737-743.

67. MICU M C, BOGDAN G D, FODOR D. Steroid injection for hip osteoarthritis: efficacy under ultrasound guidance. *Rheumatology*, (Oxford). 2010,49(8):1490-1494.

68. SMITH K, HURDLE M B, WEINGARTEN T N. Accuracy of sonographically guided intra-articular injections in the native adult hip. *J Ultrasound Med*. 2009,28:329-335.

69. IM S H, LEE S C, PARK Y B, et al. Feasibility of sonography for intra-articular injections in the knee through a medial patellar portal. *J Ultrasound Med*. 2009,28(11):1465-1470.

70. FREDBERG U, BOLVIG L, PFEIFFER-JENSEN M, et al. Ultrasonography as a tool for diagnosis, guidance of local steroid injection and, together with pressure algometry, monitoring of the treatment of athletes with chronic jumper's knee and Achilles tendinitis: a randomized, double-blind, placebo-controlled study. *Scand J Rheumatol*. 2004,33(2):94-101.

71. REACH J S, EASLEY M E, CHUCKPAIWONG B, et al. Accuracy of ultrasound guided injections in the foot and ankle. *Foot Ankle Int*. 2009,30(3):239-242.

72. KANG T, LANNI S, NAM J, et al. The evolution of ultrasound in rheumatology. *Ther Adv Musculoskeletal Dis*. 2012,4(6):399-411.

73. BALINT P V, KANE D, HUNTER J, et al. Ultrasound-guided versus conventional joint and soft tissue fluid aspiration in rheumatology practice: a pilot study. *J Rheumatol*. 2002,29:2209-2213.

74. RAZA K, LEE C Y, PILLING D, et al. Ultrasound guidance allows accurate needle placement and aspiration from small joints in patients with early inflammatory arthritis. *Rheumatology* (Oxford). 2003,42(8):976-979.

75. FINNOFF J T, HALL M M, ADAMS E, et al. American Medical Society for Sports Medicine Position Statement: interventional musculoskeletal ultrasound in sports medicine. *Clin J Sport Med*. 2015,25(1):6-22.

76. GILLILAND C A, SALAZAR L D, BOTCHERS J R. Ultrasound versus anatomic guidance for intra-articular and periarticular injection: a systematic review. *Phys Sportsmed*. 2011,39(3):121-131.

77. WU T, DONG Y, SONG H X, et al. Ultrasound-guided versus landmark in knee arthrocentesis: a systematic review. *Semin Arthritis Rheum*. 2016,45(5):627-632.

第
一
部
分

78. RUTTEN M J, MARESCH B J, JAGER G J, et al. Injection of the subacromial-subdeltoid bursa: blind or ultrasound-guided? *Acta Orthop*. 2007,78(2):254-257.

79. AĞLRMAN M, LEBLEBICIER M A, DURMUŞ O, et al. Should we continue to administer blind shoulder injections? *Eklem Hastalik Cerrahisi*. 2016,27(1):29-33.

80. WAKEFIELD R J, BROWN A K, O'CONNOR P J, et al. Musculoskeletal ultrasonography: What is it and should training be compulsory for rheumatologists? *Rheumatology* (*Oxford*). 2004,43(7):821-822.

81. LE CORROLLER T, COHEN M, ASWAD R, et al. Sonography of the painful shoulder: role of the operator's experience. *Skeletal Radiol*. 2008,37(11):979-986.

82. NAREDO E, MÖLLER I, MORAGUES C, et al. Interobserver reliability in musculoskeletal ultrasonography: results from a "Teach the Teachers" rheumatologist course. *Ann Rheum Dis*. 2006,65:14-19.

83. SOH E, LI W, ONG K O, et al. Image-guided versus blind corticosteroid injections in adults with shoulder pain: a systematic review. *BMC Musculoskelet Disord*. 2011,12:137.

84. RAEISSADAT S A, RAYEGANI S M, LANGROUDI T E, et al. Comparing the accuracy and efficacy of ultrasound-guided versus blind injections of steroid in the glenohumeral joint in patients with shoulder adhesive capsulitis. *Clin Rheumatol*. 2017,36(4):933-940.

85. BLOOM J E, RISCHIN A, JOHNSTON R V, et al. Image-guided versus blind glucocorticoid injection for shoulder pain. *Cochrane Database Syst Rev*. 2012,(8):CD009147.

86. LEE H J, LIM K B, KIM D Y, et al. Randomized controlled trial for efficacy of intra-articular injection for adhesive capsulitis: ultrasonography-guided versus blind technique. *Arch Phys Med Rehabil*. 2009,90(12):1997-2002.

87. DáVILA-PARRILLA A, SANTAELLA-SANTé B, OTERO-LóPEZ A. Does injection site matter? A randomized controlled trial to evaluate different entry site efficacyof knee intra-articular injections. *Bol Asoc Med P R*. 2015,107(2):78-81.

88. LEE H J, LIM K B, KIM D Y, et al. Randomized controlled trial for efficacy of intra-articular injection for adhesive capsulitis: ultrasonography-guided versus blind technique. *Arch Phys Med Rehabil*. 2009,90(12):1997-2002.

89. NAREDO E, CABERO E, BENEYTO P, et al. A randomized comparative study of short-term response to injection versus sonographic-guided injection of local corticosteroids in patients with painful shoulder, *J Rheumatol*. 2004,31:308-314.

90. COLE B E, PETERS K S, HACKETT L, et al. Ultrasound-guided versus blind subacromial corticosteroid injections for subacromial impingement syndrome: a randomized, double-blind clinical trial. *Am J Sports Med*. 2016,44(3):702-707.

91. SHANAHAN E M, SMITH M D, WETHERALL M, et al. Suprascapular nerve block in chronic shoulder pain: Are the radiologists better? *Ann Rheum Dis*. 2004,63(9):1035-1040.

92. COHEN S P, NARVAEZ J C, LEBOVITS A H, et al. Corticosteroid injections for trochanteric bursitis: Is fluoroscopy necessary? A pilot study. *Br J Anaesth*. 2005,94(1):100-106.

93. HIRSCH G, O'NEILL T W, KITAS G, et al. Accuracy of injection and short-term pain relief following intra-articular corticosteroid injection in knee osteoarthritis - an observational study. *BMC Musculoskelet Disord*. 2017,18(1):44.

94. KANE D, GREANEY T, SHANAHAN M, et al. The role of ultrasonography in the diagnosis and management of idiopathic plantar fasciitis. *Rheumatology*. 2001,40:1002-1008.

95. KANE D, GREANEY T, BRESNIHAN B, et al. Ultrasound-guided injection of recalcitrant plantar fasciitis. *Ann Rheum Dis*. 1998,57:383-384.

96. YUCEL I, YAZICI B, DEGIRMENCI E, et al. Comparison of ultrasound-, palpation-, and scintigraphy-guided steroid injections in the treatment of plantar fasciitis. *Arch Orthop Trauma Surg*. 2009,129(5):695-701.

97. DAMMERS J W, VEERING M M, VERMEULEN M. Injection with methylprednisolone proximal to the carpal tunnel: randomised double blind trial. *BMJ*. 1999,319(7214):884-886.

98. APIMONBUTR P, BUDHRAJA N. Suprafibrous injection with corticosteroid in de Quervain's disease. *J Med Assoc Thai*. 2003,86(3):232-237.

99. NAM S H, KIM J, LEE J H, et al. Palpation versus ultrasound-guided corticosteroid injections and short-term effect in the distal radioulnar joint disorder: a randomized, prospective single-blinded study. *Clin Rheumatol*. 2014,33(12):1807-1814.

100. TARAS J S, RAPHAEL J S, PAN W T, et al. Corticosteroid injections for trigger digits: Is intrasheath injection necessary? *J Hand Surg Am*. 1998,23:717-722.

101. BUCHBINDER R, GREEN S, YOUD J M, et al. Oral steroids for adhesive capsulitis. *Cochrane Database Syst Rev*. 2006,(4):CD006189.

102. KOES B W. Corticosteroid injection for rotator cuff disease. *BMJ*. 2009,338:a2599.

103. EKEBERG O M, BAUTZ-HOLTER E, TVEITA E K, et al. Subacromial ultrasound-guided or systemic steroid injection for rotator cuff disease: randomised double-blind study. *BMJ*. 2009,338:a3112.

104. SAWAIZUMI T, NANNO M, ITO H. De Quervain's disease: efficacy of intra-sheath triamcinolone injection. *Int Orthop*. 2007,31(2): 265-268.

105. BANKHURST A D, NUNEZ S E, DRAEGER H T, et al. A randomized controlled trial of the reciprocating procedure device for intraarticular injection of corticosteroid. *J Rheumatol*. 2007,34(1):187-192.

106. HARRELL I S, CHIOU-TAN F Y, ZHANG H, et al. Procedure-oriented sectional anatomy of the shoulder. *J Comput Assist Tomogr*. 2009,33(5): 814-817.

107. TINGLE S J, MARRIOTT A, PARTINGTON P E et al. Performance and learning curve of a surgical care practitioner in completing hip aspirations. *Ann R Coll Surg Engl*. 2016,98(8):543-546.

108. KAY R D, MANOHARAN A, NEMATOLLAHI S, et al. A novel fresh cadaver model for education and assessment of joint aspiration. *J Orthop*. 2016,13(4):419-424.

109. HALL M M. The accuracy and efficacy of palpation versus image-guided peripheral injections in sports medicine. *Curt Sports Med Rep*. 2013,12(5):296-303.

110. KANE D, KOSKI J. Musculoskeletal interventional procedures: with or without imaging guidance? *Best Pract Res Clin Rheumatol*. 2016,30(4):736-750.

111. LEHOUX P. The power of technology; resisting the seduction through rationality. *Healthc Pap*. 2005,6(1):32-39.

112. WEINSTEIN J. Threats to scientific advancement in clinical practice. *Spine*. 2007,32(11):S58 -S 62.

113. BLIDDAL H. Placement of intra-articular injections verified by mini airarthrography. *Ann Rheum Dis*. 1999,58:641-643.

114. FILIPPUCCI E, FARINA A, CAROTTI M, et al. Grey scale and power Doppler sonographic changes induced by intra-articular steroid injection treatment. *Ann Rheum Dis*. 2004,63:740-743.

115. TERSLEV L, TORP-PEDERSEN S, QVISTGAARD E, et al. Estimation of inflammation by Doppler ultrasound: quantitative changes after intra-articular treatment in rheumatoid arthritis. *Ann Rheum Dis*. 2003,62:1049-1053.

116. BLIDDAL H, TORP-PPEDERSEN S. Use of small amounts of ultrasound-guided air for injections [letter]. *Ann Rheum Dis*. 2000,59:926-927.

117. KAMEL M, KOTOB H. High frequency ultrasonographic findings in plantar fasciitis and assessment of local steroid injection. *J Rheumatol*. 2000,27:2139-2141.

118. KOSKI J M. Ultrasound-guided injections in rheumatology. *J Rheumatol*. 2000,27:2131-2138.

（王珺楠 译）

第五章　穿刺抽液和多种注射方式

概述

多种疾病可导致关节渗出。渗出液可聚积于关节囊或滑膜腔内。如果有积液则抽液既有助于诊断，同时亦有治疗作用。当关节表现红肿热痛时尤其需要抽液明确诊断[1, 2]。已知关节积液可引起肌力减弱（关节源性肌纤维抑制），因此只要有积液产生则康复无从谈起[3]。

类风湿性膝关节炎患者在接受皮质类固醇注射之前先抽出积液能显著降低复发的风险[4-7]。在关节炎急性期注射治疗后一般要求卧床休息24 h以巩固疗效[8, 9]，但这对骨性关节炎是否有益仍不明确。膝骨关节炎采取注射治疗有效的预测因素为是否有积液[10]，这似乎是一个矛盾现象，即有积液者反而比无积液者效果更为明显[11, 12]。

意大利风湿病学会发布了关节穿刺术指南（见框1.5）[13]。

框1.5　意大利风湿病学会关节穿刺术指南，2007[a]

- 适用于滑膜积液原因不明者，尤其是怀疑化脓或晶体关节炎时
- 应明确告知患者操作的益处和风险以取得其知情同意
- 穿刺抽液既有治疗作用，又有利于后续注射治疗发挥疗效
- 要求严格消毒皮肤、采用一次性灭菌材料以防止感染并发症
- 操作者常用一次性非消毒手套主要旨在自我保护
- 有皮肤损害或穿刺部位感染属于禁忌证
- 抗凝治疗并非禁忌证，但穿刺治疗期内应停用以消除抗凝效应
- 关节穿刺术后关节应制动
- 关节穿刺困难者应在超声引导下操作

---

[a] 部分推荐意见基于专家共识而不是文献证据。

Modified from Punzi L, Cimmino MA, Frizziero L, et al. Italian Society of Rheumatology （SIR） recommendations of performing arthrocenteses. Reumatismo. 2007; 59（3）:227-234.

穿刺抽液

器械

关节积液可能被包裹，非常黏稠，并含有碎屑，因此难以抽出。用细针穿刺很难抽出积液，故需用 21G 或 19G 的穿刺针。我们建议戴一次性无菌手套保护操作者[14]，同时铺无菌巾保护治疗区。

穿刺针与注射器之间接一个三通管可避免抽液过程中反复拔开注射器带来的不便。否则，抽液未完成而注射器已满时，要频繁拔开注射器，积液可从断开连接的穿刺针流出，需立即更换另一个注射器。另外，针头留在关节内，而注射器已拔出，则关节内外压力可趋于平衡，液体更难以完全抽出。

一项随机试验比较了传统注射器与一种新型的双管、单柄往返转动操作的注射器穿刺抽液和注射药物的情况。后者能明显减轻操作疼痛、缩短操作时间，有助于操作者完成关节穿刺术[15]。我们期待效价分析的结果。

技术

采用解剖标志定点技术，一旦感觉针尖进入积液内，立即用非优势手的拇、食指固定注射器针座，同时其手背抵住患者操作区。这样有助于保持针尖位置稳定，尤其是当优势手缓慢回拉注射器活塞时。

由于积液中的固形物、纤维条索、碎片及纤维分隔阻塞针头，或针尖离开关节腔，可导致积液流出不畅或停止。此时针尖位置调整几毫米，或将针旋转 90°，可促使积液流出。亦可回注少量液体冲开阻塞物，推开条索或纤维隔，积液可继续流出[1]。

在膝关节穿刺时，用非优势手固定注射器，再以优势手向穿刺位置推压，则有利于抽出积液。

积液较多时可能需要多个注射器才能完全抽出。改用大容量注射器则可能不利于掌控针尖位置，针尖会略深或略浅，而影响操作。双手柄操作的注射器要比单手柄注射器更有优势[16]。

> **实用要点：膝部抽液用不用局麻药？**
>
> 　　在用粗针头抽液前，是否需要在穿刺处注射局麻药使操作更为舒适？只有一项随机对照研究对此问题进行了分析，得出的结论是局麻并未提高患者舒适度。

Modified from Kirwan JR, Haskard DO, Higgens CS. The use of sequential analysis to assess patient preference for local anesthesia during knee aspiration. Br J Rheumatol. 1984,23: 210–213.

抽出液的评估与检查

抽出液的评估

　　抽液后应迅速观察积液的颜色、透明度和黏滞度。结合临床表现可对积液的性质做出判断。床旁观察抽出液的外观可迅速对是否存在感染做出定性诊断。完全透明的血清样液体提示为非感染性疾病，最常见者为骨关节炎，而不透明积液的混浊度与感染严重程度大致呈正相关[17]。

抽出液的实验室检查

　　穿刺后标本应在 4 小时之内送化验室检查。如果延迟送检，可导致细胞数目减少、晶体溶解以及出现假性异常。4℃储存标本可延迟出现以上改变的时间，但不能完全避免。抽出的液体均应送显微镜检查和培养以排除晶体性关节炎和关节感染[18]，而这种送检是否必须值得商榷[19]。

　　据估计，风湿科医生常规抽出送培养的滑膜积液标本约 1/3 检验结果与原诊断不符。事先没有考虑化脓性感染的送检标本结果亦如此。有人核查了 507 例滑膜积液申请化验单[20]，常规送检标本培养结果均为阴性，由此对常规送培养的意义提出了质疑。我们建议采取的策略是当怀疑感染或患者存在免疫抑制的情况下才送培养。这一方法可以非常有效地节约相关费用。可见地方卫生政策的修订工作需要有临床医师及其同事参与讨论意见[20]。

　　尽管关节液可检查的项目有多种，但只有白细胞计数（多核杆细胞的百分数）、是否存在晶体、革兰染色和细菌培养（如怀疑结核或真菌感染需行特殊培养）可帮助诊断[19, 21]。既然关节液检查意义重大，那么合理地运用检查以及完善质量控制就成为首要的问题，相关文献已对此达成共识。为明确诊断，我们建议可在上述常规项目检查基础上更进一步，即行白细胞分类计数、细菌谱药物敏感性、晶体成分的鉴别以及细胞学检查[21]。

白细胞计数可提供一定的量化信息，但非感染性滑液与感染性滑液以及化脓性滑液之间并无明显的分界，应结合临床做出具体分析[17]。如果抽出积液很少，应优先做革兰染色、培养和晶体分析[22]。将来依靠设备技术创新，如滑液凹槽玻片（JC Krebs et al.，Case Western Reserve University，Cleverland，OH，USA），靶定细胞表面特殊标志物，可以对微量积液标本进行细胞学分析，能有效解决抽出积液少，难以通过常规检验得出有价值信息的缺憾[23]。

类风湿性膝关节炎积液中多核杆细胞的百分比在一定程度上可以预测关节内注射类固醇的中期治疗效果[24]。对于怀疑焦磷酸钙沉积病（假性痛风）的患者，积液离心沉渣分析有助于减少假阴性，而对于痛风患者意义不大[25]。

化脓感染的诊断

滑膜积液分析结果对化脓性关节炎或晶体性关节病变具有重要诊断价值[20]。抽取标本后应尽快完成革兰染色及显微镜检查。排除结核需行抗酸染色（Zeihl-Neelsen染色），而培养通常要等6周以上才出结果。结核常见于免疫力低下患者、近期的移民及酗酒者。如果怀疑真菌感染需进行特殊培养。

将从关节腔或滑囊抽取的液体接种到液相瓶（血培养瓶）中，可提高化脓菌检测的敏感度[26, 27]。金黄色葡萄球菌是细菌性关节炎最常见的致病菌。系统分析确认化脓性关节炎与以下因素相关（框1.6）[28]。

框1.6 诊断非淋病性细菌性关节炎的预测因素

危险因素（使化脓性关节炎患病风险显著增加）

年龄

糖尿病

类风湿性关节炎

关节手术
髋或膝假体植入
皮肤感染
Ⅰ型人类免疫缺陷病毒感染
临床特点
关节疼痛、肿胀史、发热——50% 以上的患者只有这 3 项
出汗、关节僵直——在化脓性关节炎中较为少见
滑液检查
滑液白细胞计数增高则可能性增大

严格消毒及无菌技术行膝关节穿刺抽液送检，一般认为标本不会污染，则培养结果不应出现假阳性。若培养阳性则高度怀疑关节化脓感染[29]。

在已经按经验用药给予抗菌药物治疗的患者，培养结果会有一定的假阴性率。这些患者抽液标本很可能培养不出任何病原微生物，下一步治疗方案的制订则得不到有力的证据支持[30]。

接受过关节置换手术的患者，若血沉增快、C 反应蛋白升高则 90% 的患者不难做出围手术期感染的诊断。如果临床表现也高度怀疑感染，应选择关节穿刺抽液送检，阳性结果即可明确诊断[31]。

晶体性关节炎的诊断

急性关节炎怀疑为晶体性关节病变时主要诊断依据为关节滑液分析[21]。检测炎症关节滑液中的尿酸钠结晶（monosodium urate，MSU）和二水焦磷酸钙结晶（calcium pyrophosphate dihydrate，CPPD），甚至是从急性期过后的无炎症反应关节中检测，可以明确痛风和焦磷酸盐相关关节炎（假性痛风）的诊断[1]。

常见晶体性关节炎最快捷而准确的诊断方法为检查滑液和关节组织中的结晶。尽管有多种方法可以辨别标本中的结晶特征，但临床上关节结晶诊断几乎均采用偏振光显微镜检查[32]。遗憾的是，可靠性和可重复性的缺陷极大地削弱了这一简单方法的实用价值[17]。偏振光显微镜下 MSU 呈负双折射，CPPD 则呈正双折射，只有 1/5 的 CPPD 结晶产生足量的折射而易于检测，因此仅用偏振光显微镜检查此类结晶很容易漏

诊。对于经验丰富的检查者而言，检测到滑液结晶之后会做出相应的鉴别诊断[33]。

晶体性关节炎合并化脓感染的情况并不少见。此类患者显微镜下革兰染色检查阳性率明显低于单纯的化脓性关节炎病例。因此即使检查结果为阴性，临床医生对于是否存在化脓感染仍需留有疑问[34]。

有研究发现对于关节明显肿胀的患者予以过早处置，包括关节穿刺抽液送检及血培养，显然与诊疗指南相悖。该作者建议住院医师培训教程应纳入关节穿刺抽液，作为"基本操作技能"，以提高培训医师处置关节肿胀患者的能力，并自觉遵从诊疗指南，密切关注患者的诊疗反应[35]。

影像引导下穿刺抽液

手部小关节往往难以抽出滑液，超声引导下操作可提高关节穿刺的准确性和抽出滑液的成功率[36]。同时亦有助于在穿刺操作之前检查确定有无积液存在，以及对晶体所致关节炎某些方面的特征做出鉴别[37]。总而言之，肌骨超声（musculoskeletal ultrasound，MSKUS）引导下行关节穿刺抽液，显然优于体表标志引导下的穿刺操作，可明显减轻操作引起的疼痛，提高穿刺成功率，抽出更多的积液，关节减压效果更佳，症状改善更为显著[38-40]。然而一项尸体研究显示，向髋关节、踝关节和腕关节内人工灌注液体后，超声引导穿刺与体表引导操作结果并无明显差异[41]。

一份面向欧洲国家的调查问卷显示肌骨超声引导穿刺技术的使用率极低，调查对象为风湿免疫专业医师，超过 80% 的医师仍在沿用传统的体表标志引导操作。造成这一现状的原因可能与多数国家实用操作培训不足有关，因而亟须进行标准化的诊疗指南培训[42]。

抽出液的性质及处置

全血

通常有近期外伤史，可在伤后迅速出现关节或滑囊肿胀。穿刺可缓解疼痛、改善关节活动和减轻滑膜刺激症状。抽出全血提示损伤明显，应进行 X 线检查。膝关节积血 40% 可由前交叉韧带撕裂引起（图 1.2A）。

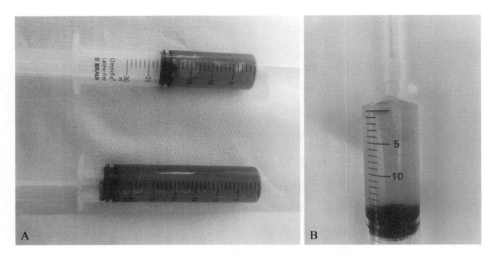

图 1.2
A. 关节积血。B. 含血滑液，反映穿刺损伤

在前交叉韧带损伤并疑似关节积血的情况下，关节穿刺可被视为诊断性操作。在缓解疼痛的同时，早期的关节穿刺可提升通过体格检查诊断急性前交叉韧带损伤的概率[43]。

如果血液上方有脂肪层，提示存在关节内骨折。抽出血液关节一般不建议再做注射，因为即使没有损伤，注射本身亦有可能引起进一步出血。另外注射的药物也可经出血表面迅速吸收，导致关节内留置时间缩短。但这一观点已受到质疑，有学者建议抽出血性积液后注射类固醇，认为可以防止继发化学性滑膜炎，从而促进恢复。未来如果证据越来越多，可能得出更佳的临床操作方式。进一步治疗方案应取决于关节积血的原因[44]。

少数情况下可能由于出血性疾病、抗凝治疗或关节血管损伤如血管瘤。

不同黏度的血清液

正常或非炎症性关节滑液呈无色或淡黄色（草绿色液体），一般少量存在于关节、滑囊和腱鞘中（图 1.3），发挥一定的机械作用和生理功能。滑液中含少量细胞（主要为单核细胞）和小碎片，因而外观透明；由于含黏多糖成分而非常黏稠，但不会凝固。"滴落试验"即将滑液从垂直注射器中挤出，液滴自注射器末端滴落之前可形成长 2~5 cm 的条带。

关节内近期注射过类固醇或合并甲状腺功能低下可大大增加滑液黏度。

其他液体

有鲜血血丝的血清液

这种情况并不罕见，且常与穿刺损伤有关。在积液几乎抽尽时，或在操作中针头移位均可能造成这种现象（见图 1.2B）。

混有血液的血清液

术语"血性血清液"（haemoserous，主要成分为血液）和含血血清液（主要成分为血清液）描述的是混合积液的不同类型。

黄色积液

为陈旧性出血分解所致，呈橘黄色外观（图 1.4）。提示陈旧性创伤。

混浊积液

炎症性积液与正常关节液相比，黏度较低，因此滴落试验中易形成液滴。外观可变暗和变混浊，这是由于碎片、细胞和纤维素增多而形成凝块。但仅从外观难以判定炎症的性质，因此应等显微镜检查和培养结果回报后再行注射治疗（图 1.5A）。

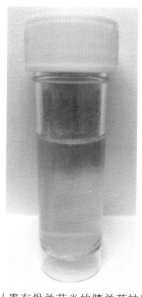

图 1.3　从患有骨关节炎的膝关节抽出的滑液

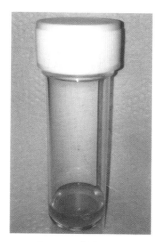

图 1.4　黄色积液

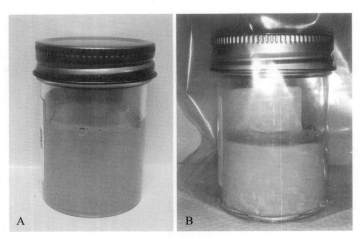

图 1.5　肉眼所见滑液外观
A. 炎症性滑液。B. 关节积脓

关节炎症进展可表现为积液容量增加、黏度减低、浊度增加、细胞计数增多、多核细胞与单核细胞的比值升高，但这些变化均无特异性，应结合具体病情做出判断[1]。

脓性积液

罕见，提示患者病情危重急需住院治疗。抽出液有腐臭味（图 1.5B）。

其他抽出液体

均匀一致的乳白色液体系因内含大量胆固醇或尿酸结晶所致。坏死脱落的滑膜微绒毛可形成发亮的白色米粒样小体。

意外抽出的积液

有时穿刺预计无积液关节，回抽确认未进入血管，却意外抽出关节积液，污染注射液。用手套和纱布谨慎移开注射器，勿拔出和污染穿刺针。换用新的 10~20 mL 空注射器，拧紧固定针头，然后抽液。

如果积液性质不明确，不要注射。若无感染征象，可继续用原来的液体注射，但应确认积液混入较少，且注射器尾端未被污染。如果怀疑污染，应换用注射器重新抽取药液再行注射。

极少数情况下，穿刺针可进入血管，如腕管注射可刺入动脉。鲜红色动脉血可自行涌入注射器，此时应退针并紧压穿刺点数分钟。

囊性结节穿刺抽液

手腕部囊性结节将近 60% 为软性包块。通常自发地生长于 20~50 岁成人，男女比例为 3 : 1。腕部背侧结节常出现于舟月关节，占手腕部结节的 65%。腕部掌侧结节形成于桡骨远端，占此处所有结节的 20%~25%；其余 10%~15% 为屈肌腱鞘结节。囊性结构接近或附着于腱鞘和关节囊。囊内充满软的胶冻样黏液[45]。

多数结节可自行消失，无须治疗。如果患者有症状，包括疼痛、麻木，或者影响美观，可单纯抽液而不注射类固醇（见图 1.6）[45]。腕部结节单纯抽液与附加注射类固醇的对比研究结果显示，两组治愈率均为 33%。一次抽液后复发的病例，再次抽液几乎均无效。在抽液送检证实结节为良性病变之后，只有 25% 的患者需要手术治疗[46]。

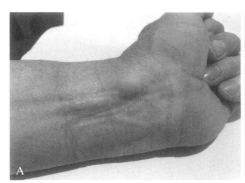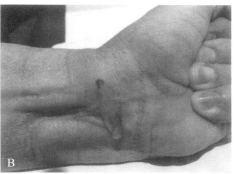

图 1.6
A. 典型腕部掌侧结节。B. 结节穿刺后释放明显黏稠的凝胶

实用要点：囊性结节是否需要抽液？

许多囊性结节无须治疗即可自行消退，50% 的患者消退后 6 年内不再复发。据报道儿童自行消退率更高，可达 70%~80%。尽管如此，许多患者仍就诊于手外科，咨询有关建议及治疗意见。患者就诊原因主要出于美观的需求或者对于恶性病变的顾虑。如果患者对恶性病变一直忧心忡忡，可以通过穿刺抽液检查打消顾虑，不需要通过手术治疗。

Modified from Burke FD, Melikyan EY, Bradley MJ, Dias JJ. Primary care referral protocol for wrist ganglia. *Postgrad Med J.* 2003; 79: 329–331.

不同病变的注射治疗

痛风

　　急性痛风行关节抽液可减轻疼痛并有利于诊断。在痛风发作间歇期（两次急性发作之间的无症状阶段）行穿刺抽液可帮助确立痛风的诊断。关节内注射类固醇是有效的治疗方法，单次注射醋酸曲安奈德 40 mg 能缓解症状 48 小时。较小剂量也有效，如膝关节 10 mg 或小关节 8 mg。关节内注射之前必须明确诊断，如果不能排除关节感染则不能注射，有时关节感染可与痛风合并存在[47, 48]。

黏液囊肿

　　黏液囊肿常表现为骨关节炎患者远端指间关节的肿胀，是一种与关节直接相连的结节样病变。受累关节常有僵硬感或畸形，而注射治疗后可迅速缓解。有文献报道，用 25G 穿刺针数次注射少量（<1 mL）类固醇和局麻药 2 年后，60% 的病例未出现复发[49]。

类风湿结节

　　一项小样本研究结果表明，浅表类风湿结节注射局麻药和类固醇后可缩小甚至消失，且无特殊并发症，明显优于安慰剂注射治疗[50]。

扳机点

　　扳机点是位于骨骼肌紧张肌束中散在的、局灶性的、对刺激呈高反应性的部位。局部可产生放射痛，常伴有肌肉骨骼病变。扳机点可表现为持续性局部疼痛、紧张性头痛、耳鸣、颞颌关节痛、下肢活动范围受限及腰痛。典型的痛敏结节或肌束质硬，触诊可诱发局部疼痛和 / 或局域性放射痛以及局部的痉挛性反应。扳机点的好发部位及其放射痛范围是一致的[51]。

　　注射不含类固醇的 1% 利多卡因治疗有效[52]。可用拇指和食指捏紧固定扳机点处，然后将针从离扳机点 1~2 cm 处刺入，以与皮肤呈 30° 角方向进针达扳机点。应告知患者当针触及紧张的肌束时可能会出现锐痛、肌痉挛或不适感。针刺入扳机点后可注射少量局麻药（0.2 mL）。然后退针至皮下，重复深、浅、内侧、外侧调针并注射，直至不再产生抽动反应或紧张肌束消失。如 2~3 次注射无效不推荐重复注射治疗。扳机点注射后 1 周内应鼓励患者主动锻炼，使肌肉达到最大强度的收缩[52]。

掌腱膜挛缩症

病灶内注射皮质类固醇可减慢病情进展。一项历时 4 年之久的研究，纳入了 63 例（75 只手）掌腱膜挛缩症患者，以多次直接向结节内注射曲安奈德进行治疗。此项研究的目的在于明确这种方法能否通过软化平复硬结治疗该病，以及能否用于治疗瘢痕肥厚和瘢痕疙瘩。每个硬结平均注射 3.2 次之后，97% 的手掌病情缓解，多数有一定程度但并不完全的改善（60%~80%）。尽管 50% 的病例在最后一次注射 1~3 年后硬结再度肿大，不得不再接受 1 次或多次注射，但也确有部分患者注射硬结没有复发或出现新的硬结[53]。

关节灌洗

关节灌洗是从关节腔内冲洗掉一些疏松组织或碎片的技术。具体操作为经 1 个或多个通道向膝关节内临时插入细管，再经细管灌注生理盐水。液体可从另一根细管流出，或者注入一袋盐水后再靠重力将液体引流回收至袋内。一篇综述认为关节灌洗不会给骨性膝关节炎患者带来任何益处，既不会缓解疼痛，也不会改善功能[54]。

参考文献

1. COURTNEY P, DOHERTY M. Joint aspiration and injection and synovial fluid analysis. *Best Pract Res Clin Rheumatol*. 2013,27(2):137-169.
2. ABHISHEK A, RODDY E, DOHERTY M. Gout - a guide for the general and acute physicians. *Clin Med (Lond)*. 2017,17(1):54-59.
3. TAYLOR W J, FRANSEN J, DALBETH N, et al. Diagnostic arthrocentesis for suspicion of gout is safe and well tolerated. *J Rheumatol*. 2016,43(1):150-153.
4. REEVES N D, MAFFULLI N. A case highlighting the influence of knee joint effusion on muscle inhibition and size. *Nat Clin Pract Rheumatol*. 2008,4(3):153-158.

第一部分

5. FAHRER H, RENTSCH H V, GERBER N J, et al. Knee effusion and reflex inhibition of the quadriceps. A bar to effective retraining. *J Bone Joint Surg Br*. 1988,70:635-637.

6. SPENCER J D, HAYES K C, ALEXANDER I J. Knee joint effusion and quadriceps reflex inhibition in man. *Arch Phys Med Rehabil*. 1984,65:171-177.

7. WEITOFI T, UDDENFELDT P. Importance of synovial fluid aspiration when injecting intra-articular corticosteroids. *Ann Rheum Dis*. 2000,59:233- 235.

8. CHAKRAVARTY K, PHAROAH P D, SCOTT D G. A randomized controlled study of post-injection rest following intra-articular steroid therapy for knee synovitis. *Br J Rheumatol*. 1994;33:464-468.

9. RICHARDS A J. Post-injection rest following intra-articular steroid therapy for knee synovitis. *Br J Rheumatol*. 1994,33:993-994.

10. BERTHELOT J M, LE GOFF B, MAUGARS Y. Side effects of corticosteroid injections: what's new? *Joint Bone Spine*. 2013,80(4):363-367.

11. JONES A, DOHERTY M. Intra-articular corticosteroid injections are effective in osteoarthritis but there are no clinical predictors of response. *Ann Rheum Dis*. 1996,55:829-832.

12. GAFFNEY K, LEDINGHAM J, PERRY J D. Intra-articular triamcinolone hexacetonide in knee osteoarthritis: factors influencing the clinical response. *Ann Rheum Dis*. 1995,54:379-381.

13. PUNZI L, CIMMINO M A, FRIZZIERO L, et al. Italian Society of Rheumatology (SIR) recommendations for performing arthrocentesis. *Reumatismo*. 2007,59(3):227-234.

14. UK Departments of Health. *Guidance for Clinical Health Care Workers: Protection Against Infection with Blood-borne Viruses*. London: HMSO; 1998. http://www. open.gov. uk/doh/chcguidl.htm.

15. DRAEGER H T, TWINING J M, JOHNSON C R, et al. A randomised controlled trial of the reciprocating syringe in arthrocentesis. *Ann Rheum Dis*. 2006,65(8):1084-1087.

16. MICHAEL A A, MOORJANI G, PEISAJOVICH A. Syringe size: does it matter in physician-performed procedures? *J Clin Rheumatol*. 2009,15(2): 56-60.

17. PASCUAL E, LOVANí V. Synovial fluid analysis. *Best Pract Res Clin Rheumatol*. 2005,19(3):371-386.

18. DIEPPE P, SWAN A. Identification of crystals in synovial fluid. *Ann Rheum Dis*. 1999,58:261-263.

19. SHMERLING R H, DELBANCO T L, TOSTESON A N, et al. Synovial fluid tests-what should be ordered? *JAMA*. 1990,264:1009-1014.

20. PAL B, NASH E J, OPPENHEIM B, et al. Routine synovial fluid culture: is it necessary? Lessons from an audit. *Br J Rheumatol*. 1997,36: 1116-1117.

21. SWAN A, AMER H, DIEPPE P. The value of synovial fluid assays in the diagnosis of joint disease: a literature survey. *Ann Rheum Dis*. 2002,61:493-498.

22. JENNINGS J D, ZIELINSKI E, TOSTI R, et al. Septic arthritis of the wrist: incidence, risk factors, and predictors of infection. *Orthopedics*. 2017,40(3):e526-e531.

23. KREBS J C, ALAPAN Y, DENNSTEDT B A, et al. Microfluidic processing of synovial fluid for cytological analysis. *Biomed Microdevices*. 2017,19(2):20.

24. LUUKKAINEN R, HAKALA M, SAJANTI E, et al. Predictive value of synovial fluid analysis in estimating the efficacy of intra-articular corticosteroid injections in patients with rheumatoid arthritis. *Ann Rheum Dis*. 1992,51:874-876.

25. BOUMANS D, HETTEMA M E, VONKEMAN H E, et al. The added value of synovial fluid centrifugation for monosodium urate and calcium pyrophosphate crystal detection. *Clin Rheumawl*. 2017,36(7):1599-1605.

26. STELL I M, GRANSDEN W R. Simple tests for septic bursitis: comparative study. *BMJ*.

1998,316:1877.

27. VON ESSEN R, HOLTTA A. Improved method of isolating bacteria from joint fluids by the use of blood culture bottles. *Ann Rheum Dis*. 1986,45:454-457.

28. MARGARETTEN M E, KOHLWES J, MOORE D, et al. Does this adult patient have septic arthritis? *JAMA*. 2007,297(13):1478-1488.

29. JENNINGS J M, DENNIS D A, KIM R H, et al. False-positive cultures after native knee aspiration: true or false. *Clin Orthop Relat Res*. 2017,475(7):1840-1843.

30. HINDLE P, DAVIDSON E, BIANT L C. Septic arthritis of the knee: the use and effect of antibiotics prior to diagnostic aspiration. *Ann R Coll Surg Engl*. 2012,94(5):351-355.

31. TING N T, DELLA VALLE C J. Diagnosis of periprosthetic joint infection-an algorithm-based approach. *J Arthroplasty*. 2017,32(7):2047-2050.

32. ROSENTHAL A K, MANDEL N. Identification of crystals in synovial fluids and joint tissues. *Curr Rheumatol Rep*. 2001,3(1):11-16.

33. LUMBRERAS B, PASCUAL E, FASQUET J, et al. Analysis for crystals in synovial fluid: training of the analysts results in high consistency. *Ann Rheum Dis*. 2005,64(4):612-615.

34. STIRLING P, TAHIR M, ATKINSON H D. The limitations of Gram-stain microscopy of synovial fluid in concomitant septic and crystal arthritis. *Curt Rheumatol Rev*. 2017;Mar 29. doi: 10.2174/1573397113666617032912 3308. [Epub ahead of print].

35. FARAH Z, REDDY V, MATTHEWS W, et al. Poor adherence to guidelines on early management of acute hot swollen joint(s): an evaluation of clinical practice and implications for training. *Int J Clin Pract*. 2015,69(5):618-622.

36. KUNZ D, PARIYADATH M, WITTIER M, et al. Derivation of a performance checklist for ultrasound-guided arthrocentesis using the modified Delphi method. *J Ultrasound Med*. 2017,36(6):1147-1152.

37. PUNZI L, OLIVIERO E. Arthrocentesis and synovial fluid analysis in clinical practice: value of sonography in difficult cases. *Ann N Y Acad Sci*. 2009,1154:152-158.

38. SIBBITT W L, KETTWICH L G, BAND P A, et al. Does ultrasound guidance improve the outcomes of arthrocentesis and corticosteroid injection of the knee? *Scand J Rheumatol*. 2012,41(1):66-72.

39. WILER J L, COSTANTINO T G, FILIPPONE L, et al. Comparison of ultrasound-guided and standard landmark techniques for knee arthrocentesis. *J Emerg Med*. 2010,39(1):76-82.

40. BERONA K, ABDI A, MENCHINE M, et al. Success of ultrasound-guided versus landmark-guided arthrocentesis of hip, ankle, and wrist in a cadaver model. *Am J Emerg Med*. 2017,35(2):240-244.

41. NAYLOR J E, DEKAY K B, DONHAM B P, et al. Ultrasound versus landmarks for great toe arthrocentesis. *Mil Med*. 2017,182(S1):216-221.

42. MANDL P, NAREDO E, CONAGHAN P G. Practice of ultrasound-guided arthrocentesis and joint injection, including training and implementation, in Europe: results of a survey of experts and scientific societies. *Rheumatology* (Oxford). 2012,51(1):184-190.

43. WANG J H, LEE J H, CHO Y, et al. Efficacy of knee joint aspiration in patients with acute ACL injury in the emergency department. *Injury*. 2016,47(8):1744-1749.

44. LEADBETTER W. Anti-inflammatory therapy in sports injury. The role of nonsteroidal drugs and corticosteroid injection. *Clin Sports Med*. 1995,14(2):353-410.

45. TALLIA A E, CARDONE D A. Diagnostic and therapeutic injection of the wrist and hand region. *Am Fam Physician*. 2003,67(4):745-751.

46. VARLEY G W, NEEDOFF M, DAVIS T R, et al. Conservative management of wrist ganglia:

aspiration versus steroid infiltration. *J Hand Surg [Br]*. 1997,22(5):636-637.

47. Gout in primary care. *Drug Ther Bull*. 2004,42(5):37-40.

48. PASCUAL E. Management of crystal arthritis. *Rheumatology (Oxford)*. 1999,38:912-916.

49. RIZZO M, BECKENBAUGH R D. Treatment of mucous cysts of the fingers: review of 134 cases with minimum 2-year follow-up evaluation. *J Hand Surg Am*. 2003,28(3):519-525.

50. CHING D W, PETRIE J P, KLEMP P, et al. Injection therapy of superficial rheumatoid nodules. *Br J Rheumatol*. 1992,31:775-777.

51. SIMONS D G, TRAVELL J G, SIMONS L S. *Travell & Simons' Myofascial Pain And Dysfunction: The Trigger Point Manual*. 2nd ed. Baltimore: Williams & Wilkins; 1999:94-173.

52. ALVAREZ D, ROCKWELL P G. Trigger points: diagnosis and management. *Am Fam Physician*. 2002,65(4):653-661.

53. KETCHUM L D, DONAHUE T K. The injection of nodules of Dupuytren's disease with triamcinolone acetonide. *J Hand Surg*. 2000,25:1157-1162.

54. REICHENBACH S, RUTJES A W, NüESCH E, et al. Joint lavage for osteoarthritis of the knee. *Cochrane Database Syst Rev*. 2010,(5):CD007320.

（谢珺田　译）

第六章 安全性，药物与体育运动，医学法律条文

即刻不良反应

皮质类固醇的不良反应极其少见，更可能引起严重不良反应的药物是局麻药。必须要采取简单的防范措施，比如追问患者是否有过该种药物不良反应的病史，并且每次注射都要保证严格的无菌操作（见第二部分）。

注射疗法最重要的即刻不良反应有：

- 急性过敏反应
- 局麻药毒性反应
- 晕厥

急性过敏反应

过敏反应是一种严重的、危及生命的全身性过敏反应。过敏反应患者可迅速出现气道和/或呼吸和/或循环障碍，常伴有皮肤黏膜改变[1]。

急性全身过敏反应由特异性抗原激发的广泛性肥大细胞脱颗粒引起，临床特征包括喉头水肿、支气管痉挛和低血压[2]。确切的过敏反应发生率还不清楚，致命性过敏反应非常罕见，但也可能估计不足。在英国，1992年报道的严重不良反应是20例。50%是医源性的，主要发生在医院；25%是食物过敏，另外25%与毒素过敏有关[3]。1992~2001年10年间英国报道的致命性过敏反应病例中，只有1例为局麻药过敏所致[4]。

真正的局麻药过敏反应非常罕见[5]，并且主要发生在酯类局麻药如普鲁卡因，而酰胺类局麻药如利多卡因和布比卡因很少发生[6]。局麻药的速发性过敏反应的病理机制尚未完全阐明，通常被认为是"假性过敏"或"非免疫型"过敏反应。皮肤划痕试验阳性的患者极少发生免疫因素

介导的过敏反应。局麻药中的其他成分也被认为可能是过敏反应的诱发因素，比如作为防腐剂的苯甲酸盐、亚硫酸盐和注射瓶中的乳胶污染物[7]。

患者可能对局麻药过敏，但本人并不知晓。以前注射无过敏史，并不能保证本次治疗不会发生过敏反应。

过敏反应的确诊

如果患者暴露于诱发因素（过敏原）迅速发病（常在暴露后数分钟之内）并伴有急剧进展的皮肤改变、威胁生命的气道和 / 或呼吸和 / 或循环障碍。此种反应的发展常常不可预知。

过敏反应起病迅速，但从起病到反应极期的时间差异较大。药物注入静脉或昆虫蛰刺之后，到发生致命性过敏反应的时间间隔常为 10~15 min[1]。仅针对注射疗法的过敏反应尚缺乏相关统计资料。

由于临床表现并不一致，缺乏特征性表现，因而导致过敏反应诊断困难。许多曾发生过敏反应的患者并未接受相应治疗。只表现为皮肤过敏反应、血管反应或惊恐发作的患者可能不恰当地注射了肾上腺素[8]。因此，过敏反应的治疗指南必须考虑不可避免的误诊，以及强调治疗安全。

单纯靠一套诊断标准不可能明确所有过敏反应的诊断。过敏反应有一系列的症状、体征，可能都不特异，但某些体征的组合可以帮助明确诊断。约 20% 的过敏反应患者皮肤黏膜改变轻微或阙如。

过敏反应的特征可以是以下任何一条。通常起病急骤，患者感觉非常不适，看上去也较为严重（表 1.4）。过敏反应进一步发展可导致循环衰竭、心脏停搏和死亡。

表 1.4　急性过敏反应的特征

症状	体征
紧张	皮肤：红斑、荨麻疹、毛细血管充盈减退、苍白、发绀（晚期表现）
大祸临头的感觉	眼睛：肿胀、流泪、充血、疼痛
醉酒感或头昏	鼻部：流涕、打喷嚏
金属味、吞咽困难	口唇：唇 / 舌 / 喉肿胀（血管水肿），呼吸杂音
恶心、呕吐、腹泻	胸部：呼吸急促、哮鸣音、咳嗽
皮肤瘙痒	脉搏：心动过速
胸部发紧	血压：急剧下降
呼吸困难	神经系统：意识丧失、惊厥
腹部或背部疼痛	声音：喘鸣、说话困难、声音嘶哑

如符合以下三条标准则很可能属于过敏反应：
- 症状突然发生且进展迅速。
- 危及生命的气道、呼吸和/或循环障碍。
- 皮肤黏膜改变（如充血、荨麻疹、血管水肿）。

牢记以下几点：
- 单纯皮肤黏膜改变并非过敏反应表现。
- 约 20% 的过敏反应患者皮肤黏膜改变轻微或阙如，部分患者只有血压下降。
- 也可以表现为胃肠道症状（如呕吐、腹痛、大便失禁）。

严重过敏反应的治疗

严重过敏反应必须迅速做出诊断，并按照 ABCDE 方法（Airway，Breathing，Circulation，Disability，Exposure，即通畅气道、保持呼吸、维持有效循环、评估功能不足、去除暴露因素）给予治疗，一旦发现危及生命的征象立即抢救[1]。具体治疗方法取决于患者所处环境、可用设备和药物以及对治疗过敏反应技术的掌握程度[1]。临床医师可在各种场所实施注射治疗，这些场所包括有或无急救服务的医院、各式各样的社区卫生服务机构、基层医疗中心和私立医疗机构。治疗之前，医师必须充分做好一系列的准备，包括可能发生的各种意外情况及其应急处理、治疗方案实施的诸多细节问题、目前的治疗原则、个人的临床经验等。必须熟知基本生命支持技术以维持基本的生命体征。书面救治方案应张贴于诊室内醒目之处。一旦出现严重过敏反应的征象，应迅速做出处理（框 1.7）。

框 1.7　严重过敏反应[a]出现时的紧急处理

- 停止注射
- 呼救请求帮助
- 维持气道通畅
- 肌肉注射肾上腺素
- 必要时吸氧
- 必要时实施心肺复苏
- 如果过敏反应发生在社区应尽快将患者转送到医院

[a] 即低血压、喉头水肿和/或气管痉挛

肾上腺素

肾上腺素可作用于 α 和 β 肾上腺素受体，迅速逆转过敏症状。可收缩外周血管、减轻水肿、扩张气管、增加心率以及抑制炎性介质进一步释放。如果不是在危及生命的过敏反应时应用可对机体造成损害[8]。

与过敏反应有关的死亡病例报道中，有 2 例是没有过敏征象而应用过量肾上腺素致死的，3 例为过敏反应给予过量肾上腺素后死亡的，2 例在给予肾上腺素治疗轻微医源性反应后出现了致命性心肌梗死而最终导致死亡[3]。按指南推荐剂量通过肌肉注射途径给药可能避免严重的后果。

局麻药毒性反应

局麻药毒性反应通常是由于局麻药血液浓度过高所致。注意不能将局麻药注入血管。主要毒性反应是中枢神经系统的兴奋继之转为抑制（表 1.5）[6]。

误注入血管可迅速出现惊厥和心血管衰竭。发生毒性反应的病例所用剂量与此处推荐剂量相去甚远。

表 1.5　局麻药的毒性反应

症状	体征
头晕	镇静
醉酒感	口周麻木
	抽搐
	严重反应时惊厥

晕厥

少数患者发生的晕厥源于注射而并非源于所注射药物——是由疼痛或晕针引起的（表 1.6）。情绪紧张的患者注射治疗应采取卧位。有时医师会因专注于准确注射而忽略了警示信号。晕厥不像过敏反应那样发生于操作之后，而是出现于治疗过程中，发生之前往往有一些警示信号。患者可以有侵入性治疗过程中晕厥的病史，故治疗前应仔细询问。

表 1.6 晕厥的症状和体征

症状	体征
治疗前焦虑	恐惧
轻微头昏、眩晕	苍白
自诉将要晕厥	出汗
恶心	轻微摇动
耳鸣	心动过缓
视物"变灰"	低血压

晕厥应与药物不良反应区分开。治疗如下：

- 使患者树立信心，可迅速恢复。
- 让患者卧床，采取恢复体位。
- 如果出现意识障碍，通畅气道并吸入 35% 氧气。

晕厥可伴有短暂的肢体肌肉收缩或僵硬，有时会误以为是惊厥。鉴别点在于是否有诱发因素（疼痛刺激、恐惧），以及上文提到的症状、体征。晕厥极少出现大小便失禁，意识常在 1 分钟内恢复[9]。

不良反应的预防

医师必须对各种不良反应提高警惕，尤其应注意以下几点：

- 详细询问有无药物过敏史，特别是局麻药过敏史。
- 如果可疑，仅注射类固醇，或用生理盐水稀释。
- 注射时让患者采取卧位。
- 控制局麻药用量。
- 注射前回抽，确认针尖不在血管内。
- 注射后让患者在观察室等待 30 分钟。
- 任何怀疑过敏反应的病例均应请专科会诊。

健康与安全

临床医师均应接种乙型肝炎疫苗并经化验证实具有免疫力。每 5 年应强化接种一次。如出现问题，应看专科医生或职业保健科。

针刺损伤的地方政策应遵从 HIV 职业暴露的国家指导原则。避免针刺损伤最有效的途径是充分准备和认真实施治疗。

治疗室的急救设施

治疗室必须配备各种急救设备和药品。

必备的急救物品

- 一次性塑料气管导管。
- 辅助通气用的气囊和面罩。
- 1 ∶ 1 000 肾上腺素（1 mg/mL）或 EpiPen/Anapen 针剂。
- 氧气面罩和氧源管道。

其他急救物品

- 注射用氯苯那敏（扑尔敏）。
- 注射用氢化可的松。
- 沙丁胺醇雾化吸入。
- 静脉输液装置。
- 输液用生理盐水。
- 输液用血浆代用品。

所有药物和液体均应定期检查，确保在有效期内。

药物与体育运动

临床医师在为竞技运动员处方治疗药物时，应参照世界反兴奋剂机构（World Anti-Doping Agency，WADA）制订的世界反兴奋剂编码和每年更新的兴奋剂禁止目录（国际标准）。

皮质类固醇

世界反兴奋剂机构制订的 2017 年兴奋剂禁止目录中，皮质类固醇被列入禁止目录第 9 部分，规定禁用该药口服、肛塞、肌肉或静脉注射。所有其他用药途径如关节内注射、关节周围注射、硬膜外注射、皮内注射以及吸入给药必须符合治疗应用豁免规定并报请有关部门批准。

局麻药

第二章提到的局麻药均不在 WADA 禁止之列。

世界反兴奋剂机构的规定

要求运动员服从严格的规定，不能在体检中出现任何违禁物品。每一位运动员都有义务遵守上述规定。他们必须保证不能从代谢物和身体排泄物中检查出任何违禁物品。运动员必须对从其标本中检测到的任何违禁物品或代谢产物负责。相应地，对于在 WADA 世界反兴奋剂编码 2.1 的运动员部分中（自 2018 年 4 月 1 日生效），明确的违法行为条目，如故意使用、误用、不小心使用或明知故犯等情况，就不必再详细分述了。

如果出于治疗需要，期望大多数奥林匹克竞赛运动员能按照治疗用药豁免（therapeutic use exemption，TUE）规定事先征得国际联合会的同意。WADA 规定，皮质类固醇属于一种特殊物质，由于用作医疗药品而方便获取，因此易导致违反兴奋剂规定的使用。医生和运动员都应遵从限制性药物应用的特殊规定，以免违反管理条例。某些运动项目，如澳大利亚足球竞赛规定，皮质类固醇非全身用药，如关节内注射、关节周围注射、硬膜外注射、皮内注射以及吸入给药，可以在该运动竞技项目官方规定范围内应用。

如果你不是随队医生，想为运动员做注射治疗，我们建议你与随队医生进行协商。运动员需要你提供有关治疗合理性和药物名称及剂量的书面说明。如果运动员被抽检，应说明所接受的治疗。实际上皮质类固醇的混悬制剂在注射后数月才能检测到，尽管很难说清究竟是几个月。

治疗用药豁免

运动员与其他人一样，也会因患病或受伤需要服用某些药物。如果所需药物属于 WADA 禁止目录范围，运动员可按照 TUE 的规定获取治疗药物。

适用 TUE 的标准如下：

- 运动员不用该违禁药品或治疗方法治疗会引起明显的健康问题。
- 治疗应用不会对竞赛产生明显的影响。
- 没有合适的非禁品替代药物或方法。

按照世界反兴奋剂法典，世界反兴奋剂机构理事会已颁布了治疗性用药豁免的国际标准。这说明，所有国际联合会（international federations，IFs）和国家反兴奋剂组织（national anti-Doping orgnizations，NADOs）必须建立一个流程，有医疗记录的运动员可以凭借这个流程请求治疗用药豁免，并对这样的请求进行恰当处理，由此可由独立的医生群体组成治疗使用豁免委员会。国际联合会和国家反兴奋剂组织通过他们的治疗豁免委员会负责同意或驳回运动员的医疗豁免请求。

竞技比赛中局麻药的应用

使用局部麻醉剂注射暂时缓解疼痛而容许运动员参赛，一直是一个备受争议的做法。在职业足球运动中使用局部麻醉止痛注射，可以减少伤痛对动作完成情况的影响，减少选手因伤不能上场比赛的比例。大多数情况下，这些注射可能是安全的，尽管在这方面的研究证据不足，特别是缺乏长期的随访资料。已知职业足球可能导致慢性损伤后遗症，如膝、髋、踝、腰椎骨关节炎患病率增加，通常与使用局部麻醉无关。即使是最常见的注射损伤并发症，如肩锁关节挫伤，手指、肋骨损伤和髂嵴血肿，也可能是注射疗法中最安全的[11]。

局麻药注射作为止痛治疗应满足下列前提条件：

- 只有当医生和选手双方权衡利弊，都同意后才能实施治疗。
- 大多数情况下膝、踝、腕、足部关节，耻骨联合和下肢大的肌腱最好避免注射。

为保障全面了解局麻药注射的收益与风险因素，建议职业足球比赛把局部麻醉药的合法应用做出补充规定[11]。

随队医生需要借鉴 Orchard 记录的自己在澳大利亚职业足球联赛中的经历。他的结论是某些损伤可用局麻药止痛，但并发症也是显而易见的。在职业足球竞技中，以局麻药止痛可使受伤队员继续上场比赛[11-13]，但也有加重伤势的风险，这一点必须向选手充分说明。只有当选手完全了解这些风险和并发症之后，才能实施治疗。

违法使用提高竞技能力的药物

提醒那些采用药物提高竞技能力的运动员，他们可能不会承认，但如果出现了应用合成类固醇的并发症，他们会归咎于接受的药物注射。另外，对于健康人，特别是热衷于增强体质的人群，需要询问应用违禁药物的情况[14]。

医学中的法律条文

知情同意

法庭需要证明患者与医生协商的有关信息。仅靠患者签名的协议书是不够的，除非与患者讨论过该协议，且让患者有机会问一些更深入的问题[15]。

1. 知情同意旨在让患者了解相关内容之后，能够做出接受或拒绝拟行治疗方案的决定。

2. 同意书应帮助患者理解所患疾病，并提供备选治疗方案。

3. 同意书应考虑到患者所处环境、个性特点、治疗预期、恐惧事物、信仰、价值观以及文化背景。

什么是有实际意义的风险？

涉及以下情形则称为有实际意义的风险：

● 如果换位思考，作为理性的人，患者在被告知此风险后，会意识到有实际意义。

或者

● 医疗人员在理性思考之后，认为某特定患者，在被告知此风险后，会意识到有实际意义[16]。

一般来说，涉及以下情形，应详尽说明已知风险：

● 不良反应极为常见，即使程度较轻微。

● 不良反应非常严重，即使发生率极低。

关键点小结

● 有行为能力的成年患者，有权利同意接受（或拒绝）体格检查、实验室检查、诊疗操作或治疗措施。

● 患者应被告知介入治疗相关的有实际意义的风险。没有告知相关风险是医生的失职。

超说明书用药

本节内容摘自姑息医学协会和疼痛学会推荐的《姑息性治疗和疼痛管理中的超说明书用药》。以下叙述反映了相关专业人士的观点。

● 在英国由医药管理处发放医药许可证。发放许可证的目的在于调节医药上市公司的商业行为，但并不限制取得合格认证的医疗执业者处方用药。

● 取得许可证的药物可在临床医疗中合法应用，有时可以超出药物说明书限定的范围（即"超说明书用药"）。例如，不同的年龄段、不同的适应证可采用不同的剂量、途径和给药方法。有些超说明书用药是由于药品生产厂家出于经济因素的考虑，因为扩展药品应用范围说明的费用很可能超过带来的收益回报。

● "用无证药品"即采用的药物没有可应用于任何临床治疗的评估许可证明。

● 注射治疗涉及用无证药品如硬化剂，超说明书用药如康宁克通（醋酸曲安奈德，药品说明书中未注明可与利多卡因混合应用）以及利多卡因（药品说明书中叙述可用于浸润和骶管注射，但未注明可用于关节内注射）。

● 医师超说明书用药可导致医疗风险增加，应加强科学化的临床管理。相关机构鼓励从业人员在不违反政策的框架下自我教育学习，增强医疗决策的责任心。

● 超说明书用药可视为临床实践中的合法行为，超说明书用药非常普遍，亟待规范管理。

● 治疗选择需要医患双方共同协作，处方任何药物均应取得患者的知情同意。

● 应告知患者任何可能的风险，并详细记录。当推荐药品属于超说明书用药时，则无须额外说明。

● 包括参与处方、取药、用药各环节的从业者超说明书用药时均应选择具有最佳疗效 / 风险比值的药物。医务人员应根据现有的证据和文献资料规范、改进和监督超说明书用药。

● 疼痛管理服务机构应支持执业人员依据共识和证据调整治疗实践。澳大利亚疼痛医学会和新西兰麻醉医师学会均已颁布了相似指南。

参考文献

1. Resuscitation Council (UK). Emergency treatment of anaphylactic reactions. Guidelines for healthcare providers. https://www. resus.org.uk/ anaphylaxis/emergency-treatment-of-anaphylactic-reactions.
2. JOHNSTON S L, UNSWORTH J. GOMPELS M M. Adrenaline given outside the context of life threatening allergic reactions. *BMJ*. 2003,326:589-590.
3. PUMPHREY R S H. Lessons for management of anaphylaxis from a study of fatal reactions. *Clin Exp Allergy*. 2000;30:1144-1150.
4. PUMPHREY R S. Fatal anaphylaxis in the UK, 1992-2001. *Novartis Found Syrup*. 2004,257:116-128.
5. GALL H, KAUFMANN R, KALVERAM C M. Adverse reactions to local anesthetics: analysis of 197 cases. *J Allergy Clin Immunol*. 1996,97(4):933-937.
6. British Medical Association and Royal Pharmaceutical Society. *British National Formulary* No. 72. London: British Medical Association and Royal Pharmaceutical Society; 2017:1181.
7. RING J, FRANZ R, BROCKOW K. Anaphylactic reactions to local anesthetics. *Chem Immunol Allergy*. 2010,95:190-200.
8. JOHNSTON S L, UNSWORTH J. Adrenaline given outside the context of life threatening allergic reactions. *BMJ*. 2003,326:589-590.
9. SANDER J W, O'DONAGHUE M F. Epilepsy: getting the diagnosis right. *BMJ*. 1997,314:158-159.
10. SNASHALL D. Occupational infections. ABC of work related disorders. *BMJ*. 1996;313:551-554.
11. ORCHARD J W. Is it safe to use local anaesthetic painkilling injections in professional football? *Sports Med*. 2004;34(4):209-219.
12. ORCHARD J W. Benefits and risks of using local anaesthetic for pain relief to allow early return to play in, professional football. *Br J Sports Med*. 2002;36(3):209- 213.
13. ORCHARD J. The use of local anaesthetic injections in professional football. *Br J Sports Med*. 2001;35:212-213.
14. Medical aspects of drug use in the gym. *Drug Ther Bull*. 2004;42(1):1-5.
15. MAZUR D J. Influence of the law on risk and informed consent. *BMJ*. 2003;327:731-734.
16. Rogers v. Whitaker. *Aust Law J*. 1993;67(1):47-55.

（谢珺田　译）

第二部分

注射技术指南

诊断

注射技术本身很简单，但选择合适的适应证并不容易。治疗师经过一个周末就可以学会穿刺注射，但却需要花费一生的时间去学习如何诊断。掌握注射技术需要熟练运用解剖学、生理学和病理学的相关知识以及诊断经验——这是治疗肌肉骨骼疼痛最具挑战性和最有成就感的地方。

丰富的临床经验无可取代，但本章节将指导初学者如何正确进行病史采集和体格检查，进而明确诊断。

英国著名心脏病学家 Thomas Lewis（1881-1945）将诊断定义为"不同准确程度的猜测过程，最终汇总为一个名词"。在进行有创治疗如注射之前，诊断名称应尽可能涵盖正确的病理分型和解剖位置。

一般情况更为常见：如果你在晚上听到马蹄的声音，那很可能是一匹马，而不是斑马。但是，特殊情况也存在而且更有意义。所有的诊断都是暂时性的，我们应该摒弃思维定势，保持思维开阔，不要为了满足个人倾向的诊断而生搬硬套。

筛选过程

筛选过程分为四个部分：视诊、病史采集、病位检查和体格检查。

视诊

患者就诊时首先进行视诊，应观察以下几点：
- 面部　疼痛或疲劳信号，一般健康情况。
- 姿势　保护或防御。
- 步态　跛行，减痛步态，夸张步态。

全面观察患者可以帮助确定患者的心理状态，并选择适当的沟通模式以获取患者信任。他们是否感到剧痛、紧张、明显不适？他们是否对自己的处境感到愤怒？患者听起来或看起来抑郁吗？慢性疼痛常伴有明显的情绪障碍。

病史采集

应询问患者以下问题：
- 年龄　某些疾病常见于特定年龄段。

- 职业　重体力或重复性工作，长时间保持某种姿势。
- 运动和爱好　受伤，身体接触，耐力，重复动作。
- 部位　主要疼痛部位。
- 范围　起始部位，是否有皮肤改变。
- 发病　渐进的，突然的，创伤的，潜伏的。
- 持续时间　短期或长期的。
- 行为　持续、间歇、波动、增加；是否存在固定模式？
- 症状和体征　颜色变化，肿胀，关节绞锁、弹响、僵硬，感觉异常、麻木，虚弱，功能障碍或丧失，疲劳，发热，食欲不振，体重减轻，身体僵硬，出汗，肌肉萎缩等。
- 影响　身体，心理，情感，社会，经济。
- 既往史　过敏史，手术史，疾病史，检查、治疗。
- 家族史　其他相关病史。
- 药物　可能引起肌肉骨骼症状的处方药（如他汀类、喹诺酮类、抗生素）；非处方药（如布洛芬）；患者可能没有提到的药物（注意那些体格健壮但皮肤不好的年轻人，他们可能正在使用类固醇类药物）。

此时，临床医生通常已经形成了一个初步诊断，但随后的体格检查将进一步验证这个诊断的准确性。体格检查应是一个简单、合理、训练有素的流程，有序地进行查体，避免对患者造成不必要的干扰。熟练流畅的体格检查过程会立即发现有意义的临床表现。

病位检查

患者应充分暴露病变部位。如果最初患者背对医生面向镜子时，临床医生能够更为安全有效地观察患者的动作和面部表情，某些表现可能是有意义的。仔细观察患者脱衣服的动作也有助于判断疼痛对正常活动的影响程度。患者平卧时应检查下肢和脊柱，站立时更容易检查上肢。

应检查以下几点：

- 一般姿势、外形及骨骼畸形。
- 肌肉萎缩。
- 肿胀。
- 颜色改变　瘀伤，疤痕，缺血表现。

然后询问患者站立不动时的感觉，以确定是否有持续的症状。通常，患者会把静息痛和活动后疼痛相混淆。

体格检查

应尽量简化检查项目，这使临床医生能够快速形成一个临时诊断。如果还有疑问，可以进行很多其他的检查，但可能很费时且意义不大。通常附加检查会使诊断更加混乱。

同样，进行常规且昂贵的检查时应谨慎选择。

本书稍后将分章节概述说明上肢和下肢、腰椎和骶髂关节各部分的检查步骤。

主动运动

这些检查应根据患者的意愿和能力来完成。患者被要求在一定的方向上主动活动某个部位，例如，颈部伸展和旋转、腰椎弯曲、肩部上肢主动抬高。

不愿意或不能完成这些动作可能表明疼痛明显，力量弱或者只是不愿意移动。身体的某些部位容易出现功能障碍伴随潜在症状，尤其是颈部、下背部、肩部和腹股沟。被誉为"骨科之父"的 James Cyriax 医生（1904-1985）将它们称为"身体的情感区域"。在其他部位，如肘部，极少出现疼痛，进行过多的检查不仅费时，而且意义不大。

被动运动

这些检查包括疼痛、范围、末梢感觉以及有无关节囊受限。Cyriax 将关节囊受限模式描述为反复性关节活动度缩小，与关节囊的收紧相一致。它是最有价值的诊断性体格检查之一，表明存在一定程度的由退行性变、全身关节炎或创伤引起的关节囊炎症。晚期关节囊炎可能有坚硬的末梢感觉。老年患者典型的限制性被动运动有助于判断是否存在关节囊受限模式。这些模式的详细说明在每个章节的开始部分有介绍。

这些检查是在患者尽可能放松的情况下进行的，这样可以排除肌肉方面的影响。如果产生疼痛，是否在正常范围，该关节活动的末梢感觉正常吗？末梢感觉描述如下：

- 肘关节弯曲时远端肌肉对抗的柔软的感觉。
- 肘部伸展时骨对骨的坚硬的感觉。

● 前臂伸直时测试韧带张力的有弹性的感觉。

阻力运动

这些检查用来测试收缩组织（肌肉和肌腱复合体）的疼痛和力量。患者被要求做抗阻运动，关节保持在一个静态和中距离的位置。在检查过程中防止任何关节运动十分重要。

测试结果可能如下：

● 完全无痛　非收缩性疾病。

● 收缩痛　复杂收缩性疾病。

● 疼痛和肌力减退　严重的收缩性损伤或不愿意进行检查。

● 肌力减退伴痛觉消失　损伤性或神经病变。

骨折或骨关节病变可能会出现明显的收缩现象。附着端的肌肉紧张能够牵拉受累关节。外伤或隐匿性起病应高度怀疑骨骼病变。

其他检查

有指征时可进行手法检查，如重复运动、单关节被动活动，以及神经或血管检查。某些疾病有专项检查项目，如腕管综合征的 Phalen's 检查和腱鞘炎的 Finkelstein's 检查。但是，过多的检查有时可能导致诊断更加混乱。目前关于肩部至少有 120 项体格检查。

当对诊断有疑问或排除更为严重的鉴别诊断时，可以进行更为客观的检查如 X 线、血液检查等。能够以最少的检查明确诊断对患者是最合适的。应当慎重考虑这些检查的费用，如果检查结果可有可无，那这些额外的花费值得吗？

实用要点 2.1：影像诊断

仅凭影像学的异常表现并不一定意味着这就是病源所在。肩痛患者的影像表现为肩峰下囊增厚并伴有撞击，临床检查显示明显的冻结肩，这种情况并不少见。"要以人为本，不能只看影像"。

检查过程中经常有偶然和意外的发现。例如，磁共振成像（MRI）扫描的优点在于能够显示所有组织，这也是它的缺点。偶然的发现常常引起焦虑（包括对患者和医生），并导致进一步有创的、昂贵的、令人担忧的检查。患者很容易成为医学影像技术的受害者。

第二部分

鉴别诊断

在详细且耗时的评估之后（根据临床实践具体情况，可能涉及多个受试者），诊断可分为以下四类：

- 局部病变　解剖结构，如骨骼、包膜、韧带、肌肉、肌腱、囊、神经、血管。
- 指向性诊断　病变部位常位于疼痛附近的部位，如颈部或腰椎。
- 系统性病变　炎症，如类风湿性关节炎、脊柱关节病、痛风、感染、肿瘤、神经系统疾病。
- 疼痛性诊断　常见于肩部、颈部或腰椎，而腹股沟区域很少见。

抑郁状态

患者因疼痛来就诊的原因很多。他们可能正在寻求治疗或缓解症状，明确诊断，心理安慰，确认症状，开具请假证明或释放压力、沮丧或愤怒。通常很少直接出现疼痛，但疼痛可能会导致一些患者出现不相符的疼痛行为，尤其是腰背部、颈部或肩部的相关慢性疼痛，而这些疼痛往往缺乏潜在器质性疾病的确凿客观证据。

经验丰富的临床医生对这种情况很熟悉，但新手医生在处理疼痛或功能失调患者时常会感到困惑。为了提供有效的治疗，临床医生需要进行客观正确的评估[1]。

以下是需要考虑的建议：

- 面部表情　沮丧或生气。
- 肢体语言　夸张的动作或姿势。
- 疼痛性质　如酷刑、折磨、难以忍受。
- 疼痛分级评分高。
- 极度不愿移动疼痛部位。
- 阻力测试时无力或不确定。
- 直腿抬高试验受限，但坐位时能够伸直腿。
- 活动时出现疼痛或活动受限，不活动时正常。

这些患者的治疗是具有挑战性的，治疗方式有很多种，如心理治疗、化学或物理治疗或联合治疗。注射治疗是以上情况的相对禁忌证，但临床上如果医生认为注射治疗躯体疼痛是合理的，则可以使用注射治疗。

全身应用皮质类固醇可能加速或加重精神病患者的精神病发作，所以注射用药前应与精神科医生讨论。

注意患者的生理和心理状态都需要进行相应的调整。态度过于友善会让患者过度依赖；相反，过于强硬可能会导致患者痛苦加剧。在处理这些具有挑战性的患者时需谨慎，接受专业治疗是最好的选择。

如何使用本书

进行任何注射之前，应认真学习掌握以下原则。为使本书临床部分内容更方便应用，我们简化了每项技术的操作要点。之后有简短的说明，概述其基本治疗原理，并包括局部解剖结构及该部位最常见的损伤等。文字说明位于左页，右页则对解剖结构和穿刺部位进行描述。在每个解剖部位中依次介绍关节腔和软组织的注射方法，内容标题如下：

- 解剖结构及阳性检查结果。
- 器具和药物。
- 应用解剖。
- 操作技术。
- 术后护理。

目前有多种注射方法可供选择。我们应该选择安全的、易于操作的、痛苦少的方法。我们也会介绍某些疗效相同或其他替代方法。

在章节中我们插入了一些实用要点。这些都是基于我们自己和同事（来之不易）的临床经验。我们也在第 3 部分和第 4 部分介绍了一些临床病例用于考察诊断水平。实用要点 2.2 列出了可能对皮质类固醇注射效果良好的疾病。

实用要点 2.2：可能对皮质类固醇注射效果良好的疾病

- 急、慢性滑囊炎
- 急性囊性炎症
- 慢性肌腱炎
- 反应性关节炎
- 神经根卡压

技术指南

在每个章节的开篇均列有该部分所需体格检查的简要大纲以及典型的关节囊受限类型。关节囊炎的原因可以是骨性关节炎、全身性关节炎或创伤，但关节囊受限的程度往往是相似的。

解剖结构／诊断

详细病史采集，全面体格检查，鉴别诊断是治疗过程中最基本的。明确诊断以确定患者是否适用注射疗法。

实用要点 2.3：注射流程安排

如果短时间内需离开诊室，不要进行注射。尽管很少出差错，但如果你匆忙给患者做治疗，你就是在冒险。患者可能会晕厥。

选择患者和明确诊断时应注意以下几点：①病史；②体格检查，如疼痛、活动受限或感觉异常；主动、被动及阻力测试的检查结果；③鉴别诊断。

实用要点 2.4：注射前是否需要签署知情同意书？

不，没有必要，但是你需要记录告知的过程。标准化检查表（打印或电子版）和患者资料单可能会有帮助（见附录2和附录3）。

实用要点 2.5：陪同人员

询问患者是否对针头感到紧张，并为患者可能晕厥做好准备（如果可能，患者应该平卧位接受注射）。此外，要向陪人提出同样的问题，否则你可能会突然发现自己要同时面对两个患者。

器具和药物

下面分别列出注射器和针头的各种推荐尺寸，皮质类固醇和局麻药的剂量、容量以及适用于一般成人的总容量。体型较大的患者可能需要更大的容量和更长的针头（表 2.1）。

注射器

所有的注射器和针头必须为一次性，有效期以内。常用 1 mL、2 mL、5 mL、10 mL 和 20 mL 注射器，膝关节抽吸可能会用到 30 mL 或 50 mL 注射器。所有的注射器都应有额外空间；例如，一个 2 mL 注射器几乎能够容纳 3 mL 的总容积。

针头

选用一个孔径较大，例如 21G，有效期内的无菌针头抽药。选用能达到病变深度的最细针头。即使是瘦弱的患者，做深部组织穿刺时（如髋关节或坐骨滑囊）也需要用 9 cm（3.5 英寸）或更长的针头。穿刺时针头过短需换长针重新穿刺，所以直接选用略长的针头[2]。

当用细长腰麻针穿刺时，可用外套管针帮助控制进针方向，针头穿刺到位后连接注射器。

表 2.1　英国常用穿刺针的型号和颜色[a]

颜色	型号	宽度 /mm	长度 /mm
橙色	25G	0.5 mm	13~20 mm
蓝色	23G	0.6 mm	25~30 mm
绿色	21G	0.8 mm	39~50 mm
白色	19G	1.1 mm	40 mm
黑色	腰穿针，21 或 22G	0.7~0.8 mm	75~100 mm

[a] 其他国家可能使用不同的颜色。

实用要点 2.6：针刺伤

将针刺伤处理的相关文件贴于工作区域。避免针刺伤的最好方法是有计划地穿刺，不要匆忙。将用过的针头直接投入利器盒，使用后切勿重新套上针头套。

药物

见第一部分第二章。

皮质类固醇

我们通常建议使用相对安全的康宁克通，其他类固醇制剂也可选择应用。康宁克通的优点是可应用于较大或较小范围的病变区域。

注射总量超过 5 mL 时可采用曲安奈德，因在相同剂量下容量较大，而不必再加生理盐水稀释局麻药，常见于臀部或膝关节注射。

2018 年己曲安奈德（20 mg/mL）在英国获得许可，可与 1% 或 2% 盐酸利多卡因混合使用。停产几年后，最近已获批准由英国 Intrapharm 实验室生产制造重新回归市场[4]。英国卫生人员因混用两种药物受限时可选择使用该药物。

根据我们的经验，在美国甲基强的松龙注射后比去炎松释放更多的热量，尤其是在肌腱注射中。我们还发现，当与局麻药混合时，容易在注射器中沉淀。在英国，甲基强的松龙通常与利多卡因混用，但个体化剂量难以调整。

氢化可的松可用于较瘦的患者或黑色人种，尤其适用于表浅软组织注射以预防脂肪萎缩或皮肤脱色。

实用要点 2.7：注射药物储存

按照说明书进行储存。将用于关节和软组织注射的药物与其他注射药物分开存放。用粗记号笔在盒上标注有效期，以便记录使用日期，但是在使用前一定要检查每个瓶子或小瓶的名称、剂量和各自的有效期。

因皮质类固醇通常于注射后 48 h 起效，治疗前应告知患者疼痛不能即时缓解。起效时间个体差异比较大，短至即刻，长至数天起效。药效维持时间为 3~6 周。

局麻药

类固醇注射时并不一定要加入局麻药，加入局麻药的四项优点如下：

实用要点 2.8：皮质类固醇中加入局麻药的优点

- 镇痛
- 诊断
- 稀释
- 扩散

镇痛作用使患者注射时更舒适，重复测试疼痛减轻，则可以明确诊断。在关节或囊等空间性结构中，稀释的液体能够充分扩散，组织的轻微扩张有助于防止滑膜表面的摩擦。

各种局麻药制剂均可应用，在本文中我们推荐使用盐酸利多卡因。为避免发生严重的过敏反应，患者在应用任何麻醉药之前应认真检查可能出现的药物过敏。怀疑患者对局麻药过敏时，禁用此类药物。必要时可用生理盐水稀释增加药液容量。

含肾上腺素的利多卡因安瓿或玻璃瓶上均被标记为红色，因其可诱发皮肤附属器官的缺血性坏死从而不提倡使用。布比卡因潜在半衰期为 8 h 甚至更长，我们不推荐常规使用，但要求麻醉维持时间较长时可使用。有些临床医生常将长效局麻药与短效局麻药混合应用，既可起到即刻诊断作用，又可获得长久的治疗效果[5, 6]。

实用要点 2.9：既往局麻药应用史

注意询问是否对局麻药过敏。你以前是否接受过关节或软组织注射？是否进行过皮肤缝合？是否曾经补牙或拔牙？有何不良反应？

实用要点 2.10：在注射器中混合皮质类固醇和局部麻醉剂

- 减轻注射时的疼痛感。
- 比换针或使用两个注射器更安全。
- 自 1940 年以来的应用惯例。
- 在组织中相混合。
- 目前没有证据表明这种做法是有害的。

将皮质类固醇注射在周围神经时不建议添加局麻药，如腕管综合征注射。原因是额外的容量会增加症状，常见感觉异常，而不是疼痛。不允许进行神经注射，因为可能导致永久性损伤。

剂量

本节中的剂量适用于一般成人，应根据患者体重、年龄、一般健康状况、治疗史进行适当调整。这只能作为一个指导原则而且并不是一成不变的；这取决于临床医生的用药习惯及患者的意愿。任何情况下均应给予最小有效剂量，以防止出现面部潮红、经期出血增多、高血糖、皮肤萎缩及脱色等不良反应。见表 2.2。

我们使用的最大剂量是 40 mg，适用于大面积区域，如肩关节、膝关节或髋关节。

为避免局麻药中毒，控制使用剂量不超过推荐的最大剂量尤为重要。我们推荐的最大剂量见实用要点 2.11。这些剂量为药理学教材上最大剂量的一半，所以在安全使用范围内[8]。

实用要点 2.11：局麻药最大推荐剂量

· 2% 利多卡因，最大容量 5 mL。
· 1% 利多卡因，最大容量 10 mL。
· 用生理盐水（0.9%）稀释至 1% 浓度且容量超过 5 mL，或者用去炎松（Adcortyl，10 mg/mL）增加容量（4 mL 去炎松 =1 mL 康宁克通）。

表 2.2　关节注射推荐剂量及容量

关节	剂量	容量
肩	40 mg	5 mL
肘	30 mg	4 mL
腕	20 mg	2 mL
拇指	10 mg	1 mL
食、中、环、小指	5 mg	0.5 mL

（续表）

关节	剂量	容量
髋	40 mg	5 mL
膝	40 mg	5~10 mL
踝	30 mg	4 mL
足	20 mg	2 mL
趾	10 mg	1 mL

容量

当注射足够容量的药液充分浸润发炎的关节和滑囊内面时，似乎效果最好。药液的张力可分离某些结构，或牵拉松解粘连。患者体重较轻时应减量，而体重较大时应加量。通过生理盐水稀释增加药液容量。因为滑膜折叠面积较大，膝关节注射我们一般推荐使用大容量以充分浸润炎性表面。

关节注射的推荐容量见表 2.2，膝关节外伤时常能抽出 100 mL 以上的血液，相比之下这些用量非常安全，不可能导致关节囊撕裂。大容量注射时关节囊内产生的张力可将注射器从细针头上弹出，经过较长时间张力才逐渐降低。

相反，肌腱和韧带应注射较少的局麻药和类固醇。小容量可避免组织牵拉引起疼痛，小剂量可减少断裂的风险。肌腱注射常用注射配伍见实用要点 2.12。

实用要点 2.12：肌腱韧带注射推荐的平均剂量和容量

· 小肌腱：10 mg 类固醇和局麻药总容量为 1 mL。
· 大肌腱：20 mg 类固醇和局麻药总容量为 2 mL。

应用解剖

如前所述，注射容易而诊断困难，但将药物注射到病变部位难度也较大。要想成功做到这一点，必须具备熟练的解剖学知识，最好的方法

第二部分

是学习解剖，练习穿刺。这是我们课程的一个重要部分，练习时学生通常对穿刺针尖的最终到位表示惊讶。

为帮助确定针尖处的组织结构，我们在功能和表面解剖标志的基础上，通过应用患者手指的宽度进行表述和定位。

操作技术

本节中，我们推荐安全且相对无痛的注射方法，并对其进行了系统而富有逻辑的描述。实用要点 2.14 中列举的简单预防措施可用于预防败血症的发生。

操作时应保持手部干燥以减少穿刺风险——详见国际卫生组织的操作注意事项[9]。在某些国家操作时要求戴手套，我们推荐操作时可以戴手套，但不要求其为无菌手套[10]。

应采取无痛注射。皮肤对疼痛非常敏感，特别是在身体的屈侧面，骨膜也同样敏感。肌肉、肌腱和韧带敏感度低，而软骨对疼痛极不敏感。注射时疼痛多因技术不当所致——用针尖刺骨膜而不是轻触骨面。注射后疼痛可由损伤骨膜引起的周围炎症所致，或因类固醇制剂本身引起。操作成功与是否发生类固醇注射痛无关。

实用要点 2.13：消除患者的恐惧

在注射中保持平静和自信，并时刻与患者保持交流。拔针时避免让有针头恐惧症的患者看到针。

注射前或注射时可以说的话：

· 你马上要被扎一下了。

· 可能会有麻刺感。

不要说的话：

· 可能，将要，伤害，刺痛，一点，很多。

· 你会感到一阵刺痛，刮伤（感觉更像是刺痛）。

· 这可能会让你经历（不好的体验）。

第二部分

> **实用要点 2.14：无菌技术——见治疗前准备和流程图**
>
> · 摘除手表和首饰。
> · 用消毒针头盲端的护套标记穿刺点，然后扔掉。
> · 用消毒剂清洁皮肤穿刺部位。
> · 等 1 分钟让皮肤晾干。
> · 用清洁液洗手 1 分钟，以一次性毛巾擦干。
> · 用成品包装的、保质期内的无菌针头和注射器。
> · 用单剂量的安瓿和玻璃瓶，然后扔掉。
> · 制订治疗方案后更换针头。
> · 标记并消毒穿刺部位后不能接触皮肤。
> · 不要用手指引导进针。
> · 关节腔内注射时，仔细核对液体是否无菌。

　　穿刺时将掌根部放于患者靠近穿刺点的部位，以避免穿刺时手部颤动从而易于操作。无痛注射的秘诀在于用手指拉紧注射部位皮肤后再行穿刺。针头应快速刺入拉紧的皮肤，然后缓慢进针穿过皮下组织，并根据组织的质感判断触及的结构。遵循以下三条原则来减轻穿刺时的疼痛：

> **实用要点 2.15：穿刺**
>
> · 以食指和拇指用力绷紧皮肤。
> · 与皮肤表面垂直并紧贴皮肤持针。
> · 快速刺入表皮。

注射前应用蒸汽冷冻喷雾剂有用吗？

　　部分数据表明，静脉置管前立即使用蒸汽冷冻喷雾（如氯乙烷）可减少操作过程中的疼痛。它既不增加插管的难度，也没有严重不良反应，但在使用过程中有轻微不适。该技术应用于关节和软组织尚未被认可，但它起效迅速，操作简单，价格低廉，并能够提高患者舒适度[11]。

　　除了有局麻作用以外，单独使用氯乙烷具有消毒作用，与聚乙烯吡咯酮碘合用比单独使用聚乙烯吡咯酮碘可增加皮肤消毒效果[12]。

实用要点 2.16：表面麻醉剂

术前1小时在手术部位应用表面麻醉剂(如利多卡因和普鲁卡因软膏)可以减轻患者的紧张情绪和疼痛。一旦针头到达准确位置，回抽；检查针头是否位于血管内，一旦回抽有液体应立即停止穿刺。

实用要点 2.17：不同组织的质感

· 肌肉：松、软。
· 肌腱或韧带：质韧、略硬。
· 囊：有时阻力较小，感觉像穿透气球。
· 软骨：光滑，似奶糖。
· 骨：质硬，对疼痛极其敏感。

一次性注射和浸润注射

滑囊和关节囊内呈空腔，适合一次性注入全部药液。注射无阻力表明针尖在空腔内。慢性滑囊炎，尤其是肩部，可引起滑囊硬化。注射时有口袋感，即开始注射无阻力，注射一定容量后阻力增大，类似于向海绵内注射，所以针头要反复浸润所有空腔。

肌腱和韧带宜于浸润注射。这样有助于分散药液，并且可避免发生韧带撕裂。缓慢进针轻触骨面后行局部多方向浸润注射，如图 2.1 所示，图中三维结构表示所需药液容量以及针尖移动的范围。皮肤表面只有一个穿刺点，而不是多点穿刺注射。

腱鞘注射时，将针头垂直刺入皮肤后使穿刺针与肌腱及腱鞘长轴平行，然后注射药液。推药时无阻力，若有阻力感提示针尖位于肌腱内。注射后通常可观察到腱鞘膨隆。

避免刺入大血管，一旦误入可用力按压穿刺部位 5 分钟（静脉）或10 分钟（动脉）。

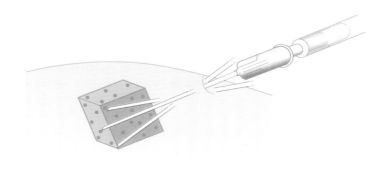

图 2.1　浸润注射技术

实用要点 2.18：预防液体回溅

　　因肌腱、韧带注射时阻力较大，需加压注射，可选用 1 mL 注射器。若用大注射器，可因阻力大，药液溅出至患者和医生身上，令人不快。随时确保针头与注射器紧密相接。

回抽

　　详见第一部分第五章。可有计划性或无计划性地回抽。计划性回抽常用于膝关节、鹰嘴囊、腘窝囊肿及神经节。如果该部位（如膝关节）肿胀或者皮温高，提示关节腔内有积液且需要回抽，所需准备器械见实用要点 2.19。抽液时应戴手套。

实用要点 2.19：回抽器械

· 20 mL 或 50 mL 注射器。

· 18G 针头。

· 覆盖穿刺表面的无菌单。

· 手套。

· 手术碗。

· 无菌样本容器。

第二部分

有时会出现计划外的回抽。针尖穿刺到位回抽时可能会有血、关节液等。大关节注射时我们通常选用较大的注射器和针头，并准备无菌容器。

缓慢回抽并观察抽出液的性状——如果怀疑化脓感染或恶性病变，应更换新的注射器并注入无菌容器中送培养。此时不宜再行任何注射。

如果回抽液体性状为浆液，质清亮、黏性均一，则可继续回抽，同时用手水平按压该部位。回抽液体应倒入手术碗内，按照所在医院规定处理。

实用要点 2.20：回抽时固定针头

进行关节抽吸时，将注射器从针头上取下而不移动针尖位置（例如膝关节）可能操作比较困难。将注射器与针头分离时，用食指和拇指牢牢握住针头注射器连接处，同时用同一只手的背面或侧面顶住患者的皮肤，以固定针尖的位置。另一只手握住注射器主体（不是柱塞），轻轻向一个方向旋转，也向相反的方向旋转，然后来回旋转，直到抽离注射器。

关节腔穿刺回抽后是否可以注射？我们认为这取决于医生的临床经验。如果确定回抽液体为正常浆液，结合患者的临床表现，可继续注射皮质类固醇或皮质类固醇与局麻药合剂。回抽液体为血性时应进一步排除骨折；若不存在骨折，例如前交叉韧带破裂，此时应注射皮质类固醇，从而发挥消炎镇痛作用[9, 10]。一旦不确定立即放弃注射。详见第一部分，第五章。

实用要点 2.21：注射后护理

术后需观察患者30分钟，以防出现药物延迟性不良反应。

术后护理

注射治疗可在短期内明显缓解疼痛，但与其他治疗或未治疗患者相比在长期效果上并无差异。鉴于此，若注射后症状减轻有必要分析辨别疼痛的原因。在某些情况下症状复发颇为常见，如滑囊炎和肌腱病，因此注射治疗后应给予适当的预防性建议及说明。

理想的结果是疼痛完全缓解，肌力恢复正常以及运动功能完全恢复正常。这一目标很难达到，但应用局麻药后症状可迅速明显改善，由此可鼓励患者和医师明确诊断，继续进行靶向治疗。

向患者说明注射后可能出现的各种反应。缓解疼痛可能是暂时的，这要看所用局麻药的种类和效能，而当局麻作用消失后疼痛症状可以复现。部分患者感觉复现疼痛比原来程度更为严重，可能是因为治疗后疼痛加重效应，即与微结晶沉淀有关。疼痛缓解一段时间后复现也可能感觉较之前更重。治疗后疼痛通常为一过性，可冷敷或服用一般止痛药而缓解。

皮质类固醇的抗炎效应常出现于注射 24~48 小时之后，可持续 3 周至 3 个月，视所用药物而定，所以治疗期间应告知患者局部制动。

让患者 7~10 天后复诊，若疼痛复发或加重则应随时复诊，如急性肩关节周围炎，可再次进行注射治疗。

实用要点 2.22：再次注射时应重新评估

患者治愈后可能会复发并需要再次注射。要重新评估确定是否为原发疾病复发，并进一步讨论注射和治疗方案。

交代患者应该注意的问题。关节疾病通常在不产生疼痛的范围内，早期进行缓和的锻炼对康复有利。

肌腱和滑囊劳损需要适当休息，在不加剧疼痛的情况下可继续进行日常活动。同时鼓励患者进行适当的功能锻炼。

症状缓解以后，患者需要维持治疗，促进康复和预防复发，这在劳损性疾病中尤为重要。此类维持治疗包括纠正不良姿势、适应性功能锻炼、推拿按摩、辅助器械锻炼、牵引和/或强化功能锻炼。可由职业教练选择锻炼方法，或由矫形专家辅导康复训练。

如有神经压迫症状（如腕管综合征，趾底总神经瘤，股外侧皮神经炎），可能需要临时夹板固定，但应避免出现压迫缺血症状。

第二部分

实用要点 2.23：注射后驾驶

询问患者是否开车来进行注射。目前风湿病专家对关节内注射后驾驶没有明确共识。没有明确法律条文禁止关节注射后驾驶，建议临床医生根据情况评估驾驶安全[2]。

注射疗法的禁忌证

绝对禁忌证

详细安全注意事项参阅第一部分第六章。禁止在下列情况下注射：
- 对任何药物有过敏史或高敏状态——过敏反应风险。
- 感染：局部或全身感染。
- 患者不愿意接受注射治疗或没有知情同意：法医学因素。
- 18 岁以下儿童（青少年关节炎除外）：一般可自主恢复，靠近终板的注射是禁忌。
- 骨折部位：可延迟骨折愈合。
- 关节手术前：增加感染风险。
- 医生对自己没有信心：没有把握时，医生不要进行注射。

实用要点 2.24：过敏反应

关节或软组织注射后发生过敏反应比较少见，但应掌握心肺复苏技术。将应对过敏反应的紧急预案贴于墙上随时备用，准备好急救药物和器械，每年进行心肺复苏的相关培训。

相对禁忌证

- 出血倾向：抗凝治疗，血液系统疾病。
- 关节内血肿：存在争议。关节腔抽液可使疼痛明显缓解。
- 糖尿病：化脓感染风险增大，血糖升高可持续数日或更长。

- 免疫抑制：疾病（如白血病）或药物（全身应用类固醇）。
- 较大肌腱病变：如跟腱、髌腱。
- 关节置换手术：与外科医生讨论并做好准备。
- 怀孕：法医学因素。
- 精神源性疼痛：注射可加重疼痛。

实用要点 2.25：正在服用华法林的患者

如果患者正在服用华法林，确认国际标准化比值（INR）是否在可接受治疗的正常范围，且患者目前没有任何不明原因的出血或瘀伤。

治疗前准备

患者准备

- 对患者进行详细的病史采集和体格检查。
- 核对有无绝对或相对禁忌证。
- 讨论各种治疗方案、注射方法和可能的不良反应。
- 取得患者的知情同意。
- 让患者采取舒适的坐位或卧位以接受治疗。

药物准备

- 根据阻滞范围计算药物的总容量。
- 选择药物剂量：最低有效浓度。
- 选择皮质类固醇和 / 或单次应用局麻药 。
- 查对药名、剂量和失效日期。

器具准备

- 有效期内的适合型号的无菌注射器。
- 有效期内的无菌 21G 针头用于抽液。
- 有效期内的合适长度的无菌针头用于注射。
- 酒精棉球或碘伏用于皮肤消毒。

- 棉棒或胶布用于检查皮肤过敏。
- 垃圾桶和锐器盒。
- 需要抽液时准备空注射器和消毒容器。

注射部位准备

- 确定穿刺部位，将局部皮肤以拇指和食指拉紧。
- 用消毒针头盲端的护套标记穿刺点，然后扔掉。
- 以适当消毒剂由内向外螺旋状清洁皮肤。

注射操作准备

- 用清洁液洗手 1 分钟，以一次性毛巾擦干。
- 打开安瓿和小药瓶。
- 连接 21G 针头和适当大小的注射器。
- 先准确抽取预定剂量的类固醇，然后扔掉小药瓶。
- 准确抽取预定剂量的局麻药，然后扔掉安瓿。
- 将针头扔在锐器盒内。
- 连接长度合适的消毒针头，紧密固定。
- 手持抽好药液的注射器和一次性棉球。

注射技术流程图

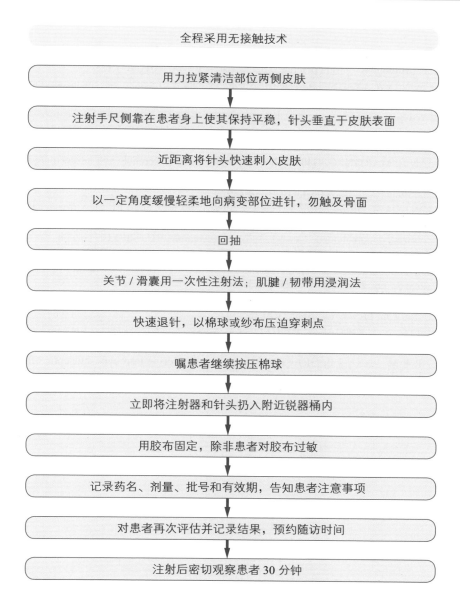

全程采用无接触技术

用力拉紧清洁部位两侧皮肤

注射手尺侧靠在患者身上使其保持平稳，针头垂直于皮肤表面

近距离将针头快速刺入皮肤

以一定角度缓慢轻柔地向病变部位进针，勿触及骨面

回抽

关节／滑囊用一次性注射法；肌腱／韧带用浸润法

快速退针，以棉球或纱布压迫穿刺点

嘱患者继续按压棉球

立即将注射器和针头扔入附近锐器桶内

用胶布固定，除非患者对胶布过敏

记录药名、剂量、批号和有效期，告知患者注意事项

对患者再次评估并记录结果，预约随访时间

注射后密切观察患者 30 分钟

参考文献

1. LONGWORTH S. Chronic back and neck pain. In: Warburton Louise, ed. *Musculoskeletal Disorders In Primary Care - A Guide For GPs*. RCGP Curriculum Statement 15.9;2011.
2. PRICE Z, MURPHY D, MACKAY K. Intra-articular injection and driving advice: a survey of UK rheumatologists' current practice. *Musculoskeletal Care*. 2011;9(4):188-193.
3. JACKSON D W, EVANS N A, THOMAS B M. Accuracy of needle placement into the intra-articular space of the knee. *JBJS(A)*. 2002;84:1522-1527.
4. Chartered Society of Physiotherapy. Practice Guidance for Physiotherapist Supplementary and/or Independent Prescribers in the safe use of medicines. (3rd Edition) PD026 2016.
5. MHRA UK/H/4817/001/DC.
6. ZULIAN E, MARTINI G, Gobbet D, et al. Triamcinolone acetonide and hexacetonide intra-articular treatment of symmetrical joints in juvenile idiopathic arthritis: a double-blind trial. *Rheumatology* (Oxford). 2004,43(10):1288-1291.
7. LOMONTE A B, DE MORAIS M G, DE CARVALHO L O, et al. Efficacy of triamcinolone hexacetonide versus methylprednisolone acetate intraarticular injections in knee osteoarthritis: a randomized, doubleblinded, 24-week study, *J Rheumatol*. 2015,42(9):1677-1684.
8. British National Formulary No 72 (September 2016-March 2017) BMA/RPSGB, London.
9. WHO. WHO Guidelines on Hand Hygiene in Health Care (Advanced Draft), World Alliance for Patient Safety. 2006: p 101WHO, Geneva.
10. COURTNEY P, DOHERTY M. Joint aspiration and injection and synovial fluid analysis. *Best Pract Res Clin Rheumatol*. 2009,23(2):161-192.
11. GRIFFITH R J, JORDAN V, HERD D, et al. Vapocoolants (cold spray) for pain treatment during intravenous cannulation. *Cochrane Database Syst Rev*. 2016,(4):CD009484.
12. AZAR F M, LAKE J E, GRACE S P, et al. Ethyl chloride improves antiseptic effect of betadine skin preparation for office procedures. *J Surg Orthop Adv*. 2012,21(2):84-87.

（林小雯　译）

第三部分

上肢注射技术

上肢评估

关节受限型是指关节活动范围受限的一系列表现形式。其表明变性、炎症或创伤可引起某种程度的关节滑囊炎，而严重滑囊炎可能有非常难受的感觉。

肩关节触诊往往不会特别有用，但是对于肘部和手的查体是必需的，特别是这些关节存在热、肿胀及滑膜增厚时，需要进行触诊，查体结束时可定位病变部位；当触诊正常时可与健侧对比。

诊断有疑问时可进行额外的检查，包括重复运动，稳定性试验，单个关节运动试验或者神经系统检查，例如反射及皮肤感觉。

在仔细考虑需要的额外花费后，应该进行客观检查，例如影像学检查和血液检查。

缩写词

Hx= 病史

OE= 体格检查

DD= 鉴别诊断

OA= 骨关节炎

RA= 类风湿性关节炎

LA= 局部麻醉剂

谨记：所有的解剖测量都是以患者而非临床医生的手指为基础。

肩关节

肩关节查体

首先通过各个方向的主动运动检查排除颈椎病变。

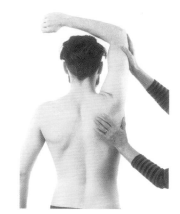

图 3.1　主动屈曲，然后加压下被动屈曲

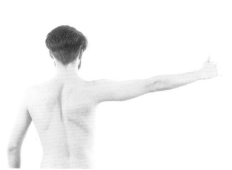

图 3.2　主动外展，用手摸对侧耳部，观察疼痛弧

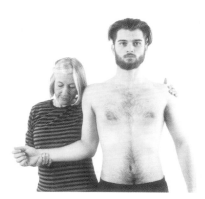

图 3.3　被动外旋

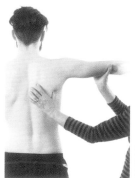

图 3.4　被动外展

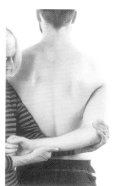

图 3.5　被动内旋

第
三
部
分

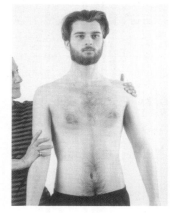
图 3.6　外展抗阻

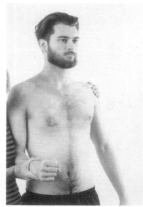
图 3.7　外旋抗阻

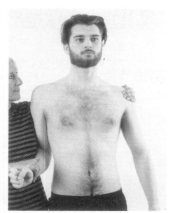
图 3.8　内旋抗阻

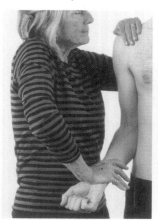
图 3.9　肘关节屈曲抗阻

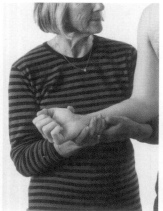
图 3.10　肘关节伸展抗阻

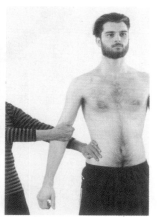
图 3.11　外展抗阻

肩关节囊受限型

● 外旋受限较多见，外展受限较少见，内旋受限极少见。

必要时进行的其他肩关节检查

● 冲击，延迟，稳定性，本体感觉测试，针对肩锁关节搭肩试验（完全被动水平内收）。

肩关节

急慢性滑囊炎——冻结肩

病史　创伤、类风湿性关节炎或骨关节炎，原发性或者继发于卒中或者神经系统疾病。

体格检查　三角肌区域的疼痛，严重者可能放射至手，上肢运动及侧卧位压迫肩部可以加重疼痛。关节受限型：外旋受限最常见，外展受限少见，内旋受限极少见。

鉴别诊断　滑囊炎和肌腱炎，感染，来自颈部疾病的放射痛，心理因素。

器具和药物

注射器	穿刺针	康宁克通	利多卡因	总容量
5 mL	绿色，21G，40~50 mm	40 mg	4 mL，1%	5 mL

应用解剖

肩关节被一个大的滑囊包绕，由于肩关节后方没有大的血管和神经走行，所以上肢向后方的运动很少诱发肩关节疼痛。自肩峰后角至喙突可形成一条假想的由后至前穿过肩关节的斜线，注射针沿着这条假想线，经过三角肌、冈下肌和关节囊后壁，最终针尖抵达关节腔或有触及肱骨头软骨的骨质抵挡感。

操作技术

- 患者取坐位，环抱双臂，暴露肩关节后方穿刺点。
- 术者确定肩峰后角和喙突的位置，并分别以拇指和食指按住此两点。
- 注射针在肩峰后角下方透皮穿入，朝向喙突方向前进，直至针尖抵达关节腔或有触及肱骨头软骨的骨质抵挡感。
- 将注射器内的药物一次性注入。

术后护理

患者需经常进行尽可能大范围的患侧肢体摆动和伸展运动，并随着肩部疼痛逐渐减轻而逐步加大活动范围。急性期辅以手臂吊带支持和口服镇痛药物。当肩部疼痛已得到有效控制时，可以进行被动的肩关节牵拉松解术。针对肩关节周围肌肉的功能和稳定性锻炼，以及保持肩关节正确姿势的训练也应同时进行。

实用要点

通常冻结肩的发病年龄在40~60岁。在高龄或者其他部位有骨关节炎的明显特征，应考虑行肩关节的X线检查（冻结肩患者大致正常）。原有的疼痛范围越局限，注射疗法越早实施，取得的疗效越明显。通常，在肩周炎的初始阶段，一次注射即可获得满意的疗效；但是，如果病情需要的话，也可多次注射，但应注意注射时间的间隔应随注射的次数而递增。某些严重的肩周炎病例，可在2个月左右的时间里进行4~6次注射治疗。应告知症状较重的患者，可能需要重复注射。

如果进针遇到阻挡感，进针方向可能偏外侧，必须向内侧调整方向。在少数病例中，后路穿刺较困难，可选用前路法进行穿刺：患者上肢稍外展，穿刺针在喙突和肱骨小结节之间穿入皮肤，向后内侧朝肩胛骨方向进针，注射药物剂量和容量同后路法。该方法的缺点为：患者会看到穿刺操作的全过程；此处的皮肤对痛觉更为敏感，并且有较多的神经和血管。

较大的肩关节腔，常需应用较大的注射容量，此时可用去炎松40 mg加1%利多卡因40 mg。体质较瘦弱的患者，可能仅需要30 mg去炎松。

肩关节和颈部疾病可能并存，颈部和肩关节问题相互作用，增加潜在的诊断难度。治疗后再次评估病情，看起来最可能的病变部位可能会揭示另一个病变。明智地应用影像学检查有助于诊断。目前没有确凿的证据支持或者反驳这些注射治疗。

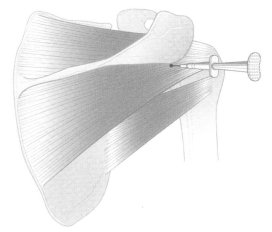

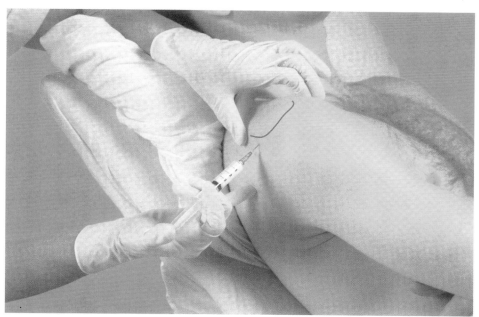

肩锁关节

急慢性滑囊炎

病史　创伤或者发生在肩关节退行性变基础上的慢性劳损。

体格检查　肩关节局部疼痛；有时可见关节局部骨性膨大或软组织

肿胀；几乎所有被动活动终末可诱发疼痛，特别是在完全被动水平内收（搭肩试验）时；偶见主动上举时疼痛弧。

鉴别诊断 远端锁骨的骨溶解（少见，X线检查可鉴别）；来自颈部、胆囊、膈肌、腹腔镜术后及肺部肿瘤的放射痛。

器具和药物

注射器	穿刺针	康宁克通	利多卡因	总容量
1 mL	橙色，25G，16 mm	10 mg	0.75 mL，2%	1 mL

应用解剖

肩锁关节面呈矢状位，距离肩峰外缘大约一拇指宽，由外上斜向内下，关节中通常有一小软骨板。在肩峰和锁骨之间触诊，可扪及一狭窄的凹陷，此处即为肩锁关节的位置，在该关节的前方触诊，还可感觉有一 V 形的空隙。检查者用力向下按压，沿着肩峰滑向锁骨，有助于发现关节缝。

操作技术

- 患者取坐位，背靠支撑物，患肢自然下垂于体侧，此体位可轻度扩大肩锁关节的间隙。
- 确定患侧肩峰外缘，向内侧水平移动一横指的距离，标记关节线的中点。
- 在标定点进针，针体与身体矢状面呈30°，穿透关节囊壁即到达关节腔。
- 一次性注入全部配方药液。

术后护理

尽快开始温和的功能锻炼。急性感染性关节病变建议辅以冰袋冷敷，手法校正关节使其恢复功能位，口服止痛药物。

实用要点

有时穿刺针难以进入关节腔，大多是因为此处关节间隙本就狭窄，再加上某些患者发生了退行性变，更增加了穿刺的难度。此时可牵拉患肢扩大关节间隙，再行穿刺针的局部探触，常有助于进入关节腔，在行此法前最好先辅以关节周围的局部扇状阻滞，避免患者不必要的疼痛。

　　如果在关节的上方无法穿刺进入关节腔，可试行在关节前方 V 形凹陷部位水平穿刺。如果患者关节不稳或者反复发作半脱位，可予以关节腔硬化剂注射或申请手术治疗。

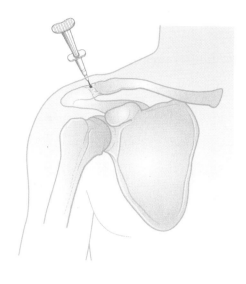

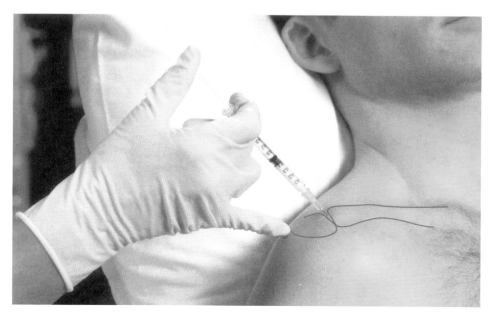

胸锁关节

急慢性关节囊炎

病史　创伤，发生于肩关节退行性变基础上的劳损，偶见于类风湿性关节炎。

体格检查　局限于胸锁关节的疼痛，可引起疼痛的动作：向内侧挤压和向外侧牵拉肩关节，用力上举上肢，创伤后关节弹响或半脱位。

鉴别诊断　胸肋关节炎；锁骨骨折；肺部及食管疾病。

器具和药物

注射器	穿刺针	康宁克通	利多卡因	总容量
1 mL	橙色，25G，16 mm	10 mg	0.5 mL，2%	0.75 mL

应用解剖

胸锁关节中有一小半月板，它的损伤可导致关节疼痛。胸锁关节面从内上斜向外下，确定关节面位置的触诊手法为：医师扪及胸骨和锁骨的交界处，嘱患者内收和外展肩部，可清晰地判断出关节面的位置。

操作技术

- 患者取坐位，背靠支撑物，患肢轻度外旋。
- 标定关节线的中点为穿刺点。
- 垂直皮肤表面进针穿破关节囊进入关节腔。
- 一次性注入全部配方药液。

术后护理

患者在急性疼痛时应休息，随后开始循序渐进的活动和功能锻炼。在创伤后的急性期，上肢悬吊带有助于稳定关节位置。

实用要点

虽然不是常见病，但是通常一次关节腔阻滞疗法就可取得良好的疗效。

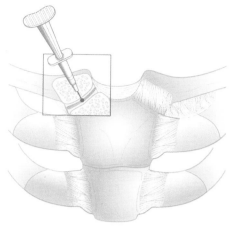

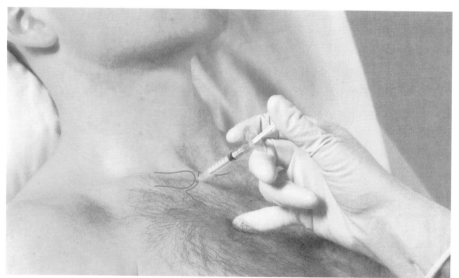

肩峰下滑囊

慢性滑囊炎

病史　劳损或者偶尔见于创伤。

体格检查　三角肌区域间歇性慢性疼痛，有时放射至前臂；被动上举和内旋时所诱发的疼痛程度常超过被动外旋；抗阻外展和外旋时常可诱发疼痛，当抵抗感消失时疼痛可更剧烈；肌群废用性萎缩；可能形成疼痛弧；通常在内收关节时抗阻试验引起的疼痛不明显。

　　鉴别诊断　肩关节滑囊炎，肩袖撕裂，骨折；来自颈部的放射痛。

器具和药物

注射器	穿刺针	康宁克通	利多卡因	总容量
5 mL	绿色，21G，40 mm	40 mg	4.0 mL，1%	5 mL

应用解剖

　　肩峰下滑囊通常位于肩峰之下，但其大小变异很大，有时其远端伸入三角肌的下方。有时，在肩峰外缘的周围可触到一个对痛觉较敏感的区域，特别是肩袖全层撕裂的患者，有时此滑囊与盂肱关节囊相通。

操作技术

- 患者取坐位，患侧上肢悬空垂于体侧，从而使肩峰与肱骨头的间距拉大。
- 标定患侧肩峰外缘的位置。
- 在肩峰中点进针，稍压低针尾向内上进针，直至穿过肩峰全长。
- 在没有阻力的前提下，边慢慢回撤穿刺针边注射完毕配方药液。

术后护理

　　患者必须保持患侧肩部内收位和制动，而且至少 2 周内避免患侧上肢做超过肩部平面的上举运动。在保持肩部内收和制动下用绷带悬吊上肢有助于病情的恢复。当疼痛缓解后，建议患者开始被动外旋和内收的功能锻炼，即可进行外展功能锻炼。患肢上举过肩这一运动对预防症状的复发很有帮助，并进行适当的体育锻炼。

实用要点

　　我们的经验是，肩峰下滑囊炎是肌肉骨骼疾病中最常见的需要注射疗法的病变。因为体征容易引起混淆，导致诊断困难。疗效通常极佳，一次注射解除疼痛并不罕见，但必须继以规范的康复治疗。在极罕见的情况下，经过两次注射治疗疼痛症状仍无缓解，此时应嘱患者行肩关节影像扫描检查以除外肩袖撕裂。有时在给体型较瘦的患者注射药液后，肩峰的外缘可见肿胀。

　　长期滑囊炎可使囊内形成一些小的腔室，在这种情况下推注药液常可感到阻力，此时可在肩峰下移动针头的位置行扇状多点注射，以争取使每个小腔室均可注入药液，这种感觉有点像注射海绵。有时滑囊可发生钙化，注射时可遇到很大的阻力，此时可换用大号的穿刺针，穿刺前需做好局部麻醉。这种治疗失败时建议行外科手术治疗。如果肩峰前缘或后缘有明显的压痛点，则应在相应的部位行注射治疗。

　　急性肩峰下滑囊炎并不常见，通常伴有几天内快速进展的剧烈疼痛，疼痛可放射至腕部，患者上臂通常无法活动而且常常发生睡眠障碍。注射径路同前，但总的注射剂量应减少至 2 mL。

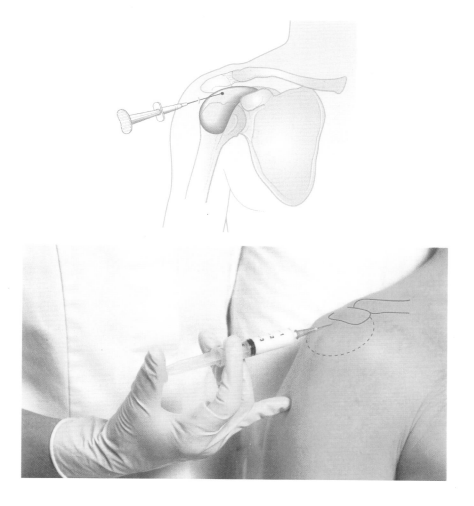

第
三
部
分

肩胛下肌腱和滑囊

急慢性肌腱炎或滑囊炎

病史　劳损或创伤。出血性滑囊炎可由肩部直接外伤引起。

体格检查　三角肌区域或肩部前方的疼痛；可引起疼痛的动作：内旋抗阻，主动外展，被动外旋和尽力被动内收（搭肩试验）。

鉴别诊断　肩关节滑囊炎，黏液囊，胸部肌肉劳损，骨折；来自颈部的放射痛；肺部疾患。

器具和药物

注射器	穿刺针	康宁克通	利多卡因	总容量
滑囊 2 mL	蓝色，23G	滑囊 20 mg	滑囊 1.5 mL，2%	滑囊 2 mL
肌腱 1 mL	30 mm	肌腱 10 mg	肌腱 0.75 mL，2%	肌腱 1 mL

应用解剖

肩胛下肌腱附着于肱骨小结节内缘，在肌腱骨质附着处约有两指宽，触诊时在骨面上可有薄的纤维组织感。

肩胛下肌腱滑囊位于肌腱的深面，肩胛骨的前面，经常与肩关节囊相交通。即使没有发生炎症，按压此处也可诱发疼痛。

操作技术

● 患者以双臂支撑身体，取坐位，患侧上肢外旋45°。
● 首先确定喙突的位置，然后外旋患者上肢，在喙突水平向外扪及小结节，小结节的中点定位为穿刺点。
● 在此点进针，稍斜向外上方前进，在肌腱附着点直达骨质，或者在矢状面，穿过肌腱达到滑囊。
● 在肌腱附着点行浸润注射或者在滑囊中行一次性全量注射。

术后护理

建议治疗后患肢制动休息一周，在原有的疼痛症状逐渐消退后可以进行康复治疗或功能锻炼。如因过量运动所致的损伤，则应尽量避免。

实用要点

肩胛下滑囊炎经常与肩胛下肌腱炎难以区分。辨别的要点在于：滑囊炎时，搭肩试验较上肢被动内旋更能诱发疼痛，在滑囊所处的位置压痛更为明显。如果滑囊和肩胛下肌腱同时发生了炎症，可以同时行注射疗法，先在肌腱处注射完毕，再继续进针行滑囊内注射，总药量相应增加为 30 mg，药液容量增加为 3 mL。

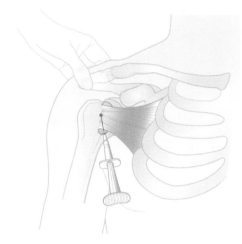

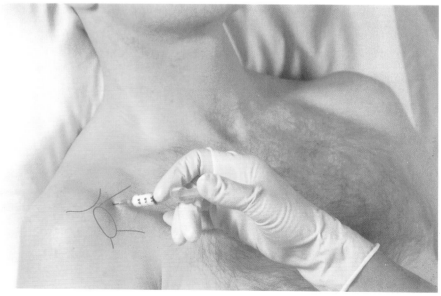

肱二头肌——长头腱

慢性肌腱炎

病　史　劳损。

体格检查　肱骨头前上部疼痛；可引起疼痛的动作：肘关节屈曲旋后抗阻，肩关节被动伸展，肩关节上举运动有时可诱发。

鉴别诊断　肩关节滑囊炎，肩胛下滑囊炎和肌腱炎，来自颈部的放射痛。

器具和药物

注射器	穿刺针	康宁克通	利多卡因	总容量
1 mL	蓝色，23G，25~30 mm	10 mg	0.75 mL，2%	1 mL

应用解剖

肱二头肌长头腱位于大小结节之间、肱二头肌沟内的腱鞘中，医生将手指放于肱二头肌沟后让患者用力屈肘，可清楚地扪及肱二头肌长头腱。

操作技术

- 患者取坐位，背靠支撑物，患侧上肢屈曲，肘部放置稳妥。
- 确定肌腱上的压痛点。
- 注射针在压痛点的上方刺入皮肤，压低针尾以与肌腱平行的方向进针。
- 在腱鞘和肌腱之间注入全部药液。

术后护理

患肢制动休息一周，避免劳损，加强肩袖锻炼。

实用要点

　　推注药液时应该没有阻力或者稍有阻力。这个疾病虽然经常被诊断，但是以我们的经验确实很少。还要注意避免误诊，因为在颈椎病、肩关节或肩袖损伤时，也可有此处明显的压痛点。

　　如果是在强力屈肘后出现的发作性疼痛，并在肱骨头中段出现一隆起，提示肱二头肌长头腱断裂。在疼痛逐渐缓解后患者屈肘的功能通常恢复正常，因为肱二头肌短头腱足以承担屈肘的功能需要。

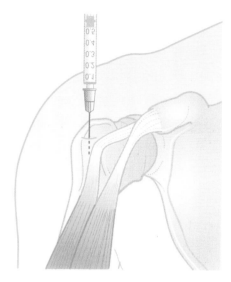

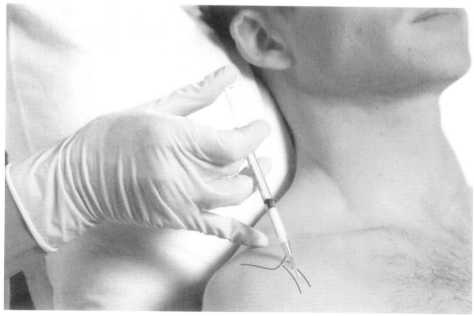

冈下肌腱

慢性肌腱炎

病史　劳损。

体格检查　疼痛可放射至三角肌区域，外旋抗阻，主动外展可有疼痛弧。

鉴别诊断　肩周炎，肩袖损伤，骨折；来自颈部疾病的放射痛。

器具和药物

注射器	穿刺针	康宁克通	利多卡因	总容量
2 mL	蓝色，23G，30 mm	20 mg	1.5 mL，2%	2 mL

应用解剖

冈下肌腱和小圆肌腱一起附着于肱骨大结节后方的中段和下段，上肢屈曲90°，充分内收外旋，此二肌腱位于三角肌肌腹近端的下方，并且处于被牵拉的状态，在肱骨大结节的肌腱附着端，此二肌腱由内下向外上走行，宽度大约为三指。

操作技术

- 患者取坐位或侧卧位，患肢屈曲合适的角度，完全内收、外旋。
- 确定肩峰后角的位置，冈下肌腱以45°斜行穿过此处下方，直达肱骨外上髁，肌腱注射点即在此。
- 在肌腱的中段处穿刺透皮，斜向外上方穿越肌腱组织直达肱骨头骨质。
- 稍退针在肌腱组织内以上下两个方向浸润注入全部配方药液。注液时稍有阻力。

术后护理

建议制动休息两周以上。当疼痛症状缓解时即可进行循序渐进的功能锻炼，深部按摩技术可能有效。

实用要点

如果存在疼痛弧，通常说明病变部位在肌腱骨质附着处。如果没有疼痛弧，说明病变大多在肌腱本身。进针时稍偏内侧，在压痛处进行注射，技术同上。

冈下肌腱炎可与肩峰下滑囊炎并存，如果对病变部位有疑问，此时可先行滑囊内注射，如症状无明显缓解再行冈下肌腱注射。

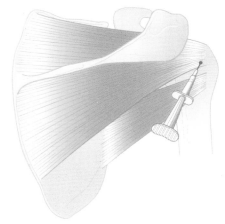

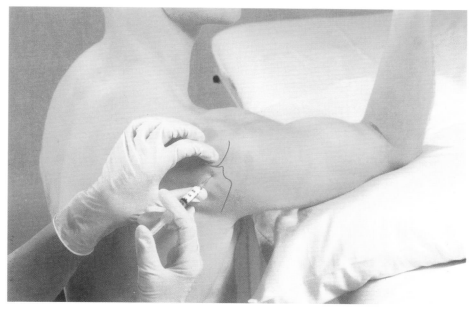

第三部分

冈上肌腱

慢性肌腱炎

病史　劳损。

体格检查　疼痛可放射至三角肌区域，可引起疼痛的动作：外展抗阻，主动外展。

鉴别诊断　肩周炎，肩袖损伤，骨折，来自颈部疾病的放射痛。

器具和药物

注射器	穿刺针	康宁克通	利多卡因	总容量
1 mL	橙色，25G，16 mm	10 mg	0.75 mL，2%	1 mL

应用解剖

冈上肌腱附着于肱骨大结节的上方，与肱骨外上髁在一条直线上。经肱骨外上髁和大结节画一条直线恰好经过冈上肌腱，冈上肌腱的宽度大约相当于成人中指的宽度。

操作技术

- 患者取 45° 半仰卧位，患侧前臂置于身后，该体位可将冈上肌腱前提至肩峰的前缘。
- 在肩峰前缘和大结节之间，可扪及一凹陷区，圆形冈上肌腱就位于此凹陷中，并与肱骨外上髁在一条直线上。
- 垂直进针穿过肌腱到达骨面。
- 稍退针垂直于肌腱行浸润注射。

术后护理

建议制动休息两周以上。当疼痛症状缓解时即可行循序渐进的功能锻炼。

实用要点

冈上肌腱炎是引起肩痛的另一个常见诊断，但是以我们的经验来看它与肩峰下滑囊炎相似。如果对这两种病变存在疑虑，则应首先行肩峰下滑囊阻滞。如果术后外展抗阻时仍存在疼痛，则可在一周后或更晚些时候行冈上肌腱阻滞。

因为有发生肌腱断裂的危险，所以在肌腱中直接注射药物一直存有争议。如果患者年龄较大，或疼痛是因创伤所致，则应建议患者做超声检查，以判断肌腱是否撕裂，如确实有问题，理疗和肌肉功能锻炼是合适的治疗方式。在某些病例，外科手术可能是最佳的治疗方案。

冈上肌腱可发生钙化，穿刺中可感到进针处有坚硬的抵挡感，此时可在局麻后取一大号针头尝试切割此钙化组织，疗效不是很确切，如果疼痛症状仍无缓解，则建议患者行手术治疗。

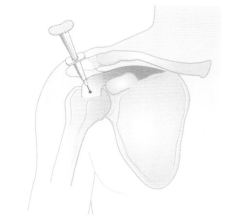

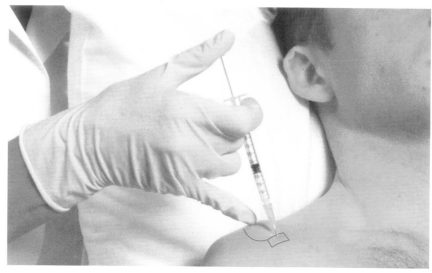

肩胛上神经

神经炎并发急慢性盂肱关节滑囊炎

病史   创伤，骨关节炎或者类风湿性关节炎引起的"冻结肩"。

体格检查   三角肌区域的放射痛，严重者可放射至手。关节受限型：外旋受限多见，外展受限较少见，内旋受限更少见。

鉴别诊断   来自颈部疾病的放射痛。

器具和药物

注射器	穿刺针	康宁克通	利多卡因	总容量
1 mL	绿色，21G，40mm	20 mg	无	0.5 mL

应用解剖

肩胛上神经经肩胛上切迹进入冈上窝，水平向内前进旋绕肩胛冈最终止于冈下窝。肩胛上神经支配冈上肌和冈下肌，并发出分支进入肩关节和肩锁关节。

操作技术

- 患者取坐位，以患肢的中立位支撑。
- 在肩胛冈中外三分之一交点向上一指处标定注射点。
- 垂直皮肤表面进针直达骨质。
- 一次性注入全部配方药液。

术后护理

在疼痛可忍受的范围内进行肩关节的活动和锻炼，当治疗效果显现，疼痛渐轻时，可逐渐加大肩关节的活动范围，并进行功能锻炼。

实用要点

进针时患者出现感觉异常或烧灼感表示针尖刺中了神经，此时可稍退针再行注射药物。当肩周炎进行关节囊内注射后，症状缓解欠佳时，可尝试肩胛上神经注射治疗。一小样本临床随机试验结果显示，对于冻结肩患者，肩胛上神经阻滞是一种可用于发病初期的安全有效的治疗方式，一些临床医师建议可以单用长效局麻药也可配合使用激素。

这种治疗方式也可用于不适合手术的肩袖损伤患者。这种情况下应调整进针位置，在神经周围注射——千万不可直接注射皮质类固醇，否则会永久损伤神经。

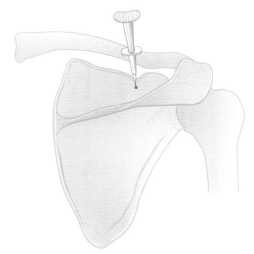

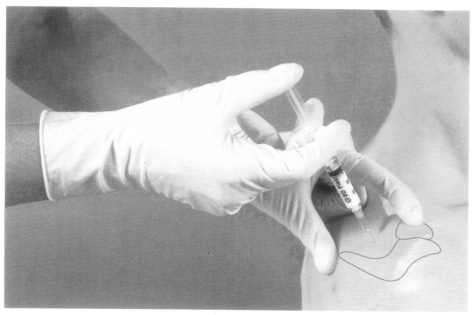

第三部分

肘关节

肘关节查体

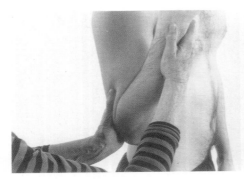

图 3.12　被动屈曲

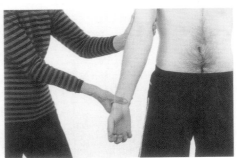

图 3.13　被动伸展

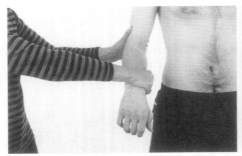

图 3.14　被动旋前

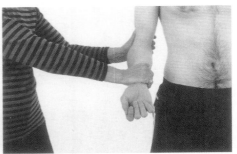

图 3.15　被动旋后

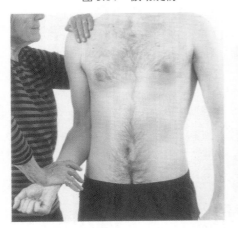

图 3.16　屈曲抗阻

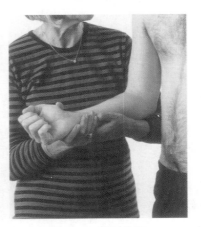

图 3.17　伸展抗阻

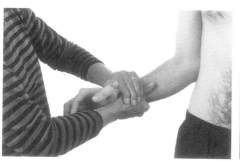
图 3.18　旋前抗阻

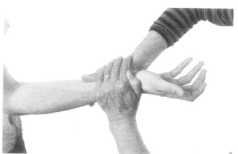
图 3.19　旋后抗阻

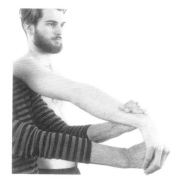
图 3.20　腕关节屈曲抗阻

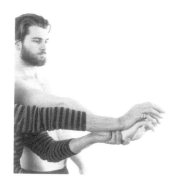
图 3.21　腕关节伸展抗阻

第三部分

肘关节囊受限型

● 屈曲受限较伸展受限更多见

必要时，进行其他肘关节的检查

● 双臂水平外展同时肘关节主动屈曲

肘关节

急慢性关节囊炎

病史　退行性、炎症性或创伤性关节病；偶尔过度劳损。

体格检查　肘关节本身或周围的疼痛；关节受限型：较多见，屈曲受限较重，伸展受限合并末梢感觉痛次之。

鉴别诊断　肌腱炎，滑囊炎，骨折；来自颈部的放射痛。

器具和药物

注射器	穿刺针	康宁克通	利多卡因	总容量
2.5 mL	23G，蓝色，30 mm	30 mg	1.75 mL，2%	2.5 mL

应用解剖

肘关节囊内包含三个关节——肱桡关节、桡尺关节和肱尺关节。在肱骨小头和桡骨头的顶端所形成的间隙中行后侧入路穿刺是最安全且简易的注射途径。

操作技术

● 患者取坐位，肘部弯曲 45°，手掌向下，放于操作台上。
● 通过被动屈曲和伸展上臂有助于确定肱桡关节面的位置。
● 在肱桡关节面的中点进针，针体与桡骨头上关节面相平行，穿透关节囊壁即至关节腔。
● 一次性注入全部配方药液。

术后护理

疼痛控制之后，可通过温和的关节运动特别是屈曲运动逐渐增加关节的运动范围。医生为患者行被动关节功能锻炼有助于关节功能的恢复，但施行时应谨慎小心，以防止发生医源性关节损伤。

实用要点

肘关节注射在临床上并不常用，桡骨头创伤或骨折可以试用肘关节注射并可能有效。

如果关节症状是因关节内一个或多个游离体所致，则首选的治疗方式是关节牵引治疗，如果经牵引治疗后关节功能改善而疼痛症状持续，则应考虑行注射治疗。关节内存在游离体的未成年人应首选手术摘除。

如果关节已发生明显的退行性变，在关节面周围有明显的骨赘形成，则注射时进针可能遭遇很大的困难。在这种情况下，可向囊内注入少量药液，这可让医生沿关节面逐点穿刺寻找可以进入的间隙，换用小号注射针头以尽量减少患者的不适。有些医师倾向于使用后路穿刺法，此法是在鹰嘴的顶端穿刺，稍斜向外进针也可到达关节腔，这种方法较难操作。

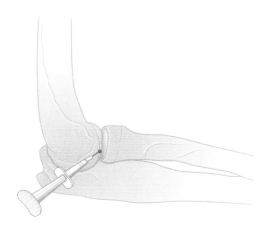

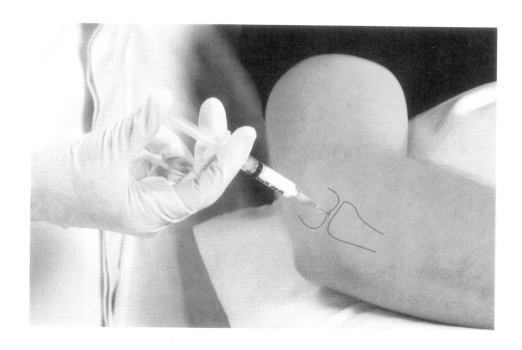

肱二头肌滑囊和肌腱附着点

慢性肌腱炎或滑囊炎

病史   劳损。

体格检查   肘前疼痛；可引起疼痛的动作：肘关节屈曲旋后抗阻、肘关节被动屈曲、伸直和旋后（滑囊炎）。

鉴别诊断   旋前圆肌肌腱炎，网球肘；来自颈部的放射痛。

器具和药物

注射器	穿刺针	康宁克通	利多卡因	总容量
肌腱 1 mL	蓝色，23G	肌腱 10 mg	肌腱 0.75 mL，2%	肌腱 1 mL
滑囊 2 mL	25 mm	滑囊 20 mg	滑囊 1.5 mL，2%	滑囊 2 mL

应用解剖

虽然肱二头肌的任何点都可以波及，但桡骨干前内侧的桡骨粗隆区域更敏感，一个小的滑囊位于这个区域，可以产生自发性炎症，也可以被肌腱影响。当患者被动阻抗肘关节屈曲时，可见肱二头肌止点位于肘皱褶处。患者放松肌肉，被动旋前和旋后前臂时，桡骨粗隆可在桡骨尺侧触及，这个点非常容易触及。

操作技术

● 患者取俯卧位，手臂伸直，手掌平放。固定肱骨于治疗床，前臂旋前，这样使桡骨粗隆朝向后方。

● 桡骨粗隆在桡骨头远侧两指宽处。

● 垂直皮肤进针，直到接触骨面。

● 配方药液浸润注入肌腱或滑囊，如果有必要，二者可以同时进行。

术后护理

患者休息至疼痛消失，然后逐级进行肱二头肌的强化和拉伸训练。避免劳损。

实用要点

　　肌腱炎和滑囊炎常常难以区分，如果肘关节被动屈曲和旋前比抗屈伸时疼痛更明显，并且触诊更敏感，那么滑囊炎的可能性大。

　　如果怀疑肌腱炎和滑囊炎同时存在，首先行滑囊浸润注射，1 周后再评估，肌腱必要时可行注射治疗。

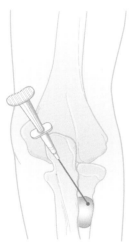

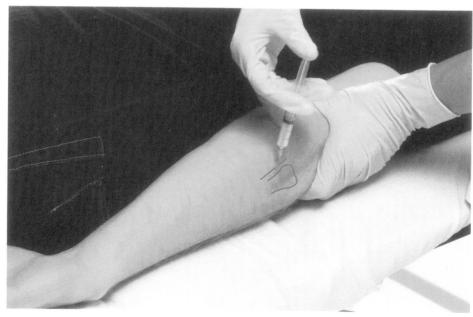

鹰嘴滑囊

急慢性滑囊炎

病史　鹰嘴部持续受压或者直接碰伤。

体格检查　发生在肘关节后方的疼痛伴有明显的肿胀；可引起疼痛的动作被动屈曲，有时被动伸展，有时伸展抗阻。

鉴别诊断　类风湿性关节炎或者痛风；感染。

器具和药物

注射器	穿刺针	康宁克通	利多卡因	总容量
2 mL	蓝色，23G，25 mm	20 mg	1.5 mL，2%	2 mL

应用解剖

鹰嘴滑囊位于肘关节后面的皮下，大小相当于一个高尔夫球的尺寸。

操作技术

- 患者取坐位，以适宜的屈曲角度支撑肘部，放于操作台上。
- 找出鹰嘴滑囊部位压痛最敏感的点。
- 在该点进针。
- 一次性注入全部配方药液。

术后护理

建议患肢适当休息一周，然后可以恢复正常运动，但应避免再次挤压鹰嘴。

实用要点

如果鹰嘴滑囊存在肿胀积液，应首先行滑囊内液体抽吸，如抽出的液体性状可疑，应先送检，待检验结果回来之后再决定是否行注射治疗。

有时鹰嘴的挤压或坠落伤可导致出血性滑囊炎，在这种情况下，应首先抽吸完全部滑囊内血性积液再考虑注射治疗。

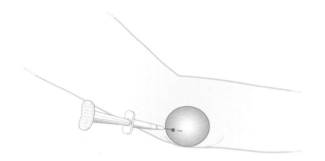

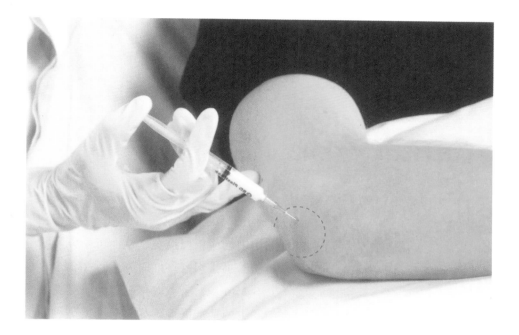

前臂伸肌肌腱

慢性腱鞘炎——网球肘

病史　劳损。

体格检查　在肘关节外侧的疼痛，可因抓握物品或转动前臂而加重。可引起疼痛的动作：在肘部伸展状态下的腕关节伸展抗阻，腕关节被动屈曲并向尺侧偏斜。

鉴别诊断　桡骨滑囊炎，桡骨头骨折。

器具和药物

注射器	穿刺针	康宁克通	利多卡因	总容量
1 mL	橙色，25G，16 mm	10 mg	0.75 mL，2%	1 mL

应用解剖

网球肘通常发生于前臂伸肌总腱肌腱与骨质交接点，肌腱起止点。肌腱起自肱骨外上髁前面，相当于小指指甲的宽度。

几乎均发生于前臂伸肌总腱附着于肱骨外上髁的前段处。

操作技术

● 患者取坐位，患侧肘部屈曲，手掌向上，放于操作台上。
● 确定肱骨外上髁的位置，标定其前段骨面为穿刺点。
● 在标定点处穿刺，以与肘部横纹相垂直的平面进针，触及骨质为止。
● 浸润注射药液于肌腱之内，注药时稍有阻力。

术后护理

患者肘部休息 10 天。在此期间任何前臂的上举或屈曲运动一定要保持掌面向上的姿势，可能引起伸肌腱炎的诱因均应予以避免，从而可使伸肌肌腱得到有效的休息。当腕和肘伸展抵抗试验不再引起疼痛时，可行 2~3 个疗程的按摩术，同时辅以有效的牵引手法（Mill's 手法），有避免伸肌腱炎复发的疗效。继之可以循序渐进地进行伸肌腱的功能锻炼。如果病因是某种球类运动，则球拍的重量、握球拍的姿势、球拍上弹力线的种类和质量甚至打球的技术运用是否得当均应被列入可能的致病因素而予以考虑。在日常工作中，应避免使伸肌腱长时间处于紧张状态。

实用要点

网球肘的注射疗法很常用，且易复发。易复发的原因不是注射失败，而是症状缓解后，患者太快恢复运动。尽管炎症通常发生于肌腱骨附着处，但是病变可发生在肌腱复合体的其他部位。不可忽视肌腱本身的压痛敏感点，如果存在的话，可直接在此敏感点处进针。伸肌长期处于紧张状态所造成的损伤大多为真正的网球肘，但也有神经拉伤的可能性，如果肌腱病变被排除的话，则可行放松训练、颈部功能锻炼和正确姿势的宣教。网球肘的注射治疗，一次常可奏效，如症状复发，可行第二次注射治疗，但应与第一次注射间隔10天以上。确保注射器与针头紧密连接，避免药液喷洒到患者和医生身上。

反复发作的网球肘，可行硬化剂注射，亦可行肌腱切开术。注射疗法施行后，可能会发生局部皮肤褪色和／或皮下组织萎缩，此现象易发生于体型较瘦、肤色较深的女性，在给这些患者行注射治疗前应就可能发生的并发症向患者说明并征得其同意，如患者非常担心此类并发症的发生，可将药物换为氢化可的松，可能降低此类并发症的发生概率。

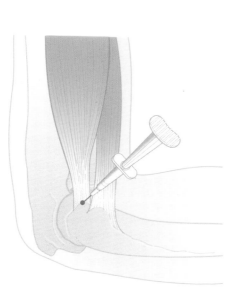

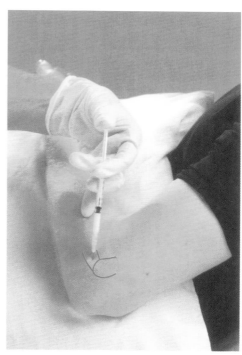

前臂屈肌肌腱

慢性肌腱炎——高尔夫球肘

病史　劳损。

体格检查　发生在肘部内侧的疼痛，可因屈曲前臂或握拳而加重；可引起疼痛的动作：腕部屈曲抗阻，有时前臂旋前抗阻。

鉴别诊断　旋前圆肌肌腱炎；来自颈部的放射痛。

器具和药物

注射器	穿刺针	康宁克通	利多卡因	总容量
1 mL	橙色，25G，16 mm	10 mg	0.75 mL，2%	1 mL

应用解剖

前臂屈肌肌腱起于肱骨内上髁骨面的前段，它的起始部宽度大约相当于小指指甲的宽度。

操作技术

- 患者取坐位，患肢伸展支撑放于手术操作台上。
- 确定肱骨内上髁的位置，标定其前段骨面为穿刺点。
- 垂直皮面进针直达骨面。
- 药液注入肌腱，会有一定的阻挡感。

术后护理

建议患者适当休息 10 天，随后可开始活动患肢和进行功能锻炼。也可行深部横向按摩。

实用要点

　　有时病变部位不在肱骨内上髁而是在屈肌和肌腱的连接部，在此局部常可有一非常明显的压痛点，在这种情况下，注射治疗可能不一定取得良好的疗效，但如果患者耐受，按摩术往往可奏效。高尔夫球肘较网球肘少见，治疗成功后复发率也很低，一般仅用按摩推拿术治疗也可有较好的疗效。

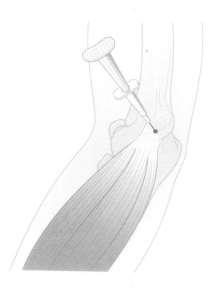

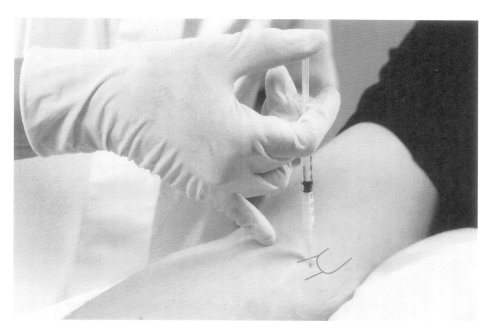

（邱　凤　贾明睿　译）

腕关节和手

腕关节和手的检查

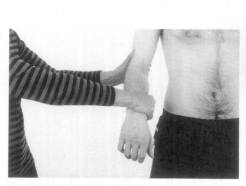

图 3.22　被动旋前

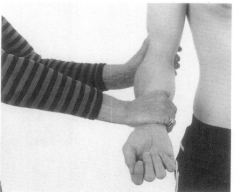

图 3.23　被动旋后

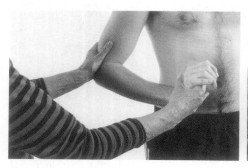

图 3.24　被动伸展

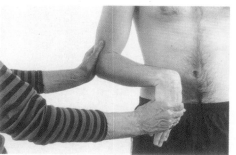

图 3.25　被动屈曲

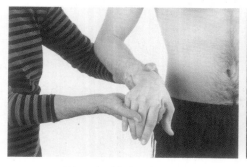

图 3.26　被动尺侧偏斜

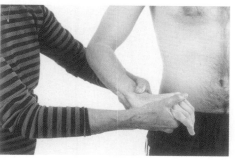

图 3.27　被动桡侧偏斜

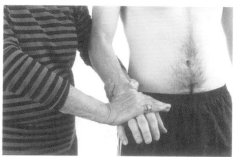

图 3.28　伸展抗阻

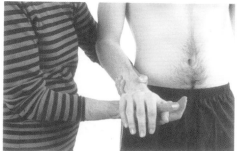

图 3.29　屈曲抗阻

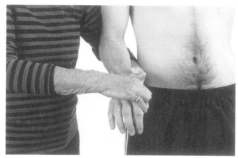

图 3.30　桡侧偏斜抗阻

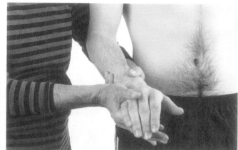

图 3.31　尺侧偏斜抗阻

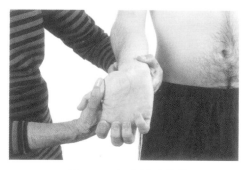

图 3.32　拇指被动伸展

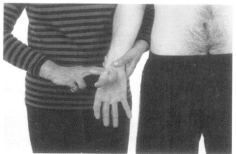

图 3.33　拇指外展抗阻

第
三
部
分

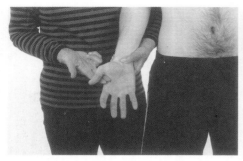

图 3.34　拇指内收抗阻

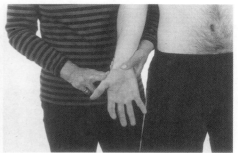

图 3.35　拇指伸展抗阻

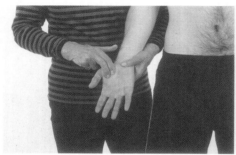

图 3.36　拇指屈曲抗阻

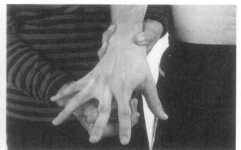

图 3.37　手指外展抗阻

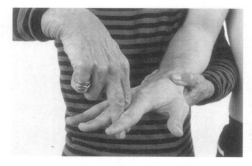

图 3.38　手指内收抗阻

腕关节受限型

● 相同程度的伸展和屈曲受限。

手指关节受限型

● 拇指：伸展和外展受限。
● 掌指关节：伸展和桡侧偏斜受限。
● 近端指间关节：屈曲受限。
● 远端指间关节：伸展受限。

必要时进行的其他手部检查

● Finkelstein 试验、皮肤感觉、脉搏、手的握力。
● 在腕部轻叩正中神经（Tinel 征）或完全屈曲腕关节 30 s 然后松开（Phalen 征），引起手部感觉异常。

下尺桡关节和三角软骨板

慢性关节囊炎或急性软骨板撕裂

病史　骨关节炎或类风湿性关节炎；创伤：手伸直时摔倒或强力牵拉腕关节。

体格检查　腕关节尺侧疼痛；腕关节活动受限；腕关节在被动旋前、旋后的终末状态均可诱发疼痛。

软骨板撕裂：腕关节被动屈曲和 / 或屈曲抗阻、被动尺侧偏斜和 / 或尺侧偏斜抗阻及做 "scoop" 试验（见下文）均可诱发疼痛。

鉴别诊断　豌豆骨或尺骨骨折。

器具和药物

注射器	穿刺针	康宁克通	利多卡因	总容量
2 mL	橙色，25G，16 mm	10 mg	1 mL，2%	1.25 mL

应用解剖

腕尺关节呈 L 形，其关节间隙大约有一指宽，两侧分别为腕骨和尺骨，其间有一三角形的关节软骨。当手掌面向下时，腕尺关节面恰好位于从腕关节中点至尺骨茎突处，大约相当于腕关节整个长度的三分之一。确定此关节位置的方法为：触诊医师的手指在患者尺骨和桡骨的末端滑动从而确定尺骨的末端及其和桡骨的交界处；也可通过触诊确定尺骨茎突和腕部三角骨之间的间隙即为关节腔的所在。

操作技术

- 患者掌面向下，将前臂平稳放置于操作台上。
- 确定尺骨茎突的位置。
- 在尺骨茎突远端穿刺，朝向桡骨的方向横向前进，穿过尺骨外侧的韧带继续进针，即可到达关节腔。
- 一次性注入全部配方药液。

术后护理

建议休息一周，避免屈曲和尺侧偏斜的运动。有半月板撕裂的患者，分散注意力的运动疗法会有一定的效果。

实用要点

此处软骨损伤较为常见，常常发生于摔倒时伸出的手先着地、牵拉伤或 Colles' 骨折等外伤患者。最常用的疼痛激发试验是 scoop 试验——掌心向上，将腕关节尺侧偏斜，然后做半环形运动至腕关节呈屈曲位。患者常主诉疼痛和弹响，并且偶有关节绞索发生。

放松疗法可以缓解疼痛，但在急性期应给予注射治疗、绷带包扎以及夹板固定。

必须向患者讲明病情并要求他避免腕部撞击之类的运动，如转动没有助力的方向盘、行双手支撑的倒立等。

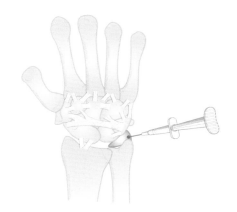

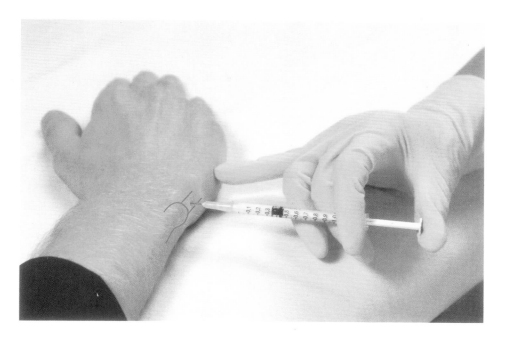

腕关节

急、慢性滑囊炎

病史　劳损或创伤。

体格检查　腕关节疼痛，可伴有关节发热、肿胀、积液和活动受限。关节受限型：被动屈伸受限。

鉴别诊断　类风湿性关节炎、骨性关节炎或骨折。

器具和药物

注射器	穿刺针	康宁克通	利多卡因	总容量
2 mL	蓝色，23G，30 mm	20 mg	1.5 mL，2%	2 mL

应用解剖

腕关节腔并非一独立完整的腔室，而是由许多小腔室组成。因此，腕关节注射不能仅在一点注药，而需要做扇形多点浸润。

操作技术

● 将患侧手臂放于操作台上，手掌面向下，稍屈曲腕关节。
● 确定腕关节的中点，大约位于头状骨的凹陷处。
● 在上述腕关节中点处穿刺。
● 向各个关节腔隙和韧带多点注射。

术后护理

注射后腕关节夹板固定、制动直至疼痛缓解，然后可在不引起腕关节疼痛的前提下进行轻柔的功能锻炼。蜡疗对该病非常有效，因为除了蜡疗本身的治疗作用外，还可以把它团成球状做功能锻炼。应避免手部的剧烈运动。

实用要点

腕关节注射常用于类风湿性关节炎的治疗。如腕关节病变严重并有显著肿胀，则有必要使用较长的穿刺针以保证针达病处。

因创伤、劳损、骨关节炎等原因引起的腕关节疼痛，通常经过短时间应用镇痛药物和夹板固定就能取得良好的疗效。对于创伤患者治疗前应首先排除骨折，特别是舟状骨骨折。

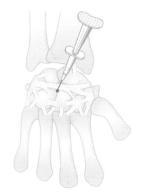

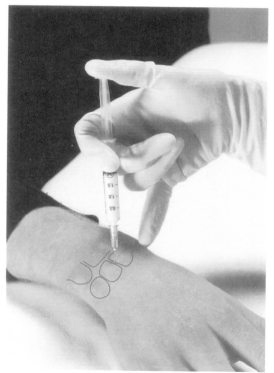

拇指和其他手指的关节

急、慢性滑囊炎

病史　劳损或创伤。

体格检查　关节疼痛。

拇指　关节受限型：疼痛和伸展、外展受限。

其他手指　关节受限型：疼痛和远端指间关节伸展受限、近端指间关节屈曲受限。

鉴别诊断　类风湿性关节炎、骨性关节炎或骨折。

器具和药物

注射器	穿刺针	康宁克通	利多卡因	总容量
1 mL	橙色，25G	拇指，10 mg	0.75 mL，2%	1 mL
	16 mm	其他手指，10 mg	0.5 mL，2%	0.75 mL

应用解剖

第1掌骨与大多角骨形成第1腕掌关节，最简易的穿刺入路是在腕部背侧鼻烟壶的顶点。确定关节间隙的方法：被动运动第1腕掌关节，在做关节被动屈曲和背伸动作的同时触诊，可明确关节间隙的位置。进针点应标记在第1掌骨基底部的近端，这样穿刺更容易成功。需注意的是桡动脉位于鼻烟壶的基底部。拇指指间关节及其他手指指间关节的最佳注射点位于手指轻度弯曲状态下关节间隙的内侧或外侧。

操作技术

- 将患侧前臂放于操作台上，第1腕掌关节背侧朝上，患者自行牵拉拇指使关节间隙加大。
- 在腕关节背面鼻烟壶部位确定关节间隙的位置。
- 垂直于皮肤表面进针直达关节腔。
- 一次性注入全部配方药液。

术后护理

使用人字形绷带包扎拇指，或将两个手指包扎在一起用夹板固定几日。然后患者可以在不引起关节疼痛的前提下进行轻柔的主动和被动功能锻炼，同时应提醒患者避免患指过度劳累。对患指进行蜡疗是有益的，蜡疗后的蜡球可用作功能锻炼的工具。

实用要点

　　腕掌关节炎多见于老年女性，该病注射的疗效很好。有时几年之后需行第 2 次注射治疗，不过度劳损可延缓该病的复发。

　　骨性关节炎的患者穿刺可能会遇到困难，有时需在关节周围先局麻以减轻穿刺引起的疼痛。关节间隙拉伸有助于穿刺成功，也可试着换用更细的穿刺针，比如 30G 的穿刺针。

　　第 1 腕掌关节和舟骨、大多角骨、小多角骨（STT）关节的骨关节炎在拇指可能同时存在，压痛点位于关节近端。如果主要疼痛部位不能确定，可以先注射远端关节以免因阻滞了周围皮神经而影响医生对病情的判断。

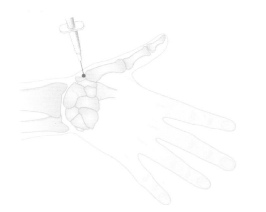

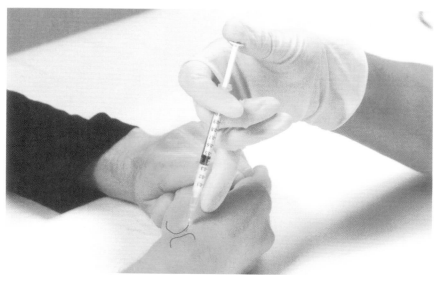

屈指肌腱结节

扳机指或扳机拇

病史　自然发病。

体格检查　痛性弹响，有时手指因绞索无法完全伸直。通常在手指的近端可触及一个有压痛的结节。

鉴别诊断　类风湿性关节炎或骨性关节炎。

器具和药物

注射器	穿刺针	康宁克通	利多卡因	总容量
1 mL	橙色，25G，16 mm	10 mg	0.25 mL，2%	0.5 mL

应用解剖

扳机指是由于屈指肌腱上的结节形成并逐渐增大所致，此结节因存在炎症反应而疼痛。屈指肌腱结节常位于掌指关节近端，在此处有一横行的韧带跨于肌腱的上方。扳机指可发生于任何手指，但以拇、食二指常见。

操作技术

- 掌面向上将手平放于操作台上。
- 标定结节的位置。
- 经此点垂直进针进入结节内。
- 将一半药液注入结节内。
- 调整穿刺针的角度和深度，使针尖位于腱鞘内。
- 将剩余的药液注入腱鞘内。

术后护理

除了适当休息几天外，对患者的活动没有特别的限制。

实用要点

在此处的注射几乎均可获得满意的疗效，虽然结节通常还存在，但已不再引起疼痛。在针尖刺入结节时，有时可闻及轻微的爆裂声；在针尖刺入肌腱时，可有橡皮样的抵挡感。

　　有医生主张先不带注射器，单纯用针头穿刺到位，然后嘱患者屈曲手指，如果针头跟着移动，即证明针尖到达了正确的部位，然后再接上注射器注药，但此法耗时较长而且会引起患者的不适；还有的医生喜欢在行腱鞘穿刺之前将穿刺针弯曲，但是这会增加针头折断的风险。

　　虽然糖尿病和类风湿性关节炎患者局部类固醇注射疗效稍差，但是合并糖尿病的患者该治疗的有效率可高达 60%。多个手指同时患病时疗效也会降低。

Modified from British Society for Surgery of the Hand. *Recommendations for Treatment of Trigger Digit in Adults*. 2014

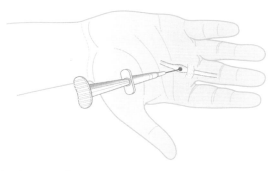

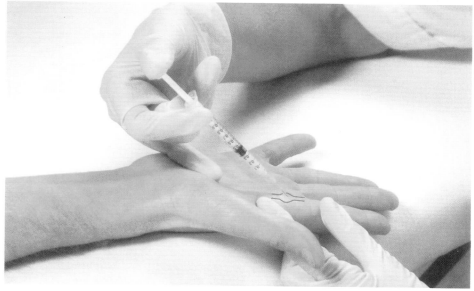

拇指肌腱

桡骨茎突缩窄性腱鞘炎

病史　拇长展肌和拇短伸肌劳损。

体格检查　拇指近端和桡骨茎突上的疼痛；偶有捻发音；拇指外展和背伸抗阻或手掌尺侧偏斜同时被动屈曲拇指均可诱发疼痛（Finkelstein试验）。

鉴别诊断　拇指滑囊炎。

器具和药物

注射器	穿刺针	康宁克通	利多卡因	总容量
1 mL	橙色，25G，16 mm	10 mg	0.75 mL，2%	1 mL

应用解剖

拇长展肌和拇短伸肌肌腱通常被包裹在腕部桡侧的同一个腱鞘内。桡骨茎突处对按压较为敏感，因此在判断此处是否存在压痛时需按压对侧桡骨茎突作为比较。在拇指背伸抗阻状态下，此二肌腱常可清楚地显现于手腕的桡侧，也可在第1掌骨的基底部通过触诊确定此二肌腱。治疗的目的是将穿刺针滑入此二肌腱之间，然后将药液注入腱鞘内。

操作技术

- 将患手桡侧向上，垂直置于操作台上，拇指略屈曲。
- 在第1掌骨的近端，两个肌腱之间的缝隙处标定穿刺点。
- 在标定的穿刺点处垂直进针，然后调整穿刺方向和深度，使针尖位于两个肌腱之间。
- 在腱鞘内一次性注入全部配方药液。

术后护理

休息患手，同时绷带固定一周。避免可以诱发疼痛的活动，必要时进行循序渐进的功能锻炼。

实用要点

　　倘若患者的腕部肿胀程度不重，注射药液后可见注射部位出现一腊肠状隆起。

　　在上述区域行注射治疗有引起局部皮肤色素脱失和皮下脂肪组织萎缩的可能，这种情况在肤色较黑、体型较瘦的女性患者更易发生。尽管可有不同程度的恢复，但是这种改变也可能是永久性的。在同患者签署知情同意书时应告知患者上述并发症的可能性。将激素类药物更换为氢化可的松可最大限度地降低发生上述并发症的风险。

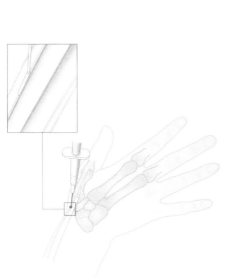

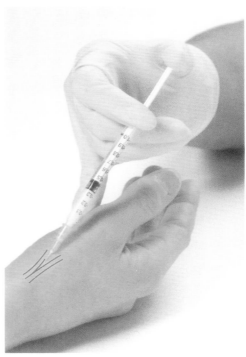

腕管

屈肌支持带下方的正中神经受压

病史　劳损或创伤，自发性。

体格检查　正中神经分布区针刺感，夜间尤甚。正中神经长期受压可致鱼际肌萎缩和拇指肌无力。

鉴别诊断　Colles' 骨折；颈椎病；妊娠；甲状腺功能不全；肢端肥大症；类风湿性或银屑病性关节炎；特发性。

器具和药物

注射器	穿刺针	康宁克通	利多卡因	总容量
1 mL	蓝色，23G，30 mm	20 mg	无	0.5 mL

应用解剖

　　腕部屈肌支持带附着于下列四个部位：豌豆骨、舟状骨、钩骨钩和大多角骨，其宽度大约相当于拇指的宽度，其近端位于远端腕横纹处。正中神经通常位于腕部中央的掌长肌腱下方，桡侧腕屈肌肌腱内侧。如果掌长肌腱缺失，嘱患者用拇指尖按压小指尖，在手掌中部形成的一条深而明显的褶痕带即为正中神经走行的位置。

操作技术

- 患者掌面向上。
- 在近端腕横纹中点处标定穿刺点，此点位于桡侧腕屈肌和正中神经之间。
- 在标定点处进针然后倾斜 45° 向远端前进，直至针尖位于屈肌支持带中点的下方。
- 一次性注入全部配方药液。

术后护理

　　术后休息直至症状消失，然后恢复正常的活动。注射治疗后的早期，夜间睡眠时行夹板固定有助于疾病的康复；建议患者睡眠时避免腕部处于过度屈曲位——冬眠鼠姿势（the dormouse position）。

实用要点

　　注射药物中不加局麻药是因为本病的主要症状是麻木，而且加用局麻药后势必增加注射液的容积，继而增加腕管内的压力。注意穿刺角度不可过大或过小，以免刺至骨组织或屈肌支持带。如果患者出现感觉异常，则说明针尖刺中了正中神经，此时应将针尖稍回撤然后重新穿刺。该治疗也可以在腕部屈肌腱和正中神经之间穿刺，注射相同剂量和容积的药物。虽然一次注射常常能取得良好的治疗效果，但症状容易复发。如果二次注射治疗后症状再次复发，则应建议其接受手术治疗。如果患者出现持续性麻木和／或鱼际肌萎缩，建议立即手术减压。

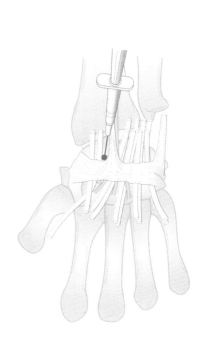

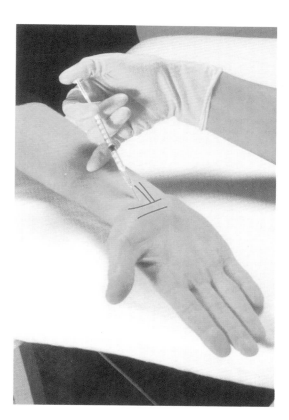

下颌

颞下颌关节

急性或慢性滑囊炎

病史   骨关节炎，夜间磨牙症，外伤，头痛，进食质硬或大体积食物，下颌绞索或咯咯声。

体格检查   关节疼痛，颌骨排列不齐，张口时疼痛，颌骨偏斜或突出伴不对称运动。

鉴别诊断   牙齿或听力障碍所致；颅内肿瘤；抑郁症。

器具和药物

注射器	穿刺针	康宁克通	利多卡因	总容量
1 mL	橙色，25G，16 mm	10 mg	0.75 mL，2%	1 mL

应用解剖

张口闭口时可在耳前触及颞下颌关节，其内有关节盘，穿刺针必须位于盘下进入关节间隙。张大口时颞下颌关节穿刺注药很容易。偶尔关节盘会因为外伤而撕裂。

操作技术

● 患者健侧卧位，头下垫枕，张口。
● 标记关节间隙。
● 在关节盘下方垂直穿刺进入关节腔。
● 将药物一次性注入。

术后护理

应避免下颌的过度运动如吃大苹果或硬东西。可以轻轻地主动运动或双侧咬肌等长收缩来锻炼下颌关节。牙科医生关于预防夜间磨牙的建议也很有益处。

实用要点

可能需要事先将穿刺针弯曲以避开关节盘。

如果关节盘脱位，应在注射 1 周后炎症消退时实施手法复位。复位失败者可能需要手术治疗。

偶尔该病可发生于精神过度紧张的患者，此时，可以尝试一下恰当的放松压力的方法。

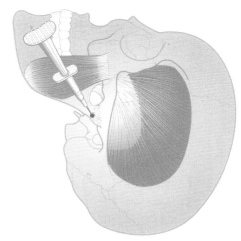

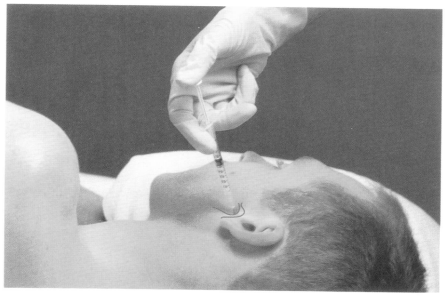

上肢注射疗法推荐剂量汇总

部位	注射器（mL）	穿刺针（mm）	康宁克通（mg）	利多卡因	总容量（mL）
肩					
肩关节	5	绿色 38~50	40	4 mL，1%	5
肩锁关节	1	橙色 13	10	0.75 mL，2%	1
胸锁关节	1	橙色 13	10	0.75 mL，2%	1
肩峰下滑囊	5	绿色 32	40	4 mL，1%	5
肩胛下滑囊 / 肌腱	2/1	蓝色 38	20/10	（1.5/0.75）mL，2%	2/1
肱二头肌长头	1	蓝色 25~32	10	0.75 mL，2%	1
冈下肌腱	2	蓝色 32	20	1.5 mL，2%	2
冈上肌腱	1	橙色 13	10	0.75 mL，2%	1
肩胛上神经	1	绿色 44	20	——	0.5
肘					
肘关节	2.5	蓝色 32	30	1.75 mL，2%	2.5
肱二头肌肌腱/滑囊	2	蓝色 32	10/20	（0.75/1.5）mL，2%	1/2
鹰嘴滑囊	2	蓝色 32	20	1.5 mL，2%	2
前臂伸肌肌腱	1	橙色 13	10	0.75 mL，2%	1
前臂屈肌肌腱	1	橙色 13	10	0.75 mL，2%	1
肱二头肌	2	蓝色 32			
手					
腕关节	2	蓝色 32	20	1.5 mL，2%	2
腕尺关节 / 半月板	2	橙色 13	10	1 mL，2%	1.25
拇指和其他手指关节	1	橙色 13	10	（0.75/0.5）mL，2%	1/ 0.75
屈肌肌腱结节	1	橙色 13	10	0.25 mL，2%	0.5
拇指肌腱	1	橙色 13	10	0.75 mL，2%	1
腕管	1	蓝色 32	20	——	0.5
颌骨					
颞下颌关节	1	橙色 13	10	0.75 mL，2%	1

（赵学军　译）

临床病例

自我检测指南

每个病例都是我们实际遇到的患者。大多数是肌肉骨骼系统常见的疾病。然而，有一些是罕见的疾病，诊断过程具有挑战性。我们希望您能考虑到每一个病例可能的鉴别诊断。

病史摘要

我们将每个患者的病史简化成了有意义的阳性病史。在进行临床检查之前，我们建议你根据病史做一个临时诊断。

体检发现

这里给出的信息是在常规检查中发现的。被动运动用来检测疼痛、活动受限、终末感觉，以及因疼痛导致的对抗运动和力量。如有必要可以进行进一步的确认检测。

只有阳性结果被列出。这些结果被分成以下几类，哪些体格检查导致疼痛、力量降低和 / 或活动受限。不能检查出这些表现的查体没有列出，因此你可以认为他们是阴性的。

完成每个测试后，考虑最可能的诊断和一个可能的替代诊断。同时考虑可能的合适的治疗，因为不是所有的患者都需要注射治疗(答案见附录 1)。

第三部分

肩部

病例 1

一位 22 岁的男性在滑雪过程中快速通过一个大雪丘时跌落，他的滑雪杆末端碰到了胸廓折叠处的肩关节。这个部位在 1 小时内出现肿胀。一周后他前来就诊，肩部前方严重挫伤，疼痛放射到肘部，上肢活动困难。夜间不能患侧卧位，镇痛药物仅能轻度减轻疼痛。静息时疼痛评分 2 分，活动时 8 分。

疼痛：肩关节被动屈曲，被动外旋，被动内旋，内旋抵抗。

活动受限：屈曲。

肌力下降：屈曲和内旋。

病例 2

一位 32 岁的男性职业橄榄球运动员 2 周前在比赛中右肩着地。他立即感到肩部疼痛，夜间难以患侧卧位。肩部有肿胀和轻微擦伤。活动时疼痛评分 6 分，夜间患侧卧位感到不适。

疼痛：肩关节被动外旋末期疼痛，被动内旋，被动屈曲，内收抵抗。

活动受限：被动屈曲。

肌力下降：外展。

病例 3

一位 59 岁女性无明显诱因出现右侧三角肌区域逐渐加重的疼痛。在 2 个多月的病程中，疼痛开始沿上肢进展，就诊时疼痛到达前臂中段；夜间不能患侧卧位，不能系胸罩。疼痛为持续性，程度 6~7 分。1987 年曾因"良性息肉"行子宫切除术。

疼痛：肩关节被动外旋（++），被动外展，被动内旋，内旋抵抗。

活动受限：外旋明显受限，外展轻度受限，轻度内旋。

肌力下降：外展。

病例 4

一位 27 岁的女性理疗师开始了一份接诊肥胖老年患者的新工作，并且同时喜欢上了壁球这一运动。她主诉活动时右上肢三角肌区域间断性疼痛，例如抬起手、举东西，以及将手伸向车后座时。这种症状已困扰她 6 个月左右。

疼痛：肩关节主动屈曲的终末期，外展痛弧，被动外旋终末期，被动内旋，外展抗阻。

肌力下降：外旋抗阻。

病例 5

一位 21 岁医学生主诉 2 年前开始出现右肩前方疼痛，可放射至肱骨中段。没有外伤史，疼痛进行性加重。她打算参加大学的 100 米自由泳比赛，目前游泳后肩痛 2 小时，影响她的训练。

疼痛：肩关节主动后伸的终末期，被动外旋。

肌力下降：外旋，肘关节屈曲。

病例 6

一位 64 岁建筑工人右肩内上角出现逐渐加重的疼痛 2 个月。他认为可能是抬起一根重的横梁导致的。目前疼痛向上放射至右侧颈部，穿过右侧肩胛骨，到达三角肌区域和肘部。他既往有放射到左上肢的心绞痛，但是最近的心脏检查是正常的。疼痛评分持续在 2 分，但是在穿衣、上举、患侧卧位以及后伸时疼痛评分在 6 分。布洛芬不能缓解。

活动受限：颈部各个方向活动受限。

疼痛：肩关节被动外旋（++），被动屈曲、内旋和外展。

肌力下降：肩部外展、外旋。

肘部

病例 7

一位 53 岁的女性患者主诉 1 个月前在提重物后出现右侧肘关节外侧放射至前臂 5 cm 处的疼痛。任何抓握或挤压的动作可引起疼痛评分加重至 9 分，夜间较重，肘关节晨起僵硬。做某些动作会偶尔出现肘关节"咔嗒"声。

疼痛：被动伸肘，被动屈腕，伸腕抗阻，旋后抗阻。

肌力下降：伸腕。

病例 8

一位 64 岁的退休园丁右侧肘关节内侧出现逐渐加重的疼痛。因为心脏搭桥术他不得不停止网球运动，但是希望返回运动场。他在挑起或使用重的割草机时，感到肩部刺痛，评分 7 分。肘关节偶尔绞索，并有异响。既往史包括 1 年前接受心脏搭桥手术。

疼痛：被动伸肘，被动伸腕，屈腕抗阻，旋前抗阻。

肌力下降：屈腕。

病例 9

一位 52 岁的劳动者主诉右肘部间断疼痛 12 年。最近他感到疼痛由间断的钝痛变为频发的尖锐刺痛，不能将任何物体举过头顶。偶尔会有关节暂时的绞索。

疼痛：被动屈肘终末期，同时伴僵硬，被动旋后。

肌力下降：伸肘末期有弹性感觉。

病例 10

一位 35 岁的单亲妈妈打算健身，并和朋友一起进行网球运动。她用力反手挥拍扣球时没有击中球，立即感到右肘部背侧剧烈疼痛。2 小时之内她已经不能完全屈曲或伸展肘部。第 2 天来就诊时，发现右侧肘关节皮温略高。

疼痛：被动屈肘，被动伸肘。

活动受限：屈肘 70°，伸肘 50°。

病例 11

一位 40 岁的秘书在上班高峰期滑倒在皮卡迪利火车站，左侧臀部和肘部着地。除了有些尴尬，她感觉尚可，能继续工作。但第 2 天起床后，她不能完全屈肘或伸肘。疼痛在肘关节周围和肘关节内部，尤其是外侧部分。疼痛持续加重，影响睡眠。3 天后前来就诊，疼痛最高达 8 分。

疼痛：被动屈肘，被动伸肘，被动旋后，伸肘抗阻，伸腕抗阻。

活动受限：屈肘 50°，伸肘 40°。

触诊：皮温略高，轻度肿胀。

病例 12

一位 53 岁酒馆老板感到肘关节前方逐渐加重的疼痛，评分 4 分。在拉东西和举起东西时疼痛明显加重。休息可以缓解疼痛，但是他需要持续的工作。

疼痛：被动屈肘终末期，被动伸肘，被动旋前，屈肘抗阻，旋后抗阻。

腕和手

病例 13

一位年轻人周末进行了皮划艇运动后周一来就诊。他主诉右前臂中部背侧严重的疼痛，评分 8 分，腕关节活动后疼痛加重。疼痛区域有肿胀，皮温略高。

疼痛：被动屈曲，被动旋前，伸腕抗阻，桡侧倾抗阻。
肌力下降：屈腕，旋后。

病例 14

70 岁的艾瑞克最近在进行园艺活动，用剪子修剪玫瑰树。右手拇指基底部出现疼痛，并且很难抓握和上举。关节夜间疼痛，晨起僵硬，抓握力弱并伴疼痛。既往史包括 3 年前一过性心脏缺血发作。

疼痛：被动拇指背伸和外展。
活动受限：拇指背伸和外展。
肌力下降：拇指内收和屈曲，伸腕和屈腕。

病例 15

一位 42 岁女性患者 1 个月前向后摔倒，手处于过伸位，主诉腕部背侧疼痛。拿重物时疼痛明显，手腕不能支撑身体。夜间痛，晨起僵硬。受伤时拍 X 线片未发现骨骼异常。

疼痛：被动伸腕和屈腕。
活动受限：伸腕。

第三部分

病例 16

一位 76 岁女性艺术家的右腕部桡侧和拇指出现逐渐加重的疼痛，在她使用很重的刷子装饰新工作室时，疼痛向上放射至上臂。抗炎药物、夹板固定和注射疗法均无效。任何使用拇指和腕部的动作均可以引起 5 分的疼痛。前臂略肿胀。

疼痛：腕关节被动尺侧偏，桡侧偏抗阻，拇指外展和背伸抗阻。

病例 17

一位 37 岁教师右手感觉减退和疼痛 3 个月。症状夜间出现，影响睡眠。她认为症状主要集中在手和手指外侧，但这一点不是特别肯定。整个手部感到肿胀和触痛。

疼痛：拇指捏握。

感觉异常：被动屈腕。

感觉减退：右拇指掌面。

病例 18

一位 30 岁的理疗师主诉在对一个足球运动员颈部进行手法牵引时感到右腕部尺侧疼痛。在休息和口服止痛药后，疼痛缓解。但是 2 年后，某些动作会诱发刺痛，例如扭动手腕或转动方向盘，同时腕关节经常发出"咔嗒"声。她既不能有效地处理自己在足球队的工作，也不能为提高自卫能力而继续进行武术训练了。

疼痛：腕关节被动旋后，被动屈腕，腕关节被动尺侧偏，屈腕抗阻，尺侧偏抗阻。

参考文献

General Accuracy

Daley EL, Bajaj S, Bison LJ, et al. Improving injection accuracy of the elbow, knee, and shoulder: does injection site and imaging make a difference? A systematic review. *Am J Sports Med*. 2011;39(3):656-662.

Glenohumeral Joint: Adhesive Capsulitis

American Academy of Orthopaedic Surgeons. The treatment of glenohumeral joint osteoarthritis: guideline and evidence report; December 4, 2009, recommendation 3. www. aaos.org/research/guidelines/gloguideline, pdf.

Buchbinder R, Green S, Youd JM, et al. Arthrographic distension for adhesive capsulitis (frozen shoulder). *Cochrane Database Syst Rev.* 2008;(1):CD007005.

Lee HJ, Lim KB, Kim DY, et al. Randomized controlled trial for efficacy of intra-articular injection for adhesive capsulitis: ultrasonography-guided versus blind technique. *Arch Phys Med Rehabil.* 2009;90(12):1997-2002.

Maund E, Craig D, Suekarran S, et al. Management of frozen shoulder: a systematic review and cost-effectiveness analysis. *Health Technol Assess.* 2012; 16(11):1-264.

Murphy RJ, Cart AJ. Shoulder pain: intra-articular corticosteroid injections. *BMJ Best Pract.* 2012;16(11):1-264.

Uppal HS, Evans JP, Smith C. Frozen shoulder: a systematic review of therapeutic options. *World J Orthop.* 2015;6(2):263-268.

Acromioclavicular Joint

Wasserman BR, Pettrone S, Jazrawi LM, et al. Accuracy of acromioclavicular joint injections. *Am J Sports Med.* 2013;41(1):149-152.

Subacromial Bursa

Bloom JE, Rischin A, Johnston RV, et al. Image-guided versus blind glucocorticoid injection for shoulder pain. *Cochrane Database Syst Rev.* 2012; (8):CD009147.

Coghlan JA, Buchbinder R, Green S, et al. Surgery for rotator cuff disease. *Cochrane Database Syst Rev.* 2008;(1):CD005619.

Suprascapular Nerve

Pehora C, Pearson AME, Kaushal A, et al. Dexamethasone as an adjuvant to peripheral nerve block. *Cochrane Database Syst Rev.* 2017;(11):CD011770.

Common Extensor Tendon

Buchbinder R, Johnston RV, Barnsley L, et al. Surgery for lateral elbow pain. *Cochrane Database Syst Rev.* 2011;(3):CD003525.

Coombs BK, Connelly L, Bisset L, et al. Economic evaluation favours physiotherapy but not corticosteroid injection as a first-line intervention for chronic lateral epicondylalgia: evidence from a randomised clinical trial. *Br J Sports Med.* 2016;50:1400-1405.

Dong W, Goost H, Lin XB, et al. Injection therapies for lateral epicondylalgia: a systematic review and Bayesian network meta-analysis. *Br J Sports Med.* 2016;50:900-908.

Wrist Joint

Burke FD, Melikyan EY, Bradley MJ, et al. Primary care referral protocol for wrist ganglia. *Postgrad Med J.* 2003;79:329-331.

Thumb and Finger Joints

Wolf JM, Delaronde S. Current trends in nonoperative and operative treatment of trapeziometacarpal osteoarthritis: a survey of US hand surgeons. *J Hand Surg Am.* 2012;37(1):77-82.

Flexor Tendon Nodule

Amirfeyz R, McNinch R, Watts A, et al. Evidence-based management of adult trigger digits. *J Hand Surg Eur Vol.* 2017;42(5):473-480.

de Quervain's Tenosynovitis

Mirzanli C, Ozturk K, Esenyel CZ, et al. Accuracy of intrasheath injection techniques for de

第
三
部
分

Quervain's disease: a cadaveric study. *J Hand Surg Eur Vol.* 2012;37(2):155-160.

Peters-Veluthamaningal C, van der Windt DA, Winters JC, et al. Corticosteroid injection for de Quervain's tenosynovitis. *Cochrane Database Syst Rev.* 2009;(3):CD005616.

Richie CA 3rd, Briner WW Jr. Corticosteroid injection for treatment of de Quervain's tenosynovitis: a pooled quantitative literature evaluation. *J Am Board Fam Pract.* 2003;16(2):102-106.

Carpal Tunnel

American Academy of Orthopaedic Surgeons. *Clinical Practice Guideline on Treatment of Carpal Tunnel Syndrome.* Rosemont, IL: American Academy of Orthopaedic Surgeons; 2008.

Huisstede BM, Hoogvliet P, Randsdorp MS. Carpal tunnel syndrome. Part I: effectiveness of nonsurgical treatments-a systematic review. *Arch Phys Med Rehabil.* 2010;91(7):981-1004.

Marshall SC, Tardif G, Ashworth NL. Local corticosteroid injection for carpal tunnel syndrome. *Cochrane Database Syst Rev.* 2007;(2):CD001554.

Van Dijk MAJ, Reitsma JB, Fischer JC, et al. Indications for requesting laboratory tests for concurrent diseases in patients with carpal tunnel syndrome. *Clin Chem.* 2003;49(9):1437-1444.

Verdugo RJ, Salinas RA, Castillo JL, et al. Surgical versus non-surgical treatment for carpal tunnel syndrome. *Cochrane Database Syst Rev.* 2008;(4):CD001552,

Temperomandibular Joint

de Souza RF, Lovato da Silva CH, Nasser M, et al. Interventions for the management of temporomandibular joint osteoarthritis. *Cochrane Database Syst Rev.* 2012;(4):CD007261.

（王胜涛　译）

第四部分

下肢注射技术

下肢查体

关节受限型是指关节活动受限的特点。关节受限型提示退变、炎症或创伤所致的一定程度的关节炎。关节炎进展可能会出现关节活动至最大范围时僵硬。

检查膝和足时首先触摸有无热、肿以及滑膜增厚，最后寻找压痛点以定位病变，并与对侧对比以排除正常的压痛。

如果诊断存疑，或者需要确定一个临时诊断，就要进一步检查，包括反复活动、稳定性检查、个别关节试验以及神经检查如反射和皮肤感觉检查。

影像或血液等客观检查应在慎重考虑花费后或确有指征时进行。

所有的下肢检查开始时，应先观察患者步入诊室的姿态，并进行主动腰部背伸以排除病因位于腰椎。

缩写词

Hx：病史；OE：体格检查；DD：鉴别诊断；OA：骨性关节炎；RA：类风湿性关节炎；LA：局部麻醉剂；ACL：前交叉韧带；PCL：后交叉韧带

髋部

髋关节检查（仰卧位）

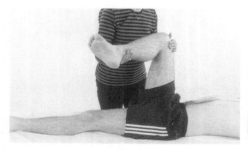

图 4.1　被动外旋

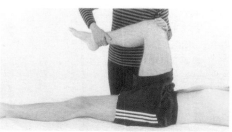

图 4.2　被动内旋

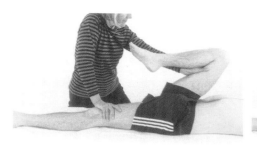

图 4.3　被动屈曲

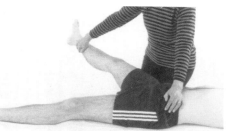

图 4.4　被动外展

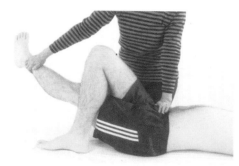

图 4.5　被动内收

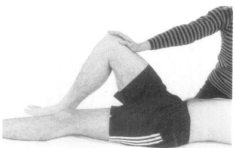

图 4.6　抗阻屈曲

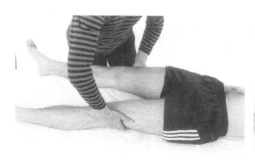

图 4.7　抗阻外展

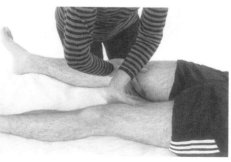

图 4.8　抗阻内收

第四部分

髋关节检查（俯卧位）

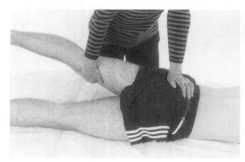

图 4.9　被动外展

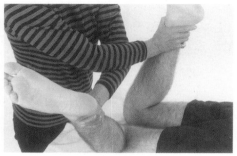

图 4.10　抗阻外旋

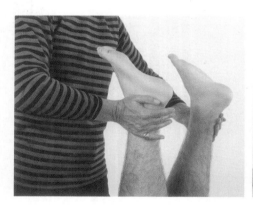

图 4.11　抗阻内旋

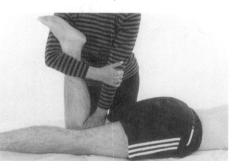

图 4.12　抗阻伸膝

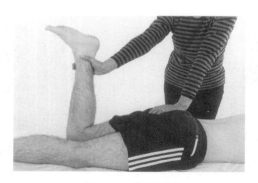

图 4.13　抗阻屈膝

髋关节受限型

● 内旋最重，屈曲与外展较轻，伸直最轻。

必要时进行的其他髋关节检查

● Trendelenburg 试验，即单足站立试验。
● 腰大肌挤压试验：髋关节被动完全屈曲然后内收。

髋关节

急性或慢性关节囊炎

病史　骨性关节炎、类风湿性关节炎或创伤性关节囊炎，伴随夜间痛以及理疗无效的严重放射痛；腹股沟和 / 或大腿前部疼痛。

体格检查　关节受限型：内旋受限最重，屈曲较轻，外展最轻。

鉴别诊断　股骨骨折，骨质疏松的绝经后妇女的应力性骨折少见；无菌性坏死，肿瘤骨转移，腹股沟扭伤；L3 神经牵涉痛，内脏痛；女性精神压力导致的较罕见。

器具和药物

注射器	穿刺针		康宁克通	利多卡因	总容量
5 mL	脊柱穿刺针，22G，90 mm		40 mg	4 mL，1%	5 mL

应用解剖

髋关节囊附着于股骨外科颈的基底部。所以，如果针刺至股骨颈，药液就会注入关节囊内。

股骨大转子为三角形，顶端呈锐角突出于股骨颈之上。此部分很难触摸到，尤其对于脂肪组织过多的患者，因此应在大转子最突出部分的近侧至少一拇指宽处进针。最安全而又简单的路径是从外侧进入。

操作技术

● 患者健侧卧位，健侧下肢屈曲，患侧下肢伸直并垫枕头以保持水平。
● 使患肢被动外展，食指触摸找到大转子顶端。
● 在触摸到的大转子顶端近侧约一拇指宽处垂直进针，直到触及股骨颈。

第四部分

● 一次性注入全部药液。

术后护理

逐步增加可以导致疼痛的活动，坚持进行拉伸练习以保持活动度，但应限制负重练习。在退变早期，疼痛局限，夜间痛轻微，关节活动至最大范围时仍有弹性，功能尚好，理疗可能有效。

实用要点

髋关节外侧入路简单、安全、无痛。穿透关节囊时通常感觉不到，此操作无须在X线监视下进行。待手术患者往往采用这种疗法，但术后至少6周不能进行关节注射，因为免疫力降低可能导致感染概率增加。此疗法通常能成功地暂时缓解疼痛，若有必要，可间隔至少3个月重复进行。每年进行一次X线检查，以观察退变情况。

对于体形较大患者，药液总容量可增至8~10 mL。此时最好使用40 mg曲安西龙，容量是4 mL。体形较大者可能需要更长的椎管穿刺针。

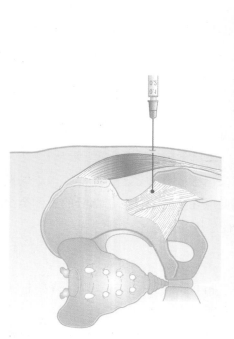

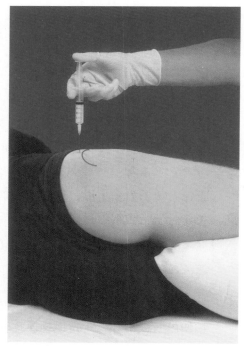

臀部滑囊

慢性滑囊炎

病史 劳损或跌倒时臀部着地。

体格检查 臀部上外侧 1/4 处疼痛并触痛；可引起疼痛的动作：被动屈曲、外展及内收；抗阻外展与伸直。

鉴别诊断 骶髂关节拉伤；L4~L5 神经牵涉痛。

器具和药物

注射器	穿刺针	康宁克通	利多卡因	总容量
5 mL	脊柱穿刺针，22G，90 mm	40 mg	4 mL，1%	5 mL

应用解剖

臀部滑囊的数量、大小及形状均不固定。其可以位于臀肌深面的髂骨之上，也可位于三层肌肉之间。可通过痛点寻找进针点，但必须双侧对比，因为此区域总有压痛。

操作技术

- 患者健侧卧位，健侧下肢伸直，患侧下肢屈曲。
- 找到并标记臀部上外侧 1/4 处痛点的中心。
- 垂直进针直到触及髂骨。
- 旋转退针的同时在无阻力处注射药液——就像针在爬螺旋楼梯一样。

实用要点

在滑囊附近无大血管及神经，因此可以直接进行注射。在臀肌内或臀肌下方的阻力下降感可指导操作者注射药液。腰椎或骶髂关节的牵涉痛经常被误诊为臀部滑囊炎。仅有臀中部的压痛对多数人来说是正常的，不应考虑诊断为滑囊炎。

体形较大者可能需要更长的脊柱穿刺针。

第四部分

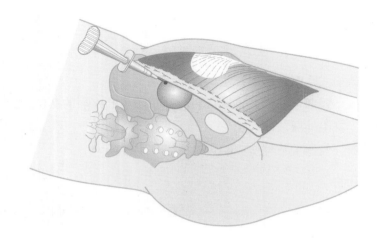

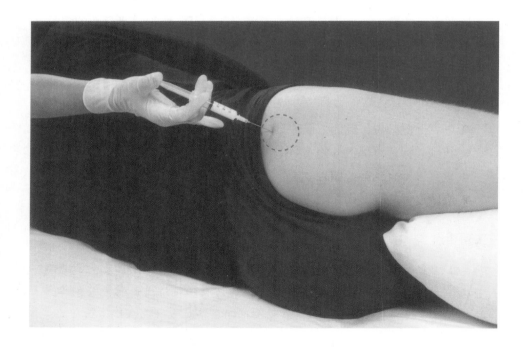

腰大肌滑囊

慢性滑囊炎

病史 劳损——尤其是需要重复屈髋的活动，如跑步、跨栏。

体格检查 腹股沟区疼痛；可引起疼痛的动作：被动屈曲、内收、外展、被动伸直，抗阻屈曲与内收；Scoop 试验——大腿被动圆弧形挤压，即从完全屈曲位内收。

鉴别诊断 髋关节骨性关节炎、骨折、肿瘤骨转移、内收肌拉伤、耻骨联合炎、疝、腹肌拉伤、皮神经病变、L3 神经牵涉痛、骶髂关节病变、生殖泌尿器官病变。

器具和药物

注射器	穿刺针	康宁克通	利多卡因	总容量
2.5 mL	脊柱穿刺针，22G，90 mm	20 mg	2 mL，2%	2.5 mL

应用解剖

腰大肌滑囊位于髂腰肌腱与股骨颈上的关节囊前壁之间。它位于腹股沟三个重要结构——股静脉、股动脉和股神经的深面，与腹股沟韧带在同一平面上。因此，必须要谨慎穿刺。按照以下指导操作可确保针从下面绕过神经血管束。

操作技术

- 患者仰卧位。
- 在腹股沟韧带中点找到股动脉搏动处。旁开三指并向远端移动三指做标记。穿刺点与髂前上棘在同一条直线上并位于缝匠肌的内缘。
- 在此点进针并使针向头端、内侧各倾斜45°。针从神经血管束下经过，穿过腰大肌肌腱直至触及股骨颈前面的骨质。
- 稍退针在肌腱深面一次性注入全部药液。

术后护理

避免可能刺激到滑囊的活动，直至症状消失，然后开始髋伸肌拉伸与肌平衡练习。

第四部分

实用要点

　　尽管该注射技术让初次操作者有所畏惧，但根据我们的经验，上述方法是安全有效的。非常偶然地可能触及股神经外侧支导致股四头肌暂时性肌力丧失。如果患者术中自诉刺痛或灼痛，应重新调整针位后注药或者暂时放弃操作以后再重新安排治疗。

　　鉴于存在以上所列的很多需要鉴别的疾病，医生应保持高度警惕直至确诊。如果不能确定，可考虑仅用局麻药进行诊断性注射。体形较大者可能需要更长的椎管穿刺针。

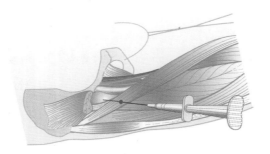

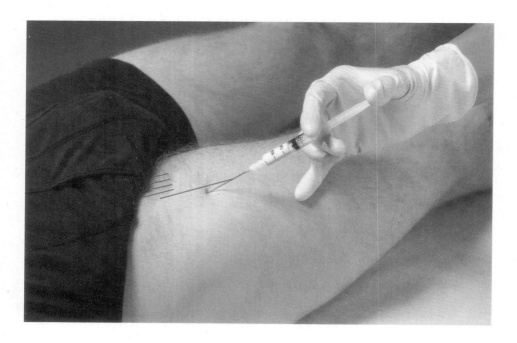

大转子滑囊

急性或慢性滑囊炎

病史　直接击打或跌倒髋部着地；自发性；劳损。

体格检查　大转子处疼痛并压痛；可引起疼痛的动作：髋被动外展、内收、被动屈曲、伸直；抗阻外展。

鉴别诊断　骨折；L2~L3 神经牵涉痛。

器具和药物

注射器	穿刺针	康宁克通	利多卡因	总容量
2 mL	蓝色，23G，30 mm	20 mg	1.5 mL，2%	2 mL

应用解剖

大转子滑囊位于股骨大转子之上。接近高尔夫球大小，通常有压痛。

操作技术

- 患者健侧卧位，健侧下肢屈曲，患侧下肢伸直。
- 找到并标记大转子处的压痛点。
- 在压痛点中心垂直进针直至触及大转子骨质。
- 凭感觉寻找推药无阻力处一次性注入全部药液。

术后护理

患者应避免劳累直至疼痛消失，然后逐步恢复正常活动。对于体型较瘦的老年人，每晚睡觉同一侧卧位且床垫较硬可能是病因，可用一个大圆环垫垫于大转子下，并鼓励患者调整卧姿；床垫可能也需要更换。拉伸髂胫束可能有益。

实用要点

跌倒或直接打击大转子经常导致出血性滑囊炎，这种情况应立即穿刺抽吸。

急性起病的大转子剧烈疼痛伴有明显压痛可能是急性钙化性滑囊炎所致，与肩部类似。这种情况 X 线片可见且注射治疗非常有效。

第四部分

对于顽固性和复发性病例，可考虑进行影像学检查以排除髋部短回旋肌的拉伤。

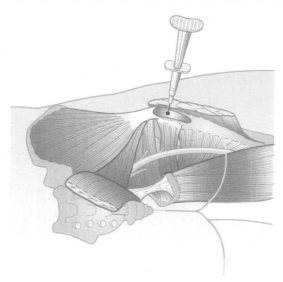

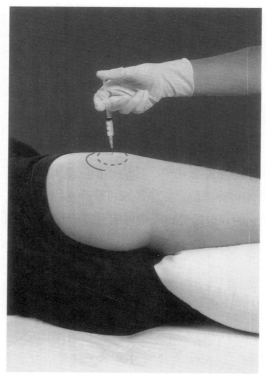

内收肌肌腱

慢性肌腱炎

病史　劳损或创伤。

体格检查　位于耻骨上的肌腱起点或肌腱中部引起的腹股沟区疼痛；可引起疼痛的动作：抗阻内收，被动外展。

鉴别诊断　髋关节骨性关节炎，骨折，肿瘤骨转移，腰大肌滑囊炎，耻骨联合炎，疝，腹股沟拉伤（以前称运动员腹股沟），皮神经病变，L3 神经牵涉痛，骶髂关节病变，生殖泌尿器官病变。

器具和药物

注射器	穿刺针	康宁克通	利多卡因	总容量
2 mL	蓝色，23G，30 mm	20 mg	1.5 mL，2%	2 mL

应用解剖

内收肌肌腱起自耻骨，起始处约两指宽。病变可位于肌腱与骨连接处或肌腱本身。这里介绍的技术是针对较常见的肌腱与骨连接处的病变。

操作技术

- 患者仰卧位，腿轻度外展外旋。
- 找到并标记肌腱起始处。
- 针刺入肌腱，向耻骨行进至触及骨质。
- 向肌腱与骨连接处推入药液。

术后护理

患者应休息直至症状消失，然后开始进行循序渐进的拉伸与力量练习。也可进行深部按摩。

实用要点

对于较少见的肌腱体部的病变，物理治疗（深部按摩与拉伸练习）可能更加有效。

第四部分

　　有许多原因可引起腹股沟疼痛，而且这些原因可能同时存在，这使得此处的诊断较为困难。

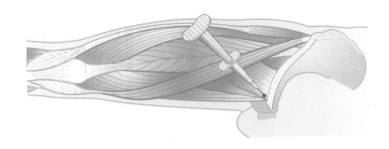

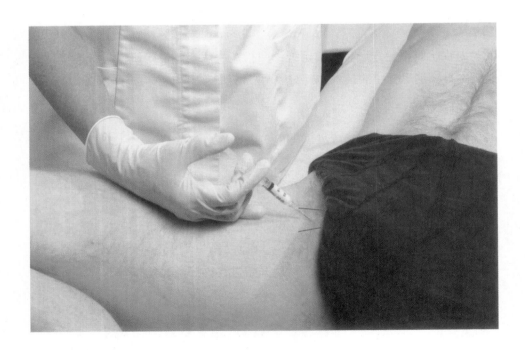

腘绳肌肌腱和坐骨滑囊

急慢性肌腱炎或坐骨滑囊炎

病史　过度摩擦，如长时间骑自行车；创伤，如跌倒臀部着地。

体格检查　臀部坐骨结节处疼痛；可引起疼痛的动作：抗阻伸直，被动直腿抬高。

鉴别诊断　骨盆病变，骨盆骨折，L4~L5、S1 神经牵涉痛。

器具和药物

注射器	穿刺针	康宁克通	利多卡因	总容量
2 mL	绿色，21G，50 mm	20 mg	1.5 mL，2%	2 mL

应用解剖

腘绳肌有一个共同的起点即坐骨结节，此处肌腱约三指宽。坐骨滑囊位于臀大肌与坐骨结节之间，肌腱深面。

操作技术

- 患者健侧卧位，健侧下肢伸直，患侧下肢屈曲。
- 找到坐骨结节并标记向远端延伸的肌腱。
- 于肌腱中点进针，向坐骨结节行进直至触及骨质。
- 向肌腱与骨连接处或滑囊内一次性注入全部药液。

术后护理

避免进行加重本病的活动如坐于硬物上或长跑，直至疼痛缓解，然后开始进行循序渐进的拉伸与力量练习。

实用要点

此处肌腱炎与滑囊炎可同时发生，此时可用大量药液同时治疗。往往很难鉴别这两种病变，但是如果坐骨结节处明显压痛并且有跌倒后臀部着地的病史，则考虑滑囊炎。

第四部分

　　偶可见跌倒重创所致的出血性滑囊炎，这种情况应先抽出血液，然后再注射治疗。

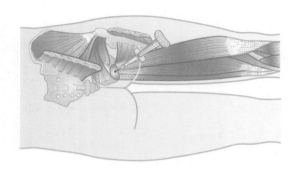

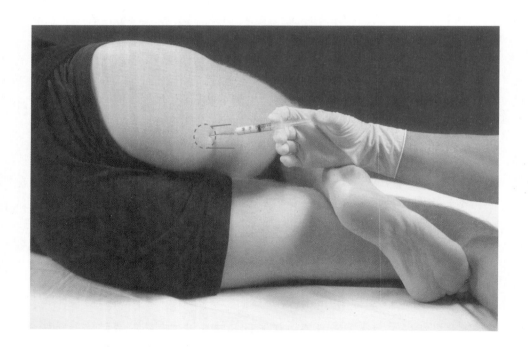

股外侧皮神经

感觉异常性股痛

病史　大腿前部自发性麻木、灼痛、感觉异常。

体格检查　股前外侧界线明确的卵圆形区域麻木；腹股沟韧带压痛或者股外侧皮神经于大腿外侧穿出筋膜处压痛。

鉴别诊断　L3 神经牵涉痛，骶髂关节病变，缺血性病变。

器具和药物

注射器	穿刺针	康宁克通	利多卡因	总容量
1 mL	绿色，21G，50 mm	20 mg	无	0.5 mL

应用解剖

股外侧皮神经从腰大肌外缘穿出，从髂肌上面通过。沿腹股沟韧带下方走行或穿过韧带，穿过股筋膜，从韧带远端约一手掌宽处浅出，此处在经髂前上棘的垂线上。

操作技术

● 患者仰卧位。
● 找到腹股沟韧带或位于大腿远端的压痛点。
● 在受压神经周围注射药液，避开神经本身。

术后护理

这种卡压性神经病变可由肥胖、内衣过紧、长时间保持屈曲坐位（所谓的"吊车司机股"）或妊娠等原因导致股外侧皮神经受压所致。首要问题是去除病因，如减肥、避免穿紧身衣物、纠正坐姿等。如果患者是孕妇，可能是受到了不断生长的胎儿的压迫，一般生产后症状就会减轻。

实用要点

鉴别诊断包括腰椎或骶髂关节病变的牵涉痛，或局部病变如髋关节病变、动脉性跛行、带状疱疹等。

第四部分

　　向其他神经卡压的注射一样，一定不能注射到神经本身。如果在操作过程中患者主诉刺痛或灼痛加剧，应先调整针尖位置再注射甾体药物，避免注入神经。此病常可自愈，因此只需建议患者避免挤压，并向其阐明本病的特性及预后，可能就足够了。

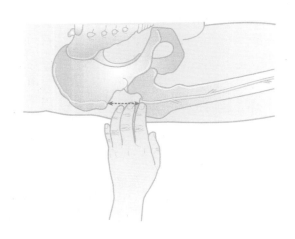

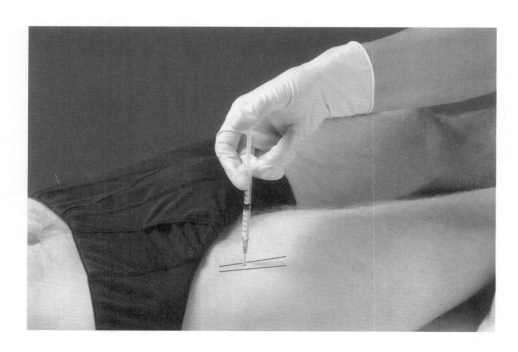

膝关节

膝关节检查

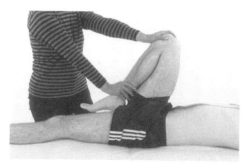

图 4.14　被动屈曲

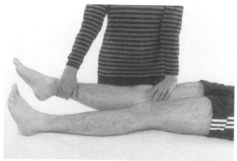

图 4.15　被动外展

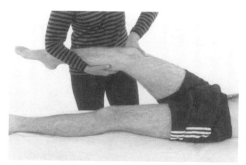

图 4.16　被动外翻

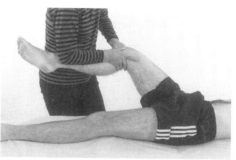

图 4.17　被动内翻

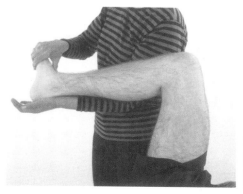

图 4.18　被动外旋

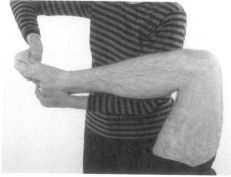

图 4.19　被动内旋

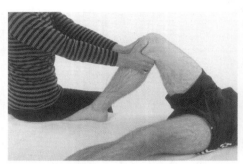

图 4.20　抽屉试验：前抽屉试验检查前交叉韧带，后抽屉试验检查后交叉韧带

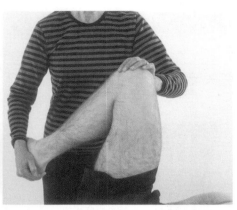

图 4.21　半月板试验：由四种动作组成，完全屈曲时进行内旋复合内翻、外翻，外旋复合内翻、外翻

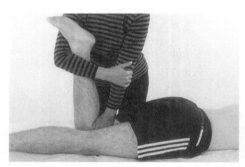

图 4.22　抗阻伸展

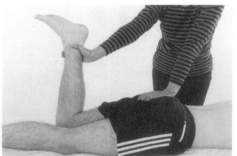

图 4.23　抗阻屈曲

必要时进行的其他膝关节检查

● 本体感觉、下蹲试验、Lachman 试验或 Ober 试验。
● 腘肌试验：抗阻膝关节屈曲并胫骨内旋。

膝关节

急性或慢性关节囊炎

病史　骨性关节炎、类风湿性关节炎、痛风或创伤。

体格检查　膝关节疼痛，可能伴有发热和渗出、关节活动捻发音；关节受限型：被动屈曲重于被动伸直，关节完全屈曲时末梢感觉僵硬。

鉴别诊断　膝部软组织病变，半月板病变，L3 神经牵涉痛。

器具和药物

注射器	穿刺针	去炎松	利多卡因	总容量
10 mL	绿色，21G，40mm	40 mg	5 mL，1%	9 mL

应用解剖

中等体型的成年人的膝关节具有 120 mL 的潜在腔隙。关节囊内衬滑膜，滑膜布满皱褶，因此表面积非常大，所以需要大量的药液来冲洗。关节内可能有滑膜皱襞，皱襞也可发炎。髌上囊是滑膜关节囊的延续，膝关节周围有多个滑囊。

操作技术

- 患者坐位，膝微屈。
- 找到并标记髌骨内缘。
- 在髌骨下进针，针尖向外并略向上倾斜。
- 一次性注入全部药液，必要时可抽液。

术后护理

避免不必要的负重活动直至症状消失，然后可在家中进行力量与运动能力练习。一项研究表明类风湿性膝关节炎注射后完全卧床休息 24 小时预后更好；然而，卧床休息需住院，花费会更大。

实用要点

对于肥胖患者，使用更长的针、更大容量的康宁克通，可以冲洗更多的关节腔表面。也可以注射玻璃酸钠，但价格比皮质激素高，疗效似乎并非更加持久。

第四部分

　　注射疗法缓解疼痛的时间不一，如果避免膝关节劳累，疗效可延长。间隔不少于3个月可重复注射，需要每年进行X线检查以观察关节退变情况。如果患者正等待手术，注射前应与手术医生商讨。

　　膝关节的穿刺有多种方法。一项研究表明，髌骨外侧入路比膝眼入路更能成功地进入关节腔，但没有比较外侧入路与内侧入路。这里所说的内侧入路的优点是通常有足够的间隙可以将针刺入内侧髁与髌骨之间，在这里即使是少量的积液或积血也能用一个大针头（19G）抽出。有时患者有明显渗出，但很难抽出，此时在关节内移动针尖可能会成功。

　　只有一项随机对照试验研究了在穿刺时先注射利多卡因是否更加舒适，结果表明无明显差异。

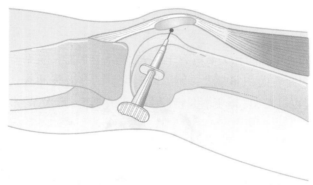

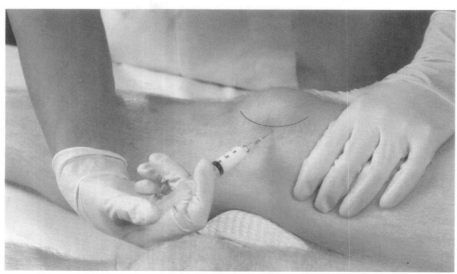

上胫腓关节

急性或慢性关节囊炎

病史　通常是创伤，如跌倒时膝屈曲位着地并处于强制内旋内翻位。

体格检查　膝外侧疼痛；可引起疼痛的动作：抗阻屈膝，被动膝完全内旋。

鉴别诊断　外侧副韧带拉伤、外侧半月板撕裂、L4~L5 神经牵涉痛。

器具和药物

注射器	穿刺针	康宁克通	利多卡因	总容量
2 mL	橙色，25G，13 mm	20 mg	1 mL，2%	1.5 mL

应用解剖

上胫腓关节于胫骨外侧髁下方从上向内下走行。因为腓神经位于关节之后，所以关节前入路比较安全。

操作技术

- 患者坐位，膝屈曲合适角度。
- 找到腓骨头并标记其内侧的关节线。
- 于关节线中点进针，针尖向外倾斜穿透关节囊。
- 一次性注入全部药液。

术后护理

建议休息至症状消失，然后恢复正常活动。可能需要进行加强股二头肌的练习。

实用要点

此种注射并不常用。该关节偶可半脱位，在注射之前应手法复位。该病也可发生于严重踝关节扭伤之后。

对于不稳定关节可用硬化剂治疗和包扎治疗。

第四部分

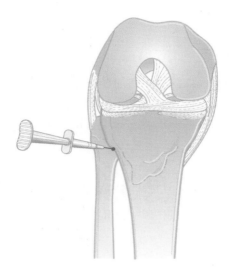

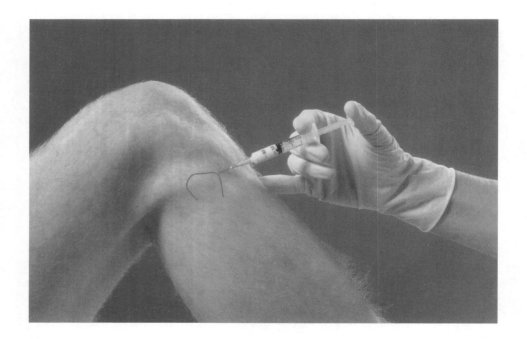

腘窝囊肿抽吸

病史　发病呈自发性和隐袭性，通常见于骨关节炎关节。

体格检查　腘窝明显肿胀——常常相当巨大；活动受限：主动屈膝、被动屈膝。

鉴别诊断　腘窝囊肿破裂后与小腿深静脉血栓相似。

器具和药物

注射器	穿刺针	康宁克通	利多卡因	总容量
10 mL	白色，19G，40 mm	无	无	0

应用解剖

腘窝囊肿是膝关节后壁缺陷渗漏所形成的滑液囊，或半膜肌滑囊渗出形成。腘动、静脉与胫后神经在腘窝中央走行，必须避开。

操作技术

- 患者俯卧位。
- 在腘窝中线内侧两指、腘窝皱褶下两指处做标记。
- 在标记处进针，向外侧倾斜 45°。
- 吸出液体。

术后护理

加压包扎 1~2 天。

实用要点

如果吸出的液体不是清澈滑液，样本应送培养，并予以适当治疗。肿胀往往复发，如果患者愿意可以再抽液。

腘窝囊肿往往与膝关节腔积液并发，并且在关节腔抽液后消失，提示二者是相通的。

避免穿刺搏动性的腘窝囊肿，因其基本可确认为腘动脉瘤。

第四部分

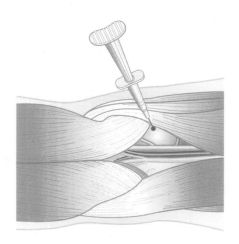

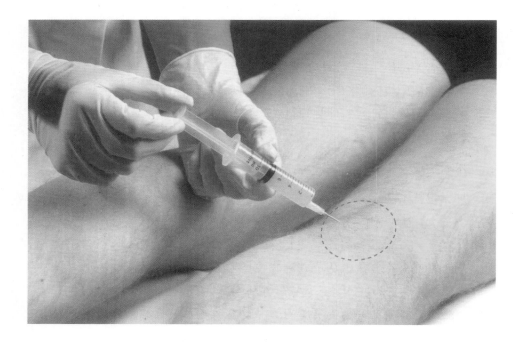

髂胫束滑囊

慢性滑囊炎

病史　劳损，尤其长跑时。

体格检查　膝外侧股骨外上髁上方疼痛；可引起疼痛的动作：下肢抗阻外展和被动内收，Ober 试验阳性。

鉴别诊断　L4~L5 神经牵涉痛。

器具和药物

注射器	穿刺针	康宁克通	利多卡因	总容量
2 mL	蓝色，23G，30 mm	20 mg	1.5 mL，2%	2 mL

应用解剖

髂胫束滑囊位于股骨外上髁上方髂胫束深面，约相当于高尔夫球大小。

操作技术

● 患者坐位，膝部固定。
● 找到并标记大腿外侧的痛点。
● 将针刺入滑囊，穿过肌腱，触及骨质。
● 一次性注入全部药液。

术后护理

保持绝对休息大约 10 天，然后开始进行拉伸与力量练习。检查鞋及跑步技巧，必要时进行调整。

实用要点

髂胫束下端本身可有炎症，但滑囊也总有病变。如果考虑两种病变同时存在，可同时进行注射治疗，将少量药物注射到肌腱附着点，剩余药物注入下方的滑囊。

第四部分

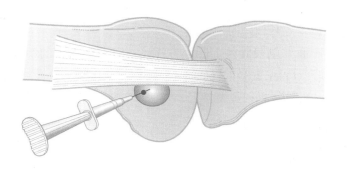

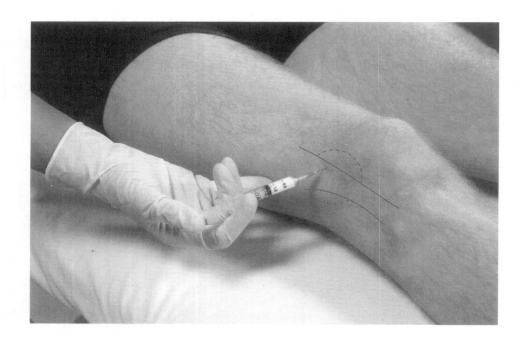

髌下滑囊

急性或慢性滑囊炎

病史　劳损——长跑或长时间跪立；创伤——直接击打。

体格检查　膝前髌下疼痛，可引起疼痛的动作：抗阻伸膝；被动完全屈膝；肌腱中部压痛。

鉴别诊断　髌下肌腱炎，髌骨骨折，半月板撕裂，Osgood-Schlatter 病。

器具和药物

注射器	穿刺针	康宁克通	利多卡因	总容量
2 mL	蓝色，23G，30 mm	20 mg	1.5 mL，2%	2 mL

应用解剖

髌下滑囊有两个：一个位于髌韧带浅面，另一个位于髌韧带深面。一项小型研究发现髌下滑囊固定于髌韧带远端 1/3 的后面，而且略宽；从髌后脂肪垫延伸而来的脂肪带将滑囊不完全分开。这里所介绍的技术针对于更常受累的深部滑囊。

操作技术

- 患者坐位，腿伸直，膝部固定。
- 找到并标记肌腱中间的痛点。
- 将针在髌韧带外缘、胫骨结节近侧水平刺入，确保针尖到达肌腱后表面的深层，推药应无阻力。
- 一次性注入全部药液。

术后护理

避免膝部劳累至疼痛消失。以后要穿合适的鞋，纠正跑步姿势，进行股四头肌和腘绳肌力量练习。如果病因是职业性的，比如铺地毯工人，应使用中间带孔的软垫来缓解对滑囊的压力。

第四部分

实用要点

　　髌韧带中部的疼痛往往被认为是韧带炎所致，但依据我们的经验，此部位的韧带炎极为罕见。髌韧带炎总是位于韧带近端膑骨上的附着部分，而极少位于胫骨结节上的附着部分。青春期男孩该部位的疼痛应考虑为 Osgood-Schlatter 病，不应注射治疗，因为该部位邻近生长软骨，制动休息即可缓解症状。

　　对于髌下浅滑囊和髌前滑囊，扪及压痛中心部位，使用同样的针和药液，注射到皮下、骨的浅面。推药无阻力证实针尖位于滑囊内。对于瘦弱、肤黑患者，使用氢化可的松，以免出现皮肤色素脱失或脂肪萎缩。

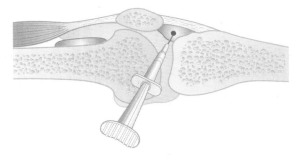

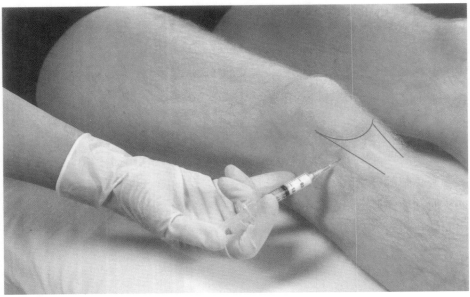

鹅足滑囊

慢性滑囊炎

病史　劳损，尤其是跳舞与跑步。

体格检查　膝内侧屈肌群止点近侧疼痛、压痛，可伴有肿胀，抗阻屈膝疼痛。

鉴别诊断　独立的缝匠肌、股薄肌、半腱肌的肌腱病变。

器具和药物

注射器	穿刺针	康宁克通	利多卡因	总容量
2 mL	蓝色，23G，30 mm	20 mg	1.5 mL，2%	2 mL

应用解剖

鹅足肌腱是缝匠肌、股薄肌与半腱肌的末端组成的联合腱。它附着于膝关节线下胫骨内缘。滑囊位于肌腱下，胫骨止点后方，正常人亦压痛显著。

操作技术

- 患者坐位，膝部固定。
- 令患者用力抗阻屈膝以找到鹅足肌腱。沿联合肌腱向远端探及其附着于胫骨处。附着点略向近端的压痛区就是滑囊。
- 于压痛区中心进针，穿过肌腱，触及骨质。
- 一次性注入全部药液。

术后护理

避免劳累直至疼痛消失。纠正导致疼痛的动作，更换不合适的鞋，听从专科医生的建议。

实用要点

重要的是要记住所有人的鹅足滑囊压痛都很明显，因此必须要进行双侧对比检查。

第四部分

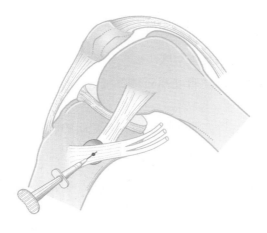

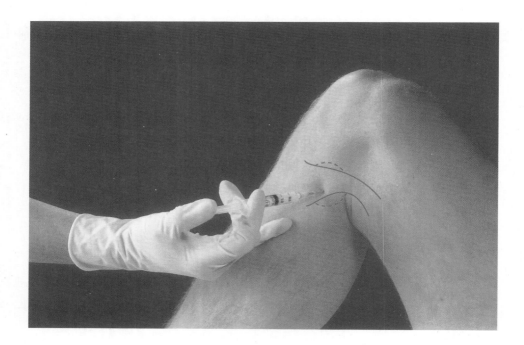

冠状韧带

韧带拉伤

病史　创伤——膝部受到强力的强制旋转，伴或不伴半月板裂伤，半月板切除术后，长时间偏一侧跑步。

体格检查　通常内侧关节线疼痛，可引起疼痛的动作：被动外旋，半月板试验。

鉴别诊断　半月板撕裂。

器具和药物

注射器	穿刺针	康宁克通	利多卡因	总容量
1 mL	橘红色，25G，13 mm	10 mg	0.75 mL，2%	1 mL

应用解剖

冠状韧带是将半月板连接到胫骨平台上的细小的纤维束。内侧韧带较常受累。可通过将膝关节屈曲合适角度时将足转向外旋位来发现病变。做该动作时胫骨平台上凸，对平台向内下挤压可发现压痛点。

操作技术

- 患者坐位，膝屈曲合适角度，足外旋。
- 找到并标记胫骨平台上的压痛区域。
- 将针垂直向下刺向胫骨平台。
- 在压痛区域注入全部药液，推药阻力较大。

术后护理

立即开始早期运动以达到无痛的完全的关节活动度。可能需要专业的健身建议。

实用要点

此病常被误诊；表面像半月板裂伤、前交叉韧带拉伤以及髌股关节病变，其实可能只不过是简单的冠状韧带拉伤。半月板撕裂或者手术后

第四部分

要检查冠状韧带，因为二者往往同时受损。该病也被称为"影院座椅综合征"——长时间在狭窄的空间就坐，站起时出现疼痛。往往没有相应的客观检查，唯一的表现就是与对侧对比发现关节间隙压痛。深部按摩对冠状韧带拉伤通常疗效很好，一个疗程即消除症状并不罕见。如无条件行按摩疗法或疼痛太剧烈以至于不能忍受手指压力的患者，仍可使用注射疗法。这是一种相当常见的膝部病变，但如果避免加重本病的动作，使用矫形器，往往不会复发。

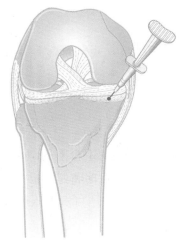

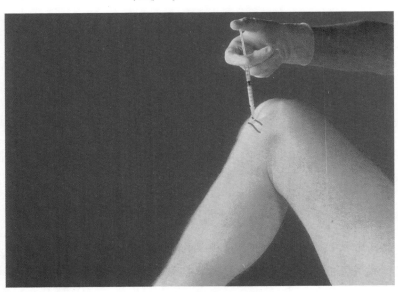

内侧副韧带

慢性拉伤

病史　创伤——往往是膝屈曲、外翻并外旋，如滑冰时跌倒。

体格检查　膝内侧关节线疼痛，膝关节被动外翻或被动外旋可引起疼痛。

鉴别诊断　内侧半月板撕裂，前交叉韧带损伤。

器具和药物

注射器	穿刺针	康宁克通	利多卡因	总容量
2 mL	蓝色，23G，30 mm	20 mg	1 mL，2%	1.5 mL

应用解剖

膝内侧副韧带起自股骨内上髁，向远端走行止于胫骨干内侧面，长度约一掌宽，关节线处宽度约三指。因其很薄且是关节囊的一部分，故很难触摸。往往在关节线处被拉伤。

操作技术

● 患者仰卧位，膝轻度屈曲。
● 找到并标记内侧关节线与韧带压痛区。
● 于压痛区中点进针。不要刺穿关节囊。
● 分两排将药液注入韧带宽度范围内。

术后护理

在损伤急性期，膝部冰敷固定、口服镇痛药、纠正步态和爬楼梯姿势、夜间睡眠时膝下垫枕都很有效。尽早开始在无痛范围内进行轻柔地被动与主动活动。

实用要点

此韧带拉伤很少需要注射治疗，因为早期物理治疗如冰敷、按摩以及运动疗法均非常有效。如果没有这些疗法或患者疼痛剧烈，可用注射疗法。

偶尔韧带远端或近端受累，可在相应部位注射治疗。

第四部分

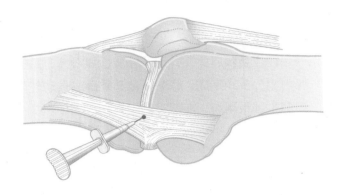

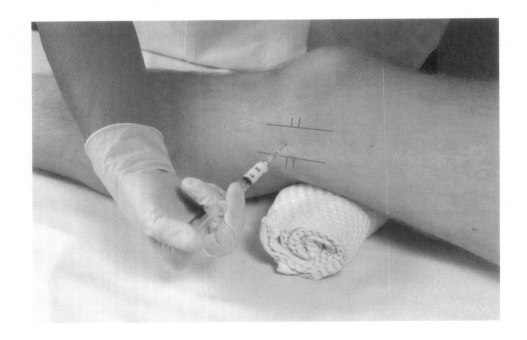

髌韧带

慢性韧带炎

病史　劳损，跳跃或跑步。

体格检查　髌下极疼痛，可引起疼痛的动作：抗阻伸膝。

鉴别诊断　髌下滑囊炎，Osgood-Schlatter 病，髋部或 L3 神经牵涉痛。

器具和药物

注射器	穿刺针	康宁克通	利多卡因	总容量
2 mL	蓝色，23G，30 mm	20 mg	1.5 mL，2%	2 mL

应用解剖

髌韧带起自髌骨下极，通常是这里发炎。韧带起始处宽度至少为两指。将皮质激素注入韧带内是绝对禁忌，因为髌韧带体积大、负重而且相对血液循环差。髌韧带中部的压痛通常与髌下滑囊炎有关。

操作技术

- 患者坐位，膝伸直固定。
- 操作者一手压住髌骨上极使下极上翘。找到并标记髌骨远端髌韧带起始处的痛点。
- 在髌韧带起始处中点呈 45° 进针。
- 沿髌韧带分两排将药液推入。注射时应有一定阻力以确保药液没有注入关节腔内。

术后护理

绝对休息，避免高强度活动，症状缓解后开始进行拉伸与力量练习，应循序渐进。

实用要点

对于患有慢性肌腱病的老年患者，建议在注射前进行影像学检查以确保髌韧带本身没有明显的退行性改变。

如果患者是运动员或者影像学显示有上面所说的退变，应该进行保守物理治疗，包括特殊的锻炼方法、硝酸甘油贴片、包扎、深部按摩、电疗，并听从关于跑步与矫正姿势的建议。

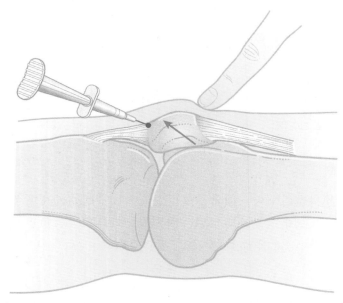

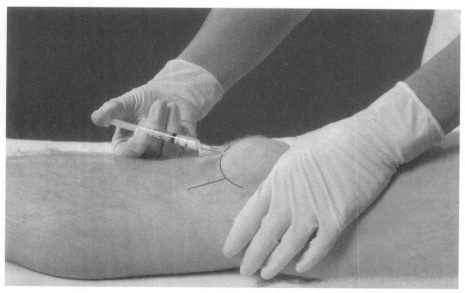

（魏广福　译）

股四头肌扩张

肌肉拉伤

病史　劳损。

体格检查　下楼梯或骑自行车时常出现髌骨内上方疼痛；伸膝抗阻时疼痛。

鉴别诊断　髌股关节炎，内侧副韧带损伤。

器具和药物

注射器	穿刺针	康宁克通	利多卡因	总容量
2 mL	橙色，25G，13 mm	10 mg	1.75 mL，2%	2 mL

应用解剖

股四头肌肌腱止于髌骨上缘。通常损伤位于髌骨内上极。用拇指将髌骨推向内侧，用另一手指沿髌骨内缘上下触诊寻找压痛点。

操作技术

- 患者半卧位，膝部放松。
- 找到并标记通常位于髌骨内上缘的压痛点。
- 水平进针触及髌骨。
- 边进针边注射药液，注药时会有一定的阻力。

术后护理

疼痛完全消失前应避免膝部过度劳累，疼痛消失后开始进行循序渐进的力量与拉伸练习。

实用要点

　　这种治疗并不常见；根据我们的经验，本病经 2~3 个疗程的重手法深部按摩疗效很好。在得不到按摩、病变部位压痛太重或者为了减轻 1 周后深部按摩疼痛时可考虑进行该注射疗法。

　　髌骨周围的无菌性炎症也可以用同样的方法治疗。

第四部分

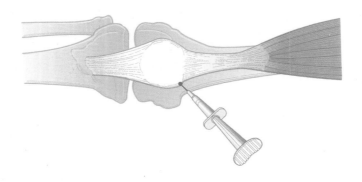

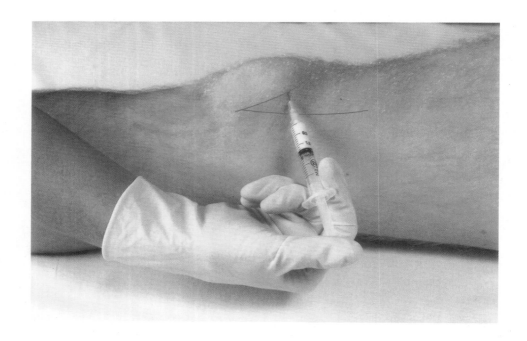

踝关节和足

踝关节检查

踝和足的试验

触诊局部热、肿和滑膜增厚。

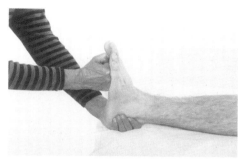

图 4.24　踝关节被动背伸

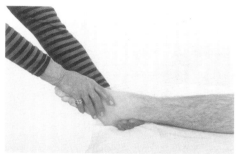

图 4.25　踝关节被动跖屈

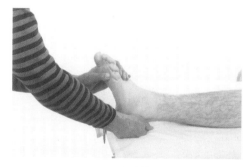

图 4.26　踝关节被动外翻

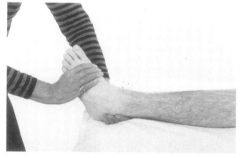

图 4.27　踝关节被动内翻

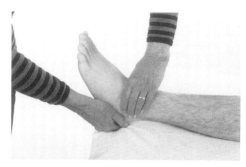

图 4.28　距下关节外展—内收

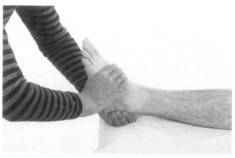

图 4.29　跗骨间关节—被动屈、伸、外翻和内翻

第四部分

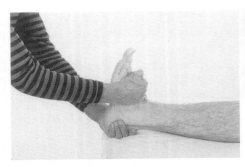

图 4.30　抗阻背伸

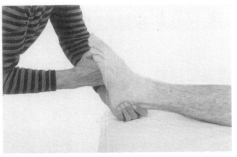

图 4.31　抗阻跖屈

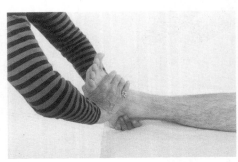

图 4.32　抗阻外翻

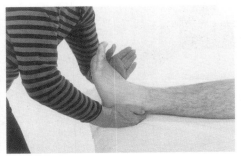

图 4.33　抗阻内翻

踝和足关节受限类型

- 踝关节：跖屈受限重于背伸。
- 距下关节：内收受限更重。
- 足前段：内收、背伸和旋后功能丧失。
- 踇趾：背伸受限重于跖屈。
- 足趾：跖屈受限重于背伸。
- 通过触诊确定病变部位。

其他足部检查

- 本体感觉。
- 单个韧带试验。
- 踝关节失稳拉伸试验：用一只手固定脚掌，另一只手的大拇指基底部和其他手指紧握腓骨基底部并前后推动。双侧对照。

踝关节

慢性滑囊炎

病史　创伤或骨折后，有的是在许多年以后。

体格检查　踝关节前方或踝关节内部疼痛；关节受限型：被动跖屈疼痛重于背伸，特别是运动至最后时。

鉴别诊断　背伸肌肌腱炎；骨折；L3~L5 神经根牵涉痛。

器具和药物

注射器	穿刺针	康宁克通	利多卡因	总容量
2.5 mL	蓝色，23G，30 mm	30 mg	1.75 mL，2%	2.5 mL

应用解剖

胫腓骨结合处是最安全易行的踝关节穿刺点。该处可触及一个三角形的小腔隙。

操作技术

- 患者仰卧位，膝关节屈曲 90°，足轻度跖屈。
- 被动屈伸踝关节，在胫腓骨之间触诊并确定、标记三角形小腔隙。
- 自标记点将穿刺针略向内、向近端倾斜刺入关节腔。
- 一次性注入全部药液。

术后护理

疼痛缓解前应避免过度负重活动。应警告患者足部过度劳累会导致症状复发，因此应避免长跑。建议控制体重，并检查鞋子以确保合适的支撑。使用合适的鞋垫对于缓解步行时的疼痛很有帮助。

加强被动足背伸和外翻运动，评估踝关节周围肌肉的平衡。

实用要点

除非严重的创伤或骨折，踝关节极少出现问题，而且症状常常是在创伤或骨折多年之后出现。

第四部分

　　根据我们的经验，在避免过度负重的基础上，注射疗法通常能成功地长时间缓解疼痛，而且若有必要，可间隔至少 3 个月后重复进行。建议每年进行 X 线检查以监测退变的情况。

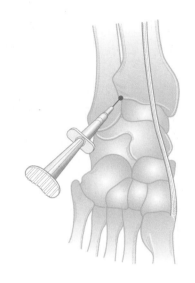

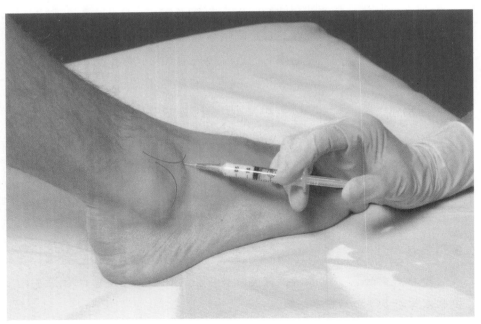

距下关节

慢性滑囊炎

病史　常发生于骨折或严重冲击伤之后，且症状多在数年后出现。老年、肥胖的类风湿性关节炎且伴有过度劳损者。

体格检查　足跟内外侧深部疼痛。关节受限型：跟骨被动内收。

鉴别诊断　三角韧带或侧方韧带损伤；痛风。

器具和药物

注射器	穿刺针	康宁克通	利多卡因	总容量
2 mL	蓝色，23G，30 mm	30 mg	1.25 mL，2%	2 mL

应用解剖

距下关节被一斜行隔膜分为前后两部分。于载距突之上穿刺进入关节腔略为容易，载距突于内踝下一拇指宽处凸起。

操作技术

● 患者侧卧位，内踝向上。

● 标记载距突凸起处。

● 紧贴载距突后上方垂直进针。

● 注入半量药液。

● 稍退针，然后向前倾斜穿过隔膜进入关节腔的前腔，注入剩余药液。

术后护理

疼痛消失前应避免过度负重活动。使用矫形器与控制体重有助于防止复发。

实用要点

该关节的解剖结构使得此注射操作难度很大。如果穿刺针一次没有直接进入关节腔，可在此处注射少量消炎镇痛液，这样可减轻随后关节腔穿刺引起的疼痛。若有必要，可重复该治疗，但不能太频繁。

第四部分

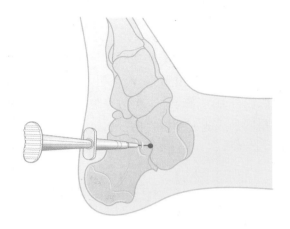

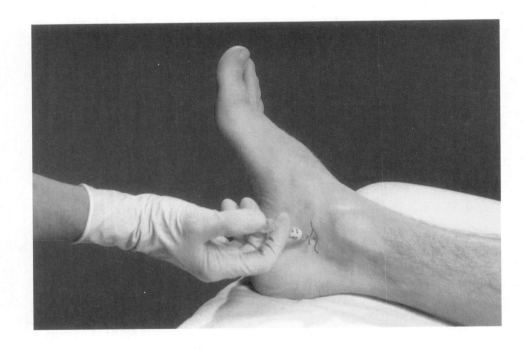

跗骨间关节

急性或慢性滑囊炎

病史 劳损或创伤，如用足尖跳舞的舞蹈演员。

体格检查 足背痛，常位于第三跖楔关节。关节受限型：跗骨间关节内收和内翻。

鉴别诊断 跖骨疲劳骨折引起的背伸肌肌腱炎；痛风。

器具和药物

注射器	穿刺针	康宁克通	利多卡因	总容量
2 mL	蓝色，23G，25 mm	20 mg	1.5 mL，2%	2 mL

应用解剖

跗骨间有多个关节，每个关节都有自己的关节囊。对跗骨间关节行各个方向的被动运动检查，结合局部触诊可以确定病变关节。

操作技术

- 患者仰卧位，足位于中立位。
- 确认并标记压痛的关节线。
- 针刺入关节间隙。
- 进入关节囊前浸润注射少量药液，剩余药液一次性注入关节腔。

术后护理

疼痛消失前应避免过度负重活动。然后进行运动与力量锻炼，并改变导致此病的行为习惯。使用矫形器与控制体重也是有益的。

实用要点

在精心术后护理的前提下，这是一种成功的疗法。例如：我们可能很难让一个成年芭蕾舞女演员不用足尖跳舞。因此，如何恰当地建议患者选择适合的跳舞方式就显得尤为重要。

第四部分

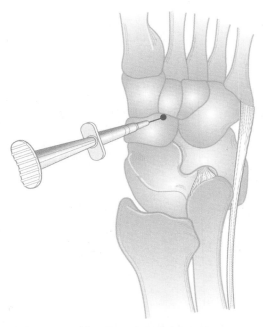

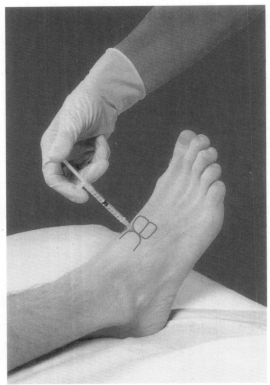

跖趾关节

急性或慢性滑囊炎

病史　劳损或创伤；可能存在姆外翻或杵状趾。

体格检查　跖趾关节疼痛。关节受限型：姆趾背伸，其他足趾跖屈。

鉴别诊断　姆外翻或强直；甲沟炎；籽骨疲劳骨折。

器具和药物

注射器	穿刺针	康宁克通	利多卡因	总容量
1~2 mL	橘红色，25G，13 mm	10~20 mg	0.5~1 mL，2%	0.75~1 mL

应用解剖

被动屈伸姆趾时，在跖骨末端背面可触及第 1 跖趾关节。在侧面触诊其他足趾关节缝的附着韧带可找到受累关节。

操作技术

- 患者仰卧。
- 找到并标记病变关节线，一只手固定受累足趾。
- 将针垂直刺入关节间隙，避开伸肌腱。
- 一次性注入全部药液。

术后护理

疼痛消失前应避免过度负重活动。关节包扎，趾间放置衬垫。精心挑选鞋子和矫形器也是必要的。

实用要点

该方法对于退变较早的第一跖趾关节疗效持久，但是对于晚期患者疗效就会差一些。其他跖趾关节可在牵拉状态下从内侧或外侧行小剂量、小容量注射，如康宁克通 10 mg 加 0.5 mL 利多卡因，共计 0.75 mL。

第四部分

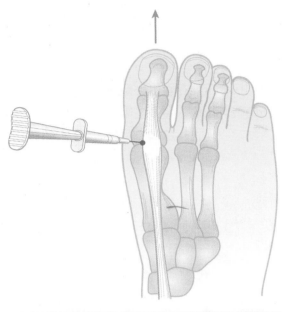

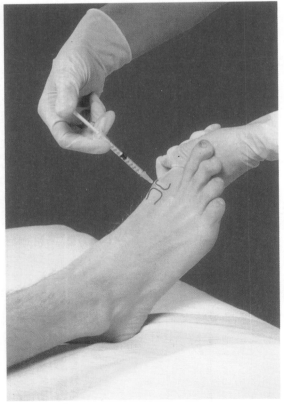

跟骨后滑囊

慢性滑囊炎

病史　劳损，如经常跑步及跳舞。

体格检查　胫骨后跟腱前疼痛；跖屈抗阻可引起疼痛，特别是跖屈到极限时；被动跖屈到极限时也可引起疼痛。

鉴别诊断　跟腱炎，S1 神经根的牵涉痛；强直性脊柱炎的早期症状；痛风；跟骨疲劳骨折。

器具和药物

注射器	穿刺针	康宁克通	利多卡因	总容量
2 mL	蓝色，23G，30 mm	20 mg	1.5 mL，2%	2 mL

应用解剖

跟骨后滑囊位于跟腱前胫骨后跟骨上的三角形腔隙中。注射时最安全的路径是从外侧进针，这样可避开胫后动脉和神经。

操作技术

- 患者俯卧，足处于背伸位。
- 确认并标记滑囊外侧的压痛点。
- 在跟腱前方针刺入滑囊，避免刺入肌腱。
- 一次性注入全部药液。

术后护理

疼痛完全缓解前应避免过度运动，然后开始进行拉伸锻炼。

实用要点

鉴别肌腱炎与滑囊炎非常重要，因为二者皆因劳累所致。滑囊炎往往在踝关节完全被动跖屈时疼痛更加严重，此时跟骨压向胫骨后，滑囊受到挤压。另外，滑囊炎患者触诊时非常敏感，且用足尖着地站立比行走更加疼痛。女性芭蕾舞演员应避免踝关节过度跖屈。

第四部分

　　治疗过程中应避免穿刺针刺入跟腱并注射药物。穿刺时遇到任何阻力均应立即退针并重新调整穿刺针的位置使之位于肌腱前方。

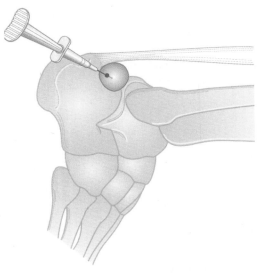

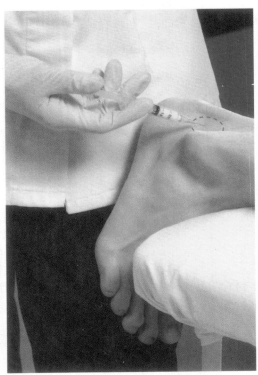

三角韧带

慢性损伤

病史　创伤、劳损或肥胖，有时发生于严重的外侧副韧带损伤后。

体格检查　足过度内旋时，足跟内侧上方、内踝下方疼痛；踝关节于跖屈位被动外翻时疼痛。

鉴别诊断　屈肌肌腱炎；跟骨骨折；L4 神经根的牵涉痛。

器具和药物

注射器	穿刺针	康宁克通	利多卡因	总容量
1 mL	橘红色，25G，13 mm	10 mg	0.75 mL，2%	1 mL

应用解剖

三角韧带由两层坚韧的长方形结构组成。它起自内踝止于跟骨载距突和舟骨结节。通常炎症位于该韧带在内踝的起始部。

操作技术

● 患者坐位，暴露患足内侧。

● 找到内踝下界并标记韧带中点。

● 于韧带中点进针并向上倾斜触及骨面。

● 沿韧带在骨面的附着处浸润注射药液，注药时阻力较大。

术后护理

疼痛消失前应限制活动。为防复发，必须仔细检查足部的生物力学。几乎所有患者都需要用支具进行治疗，必要时减肥、训练肌肉和本体感觉可能会有所帮助。

实用要点

该治疗不常用。此处的拉伤不如外侧副韧带常见，但按摩与运动疗法疗效不好，所以值得尝试注射疗法。

第四部分

当该病继发于严重的外侧副韧带损伤时，在相当一段时间内患者可能感觉不到踝关节内侧疼痛。该病可能的原因是跟骨外伤侵及载距突。

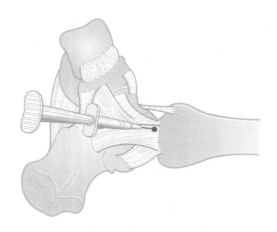

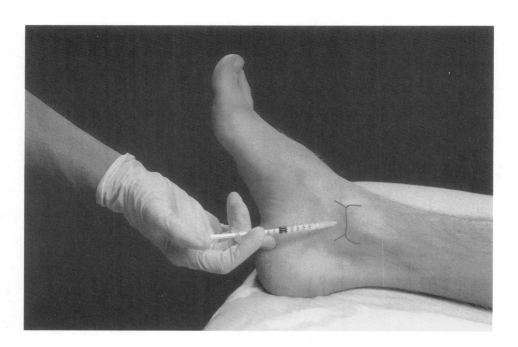

外侧副韧带

慢性损伤

病史　内翻损伤。

体格检查　踝关节外侧疼痛；踝关节被动内翻时疼痛。

鉴别诊断　腓骨肌腱炎，腓骨或踝关节骨折，外侧副韧带断裂。

器具和药物

注射器	穿刺针	康宁克通	利多卡因	总容量
1 mL	橘红色，25G，13 mm	10 mg	0.75 mL，2%	1 mL

应用解剖

　　外侧副韧带是由三条韧带组成的一个复合体，其中前距腓韧带最易受到损伤。前距腓韧带起于外踝前下缘，向内侧、远端走行止于距骨，此韧带很薄，宽度与小指相当。跟骰韧带起于跟骨止于骰骨，踝部扭伤经常累及。上述两韧带均平行于足底走行。跟腓韧带起自外踝后缘，斜向远端、外侧止于跟骨，长约两横指；由于该韧带比较圆，所以比上述两条韧带更容易被触及并且不容易受到损伤。下面的操作技术是针对前距腓韧带损伤的。

操作技术

- 患者仰卧位。
- 确认并标记外踝前下缘。
- 进针触及骨质。
- 于韧带起始处浸润注射半量药液。
- 调整进针方向，向距骨方向注入剩余药液。

术后护理

　　该病急性期应立即冰敷，患肢抬高，轻柔按摩。踝后放置加压垫后包扎有助于控制水肿。除了在患肢抬高的前提下，在不引起疼痛的基础上进行反复的踝关节运动之外，还应该进行主动与被动的平衡训练和正常步态的活动。负重时疼痛加重应该考虑到腓骨裂纹骨折的可能。如果上述治疗没有及时进

第四部分

行，疾病进展到了慢性期，理疗配合深部按摩、推拿、小腿肌肉锻炼以及本体感觉练习可能是最佳选择。

实用要点

　　该病早期物理治疗是首选的治疗方法，所以注射疗法并不常用。但是在慢性期保守治疗无效或者疼痛过于剧烈时，注射疗法也是一种选择。早期无论如何也不应使用拐杖，因为这样会加重跛行、延迟正常愈合。

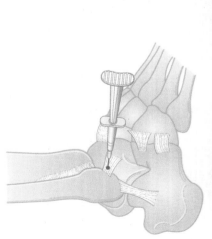

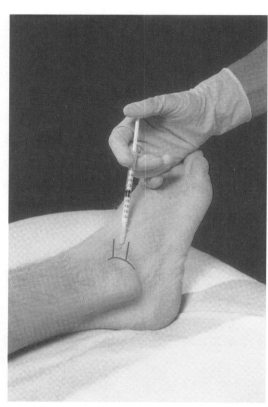

跟腱

慢性跟腱炎

病史　成年人劳损最常见。

体格检查　踝关节后方跟腱两侧疼痛；单足抗阻跖屈或从完全背伸位抗阻跖屈时疼痛。

鉴别诊断　跟骨后滑囊炎，S1 神经根的牵涉痛；强直性脊柱炎的早期症状；痛风。

器具和药物

注射器	穿刺针	康宁克通	利多卡因	总容量
2 mL	蓝色，23G，30 mm	20 mg	1.5 mL，2%	2 mL

应用解剖

跟腱即腓肠肌末端之延续，止于跟骨背面。跟腱体积大、密度高，受累部位常位于中点处。

操作技术

- 患者俯卧，取足背伸位置于床沿。这样使肌腱紧张，易于操作。
- 确认并标记跟腱压痛点——通常位于跟腱中点的两侧。
- 在肌腱内侧平行于肌腱进针。针沿肌腱边缘滑行，注意不要进入肌腱内。
- 缓慢退针的同时注入半量药液。
- 在肌腱外侧进针，重复以上操作注入剩余药液。

术后护理

疼痛消失前应绝对避免过度劳累。对于运动员或者扫描显示跟腱严重退变者应行物理治疗，如离心运动、硝酸甘油贴片、绷带固定、矫形器、深部按摩或电疗等。针对病因的训练也是必要的。

第四部分

实用要点

　　因为跟腱体积较大、负重、血供不足且易于断裂，故向跟腱内注药是绝对禁忌。

　　尽管有注药后肌腱断裂的报道，但这种情况通常是由于反复向退变的肌腱内注入大剂量和大容量药液并且注药后过度锻炼所致。鉴于这种已知的风险，我们建议注射前进行肌腱B超扫描以确定退变程度。跟腱内部纤维的撕裂和退变是注射疗法的绝对禁忌。医生和患者都应了解的是该病目前没有特效治疗方法。

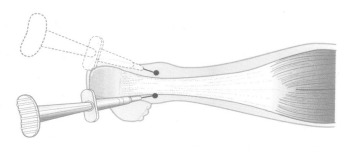

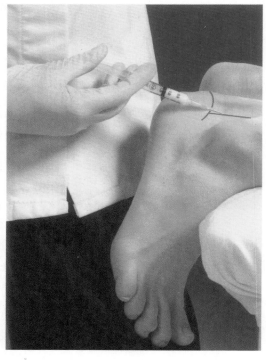

腓骨肌腱

急性或慢性肌腱炎

病史　劳损。

体格检查　外踝上方、后方或下方疼痛；足抗阻外翻和被动内翻可引起疼痛。

鉴别诊断　外侧副韧带损伤，腓骨疲劳骨折，S1 神经根的牵涉痛。

器具和药物

注射器	穿刺针	康宁克通	利多卡因	总容量
1 mL	橘红色，25G，13 mm	10 mg	0.75 mL，2%	1 mL

应用解剖

腓骨长肌与腓骨短肌一同在外踝后方的腱鞘中走行。然后腓骨长肌分离出来，在足弓下移行止于第一跖骨底；而腓骨短肌止于第五跖骨粗隆。这两条肌腱分叉处即穿刺点，穿刺针即通过此处进入腱鞘注射药物。通过让患者保持足用力外翻位，触摸两条肌腱 V 形分叉处找到该点。

操作技术

- 患者取坐位，足轻度内旋。
- 找到并标记两条肌腱分叉处为穿刺点。
- 垂直刺入皮肤，在皮下压低针尾，向外踝方向进针。
- 向联合腱鞘内一次性注入全部药液。注射时应有微小阻力，注射后可见腊肠样隆起。

术后护理

疼痛消失前应绝对避免过度劳累。慢性期可行数个疗程的横向推拿治疗。症状缓解后应考虑调整鞋、矫形器和加强外翻肌群的练习。通常，本体感觉的训练也是必需的。

实用要点

该病变常与踝关节外侧副韧带急性扭伤同时发生。仔细检查踝关节

第四部分

　　以确定是否合并其他韧带损伤，必要时应同时进行治疗。若怀疑有韧带撕裂可能时应行B超检查。

　　肌腱炎偶尔发生于腓骨短肌附着处。此时，应将穿刺针平行皮肤刺入直至触及第五跖骨底部，在肌腱与骨交界处浸润注入等量药液。

　　另一种不太常见的情况是屈肌腱在足内侧的损伤，其体征为足屈曲和内翻抗阻时疼痛。此时可注射上述相同剂量和容量的药物。

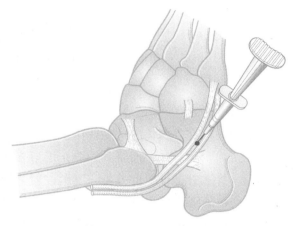

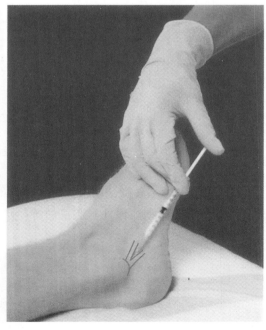

跖腱膜

急性筋膜炎

病史　特发性，劳损，肥胖或鞋不合适。

体格检查　足跟内侧痛，特别是晨起负重时。跖腱膜于跟骨起始处内侧压痛。

鉴别诊断　跟骨刺；S1 神经根的牵涉痛；强直性脊柱炎的早期症状。

器具和药物

注射器	穿刺针	康宁克通	利多卡因	总容量
2 mL	绿色，21G，50 mm	20 mg	1.5 mL，2%	2 mL

应用解剖

跖腱膜起自跟骨结节。病变均位于跟骨结节内侧，用拇指深压可清楚地触及压痛点。

操作技术

● 患者俯卧，足背伸位。
● 在足跟内侧找到压痛点。
● 于足跟远端垂直进针刺入皮肤后，使针体呈 45°向跟骨结节进针直达骨面。
● 于跖腱膜起始处分两个方向浸润注射药液。

术后护理

治疗后，建议男性患者双脚的短靴内使用凝胶垫子垫高脚后跟，而女性患者不穿高跟鞋，然后进行自身肌肉练习与筋膜拉伸练习。将患足在高尔夫球上或者坚硬的壁球上滚动以进行深部按摩对该病有益，也可采用矫形器和包扎。

实用要点

该病典型的临床表现是晨起足一着地即出现足跟痛，这一点通常具有诊断意义。

第四部分

　　尽管这一治疗可能非常痛，但这种进针路径比直接将针刺穿足后跟要好得多，而且患者通常耐受性非常好。进针过程中注射少量药液具有局麻作用。

　　该部位 X 线检查常可发现骨刺，当然骨刺也可能是无意中发现的。如果该病是由骨刺引起的，患者常常表现为静止状态下负重时的疼痛。此时使用中空的足后跟垫有助于缓解疼痛，但是可能要考虑手术治疗。

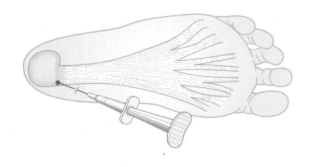

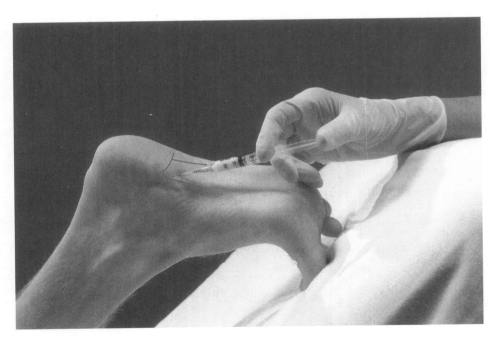

Morton 神经瘤

趾神经炎

病史　鞋跟过高或鞋底太薄，足掌过度内旋，非正常步态。

体格检查　第一跖骨头间隙或第二跖骨头间隙的烧灼样疼痛 / 感觉异常；挤压跖骨头或局部加压可引起疼痛。

鉴别诊断　神经系统疾病。

器具和药物

注射器	穿刺针	康宁克通	利多卡因	总容量
1 mL	蓝色，23G，30 mm	20 mg	无	0.5 mL

应用解剖

趾神经在跖骨间横韧带下方形成一个痛性纺锤形膨大，其常位于第一跖骨头间隙或第二跖骨头间隙或跖骨头的远端。烧灼样痛病史（尤其是夜间）、挤压跖骨头或过度伸展足趾拉伸该神经导致局部疼痛常提示该病。

操作技术

- 患者坐位，足平放于治疗台上。
- 在跖骨头之间寻找并标记压痛区域。
- 将穿刺针垂直刺入。
- 若出现剧烈的烧灼样疼痛，应将针尖稍稍后退。
- 将药液注射到发炎的神经瘤周围。

术后护理

该治疗对于缓解症状非常有效，但是可能复发，除非患者能够做到不穿薄底、高跟等不舒服的鞋子。注射后的最初几周在跖骨头近端放置一个垫子以抬高跖骨头并减少局部压迫有助于病情的恢复。

若病情复发恐怕要考虑手术治疗。

第四部分

实用要点

　　正如所有在神经组织周围的注射一样，在接近神经时操作一定要小心、缓慢，因为刺到神经引起的突然、剧烈的疼痛有可能使患者跳起来。药物应注射在神经组织周围而不是神经组织内，以免造成神经组织的永久性损伤。

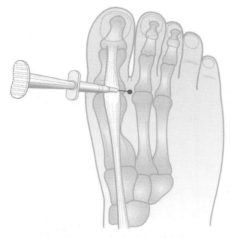

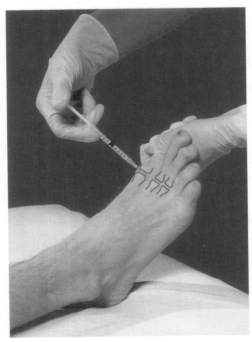

（赵学军　译）

下肢注射疗法推荐剂量汇总

部位	注射器（mL）	穿刺针（mm）	康宁克通（mg）	利多卡因	总容量（mL）
髋					
髋关节	5	脊柱穿刺针 89	40	4 mL，1%	5
臀囊	5	脊柱穿刺针 89	40	4 mL，1%	5
腰大肌滑囊	2.5	脊柱穿刺针 89	20	2 mL，2%	2.5
大转子滑囊	2	蓝色 32	20	1.5 mL，2%	2
内收肌肌腱	2	蓝色 32	20	1.5 mL，2%	2
腘绳肌肌腱	2	绿色 50	20	1.5 mL，2%	2
坐骨囊	2	绿色 50	20	1.5 mL，2%	2
股外侧皮神经	1	绿色 50	20	0	0.5
膝					
膝关节	10	绿色 38	40（去炎松）	5 mL，1%	9
上胫腓关节	2	橘红色 13	20	1 mL，2%	1.5
髂胫束滑囊	2	蓝色 32	20	1.5 mL，2%	2
髌下滑囊	2	蓝色 32	20	1.5 mL，2%	2
鹅足滑囊	2	蓝色 32	20	1.5 mL，2%	2
冠状韧带	1	橘红色 13	10	0.75 mL，2%	1
内侧副韧带	2	蓝色 32	20	1 mL，2%	1.5
髌韧带	2	蓝色 32	20	1.5 mL，2%	2
股四头肌附着点	2	橘红色 13	10	1.75 mL，2%	2
足					
踝关节	2.5	蓝色 13	30	1.75 mL，2%	2.5
距下关节	2.5	蓝色 13	30	1.75 mL，2%	2.5
跗骨间关节	2	蓝色 25	20	1.5 mL，2%	2
跖趾关节	1~2	橘红色 13	10~20	0.5~1 mL，2%	0.75~1
三角韧带	1	橘红色 13	10	0.75 mL，2%	1
外侧副韧带	1	橘红色 13	10	0.75 mL，2%	1
跟骨后滑囊	2	蓝色 32	20	1.5 mL，2%	2

第四部分

（续表）

部位	注射器（mL）	穿刺针（mm）	康宁克通（mg）	利多卡因	总容量（mL）
跟腱	2	蓝色 32	20	1.5 mL，2%	2
腓骨肌腱	1	橘红色 13	10	0.75 mL，2%	1
跖筋膜	2	绿色 50	20	1.5 mL，2%	2
Morton 神经瘤	1	蓝色 25	20	0	0.5

（赵学军　译）

临床病例

自我检测指南

每个病例都是我们实际遇到的患者。大多数是肌肉骨骼系统常见的疾病。然而，有一些是罕见的疾病，诊断过程具有挑战性。我们希望你能考虑到每一个病例可能的鉴别诊断。

病史摘要

每位患者的病史我们简化成了有意义的阳性病史。在进行临床检查之前，我们建议你根据病史做一个临时诊断。

体检发现

这里给出的信息是在常规检查中发现的。被动运动用来检测疼痛、活动受限、终末感觉、因疼痛导致的对抗运动和力量。如有必要可以进行进一步的确认检测。

只有阳性发现被列出。这些被分成以下几类，哪些体格检查导致疼痛、力量降低和 / 或活动受限。不能检查出这些现象的查体没有列出，因此你可以认为他们是阴性的。

完成每个测试后，考虑最可能的诊断和一个可能的替代诊断。同时考虑可能的合适的治疗，因为不是所有的患者都需要注射治疗（见附录 1）。

髋部

病例 19

一位 60 岁的公司董事,爱好高山滑雪,在给他儿子演示陡坡滑雪时摔倒,左髋着地。进行了 4 个月的腰椎手法治疗后没有缓解。他主诉左侧大转子周围持续性疼痛,患侧卧、行走和久坐疼痛加重,晨起僵硬。

疼痛:被动屈髋,髋关节被动内旋、外旋,被动内收、髋关节外展抗阻。

病例 20

一位 66 岁退休司机主诉右侧臀部疼痛逐渐加重 5 年,6 个月前在健身房进行外展运动时右侧腹股沟区突然疼痛。之后,他在坐位站起时感到剧烈疼痛,髋关节有时绞索,似乎要摔倒。热敷和运动不起作用,抗炎药物可轻度缓解疼痛。

疼痛:被动屈髋,被动内旋,被动外旋,被动外展。

活动受限:内旋(++),屈髋,外展。

病例 21

一位 39 岁的健康警察在土耳其度假期间,在酒店摩托艇快速拖着的滑水板上进行劈叉动作,随即感到右侧腹股沟区内部灼痛,疼痛剧烈,接下来的几天出现明显淤青。止痛药和冷敷仅少量缓解。他忍受疼痛 1 周后来就诊,右侧腹股沟区和大腿内侧明显淤青。

疼痛:站立位腰部后伸,被动伸髋和外展,髋关节内收和屈曲抗阻。

肌力下降:髋关节内收和屈曲(++)。

病例 22

一位 31 岁的秘书因不能骑马前来就诊。自 14 岁开始,在没有外伤史的情况下,她感到双侧臀部和腹股沟区疼痛。近几年,疼痛有时扩展至双侧大腿前面,右侧重,骑马过程中疼痛加重。X 线片示双侧髋关节退行性改变,右侧重。

疼痛：被动屈髋，内旋（++），外展和伸展。

活动受限：内旋，右侧 0°，左侧 5°；屈髋，右侧 80°，左侧 90°；外展，右侧 20°，左侧 30°；伸髋，右侧 5°，左侧 10°。

病例 23

一位 20 岁的男性见习军官主诉 4 周前在撒哈拉参加马拉松比赛时出现腹股沟区逐渐加重的疼痛。疼痛在比赛进行了大约 32 千米时出现，他服用了大量的口服抗炎药才能继续完成比赛。他主诉腹股沟区轻度持续性疼痛，评分 4 分，跑步时向大腿前面放射。没有肿胀或淤青。

疼痛：被动屈髋（++），被动内旋，屈髋抗阻。

活动受限：内旋。

病例 24

一位 91 岁女性主诉右侧腹股沟区疼痛逐渐加重 1 个月。没有外伤史，疼痛逐渐进展。行走时加重，夜间不能卧床，只能坐位睡眠。疼痛评分 8 分。

既往史：轻度充血性心力衰竭，口服药物控制。

疼痛：髋关节被动内旋（+++），被动屈髋（++）。

活动受限：髋关节被动内旋，被动屈髋。

膝部

病例 25

一位 63 岁农民主诉 3 个月前从拖拉机跳下，扭伤了膝关节，造成右膝关节内侧疼痛。蹲位和身体向左转时疼痛明显，有时感到右腿不能支撑身体。疼痛明显时可见轻度肿胀，有时伴关节绞索。长时间开车后症状更明显。

疼痛：被动屈膝，被动外翻，被动外旋，外翻和外旋组合加压。

活动受限：被动屈膝。

病例 26

一位 27 岁男性主诉数月前在增加了靠道路右侧的公路跑步训练后，右膝内侧出现疼痛（他住在英国）。膝盖晨起僵硬，久坐后疼痛，伴有旋前足。

既往史：7 年前滑雪运动中右膝损伤。

疼痛：被动屈膝，被动外翻，被动外旋。

病例 27

一位 22 岁女性摔下楼梯，右膝外侧疼痛，并扭伤右踝。最初踝关节外侧感觉异常。几个月后，在扭动和下蹲动作时仍有疼痛，膝关节有时感觉不适。

疼痛：胫骨被动内旋，屈膝抗阻，踝关节被动屈位和内翻。

病例 28

一位 28 岁家庭主妇在苏格兰进行骑行旅行，3 天后因双侧髌周剧烈疼痛而无法继续骑行。轻微跛行，因为疼痛不能爬楼梯。所有检查正常，止痛药仅能短暂起效，功能锻炼后症状加重。她正在等待手术。

疼痛：双侧伸膝抗阻，下蹲，完全被动屈膝。

病例 29

一位 22 岁男性学生 5 天前滑雪时向前摔倒，出现左膝剧烈疼痛。摔倒时即感到剧烈疼痛，他坐车下山，1 小时后就诊时左膝肿胀。下肢被夹板固定，他坐飞机回家，并被要求休息、冷敷膝关节和使用非甾体类抗炎药（NSAIDs）。他的膝关节肿胀、发热，持续疼痛评分 8 分，任何活动都可导致评分 10 分的疼痛。

疼痛：被动屈膝和伸膝（++），被动外翻，膝关节被动外旋。

活动受限：屈膝（++），伸膝。

病例 30

一位 25 岁电脑程序员 6 个月前在一场激烈的足球比赛中左膝上方大腿前侧被踢伤。很快局部出现明显淤青，有点跛行。目前他的日常生活不受影响，但是大腿前方有触痛，站立位膝关节不能完全屈曲。

　　肌力下降：伸膝。

　　活动受限：俯卧位屈膝 45°，仰卧位正常。

踝和足

病例 31

　　一位年轻的足球运动员在硬地上铲球时产生左踝前方剧痛，当时左踝在身体下方。第二天踝关节肿胀、跛行。3 周后，晨起踝关节疼痛，不能继续运动。

　　疼痛：踝关节被动跖屈，被动背伸，被动内翻。

　　活动受限：屈膝（++），伸膝。

病例 32

　　一位 28 岁职业跑步者右足陷入兔子洞中，足踝外侧出现剧烈疼痛。进行 6 次电疗和运动治疗后，她仍感踝关节外侧疼痛，伴轻度肿胀，同时出现内侧疼痛，不能再继续跑步。

　　疼痛：踝关节被动内翻，前足被动旋后，被动踝内收。

病例 33

　　罗杰是一位敏捷的步行者，65 岁，主诉左踇趾趾腹下方出现逐渐加重的疼痛和僵硬。持续 1 年多，他现在不得不停止步行。最近出现左侧胫骨前方和踝关节背侧疼痛。

　　疼痛：踇趾被动背伸（+），被动屈曲，被动外展。

　　活动受限：踇趾背伸。

病例 34

　　莱斯利是一位慢性足外翻病史 12 个月的患者，53 岁，逐渐出现内踝后方和下方的疼痛和肿胀。长时间步行后疼痛加重。因为不能运动，她的体重增加，症状加重。

疼痛：被动跖屈，被动外翻。

活动受限：胫骨内收。

病例 35

一位 65 岁女性公务员主诉右足背侧第 2、3 跖骨间出现灼痛，进行性加重。无法穿高跟鞋让她感到压力很大，目前大部分时间右足疼痛，站立位时疼痛加重，傍晚时足部肿胀。

疼痛：足趾被动背伸和跖屈，跖骨头被动压痛。

病例 36

一位 44 岁健康男性药师主诉双侧足跟背侧疼痛 18 年，左侧重，每年橄榄球季疼痛发作。每年他都打算放弃运动。疼痛在赛季早些时候开始，赛季结束后持续一段时间。他深受困扰。

疼痛：伸膝状态下踝关节被动背屈，屈膝状态下踝关节被动背屈，踝关节跖屈抗阻。

肌力下降：踮起足尖末端。

活动受限：腘绳肌伸展和腓肠肌伸展。

参考文献

General Accuracy

Daley EL, Bajaj S, Bison LJ, et al. Improving injection accuracy of the elbow, knee, and shoulder: does injection site and imaging make a difference? A systematic review. *Am J Sports Med.* 2011;39(3):656-662.

Hip Joint

Hoeber S, Aly AR, Ashworth N, et al. Ultrasound guided hip joint injections are more accurate than landmark-guided injections: a systematic review and meta-analysis. *Br J Sports Med.* 2016;50:392-396.

Trochanteric Bursa

Brinks A, van Rijn RM, Willemsen SP, et al. corticosteroid injections for greater trochanteric pain syndrome: a randomized controlled trial in primary care. *Ann Fam Med.* 2011;9(3):226-234.

Lievense A, Bierma-Zeinstra S, Schouten B, et al. Prognosis of trochanteric pain in primary care. *Br I Gen Pract.* 2005;55(512):199-204.

Lateral Cutaneous Nerve

Khalil N, Nicotra A, Rakowicz W. Treatment for meralgia paraesthetica. *Cochrane Database*

第四部分

System Rev. 2012;(12):CD004159.

Knee Joint

Hermans J, Bierma-Zeinstra SM, Bos PK, et al. The most accurate approach for intra-articular needle placement in the knee joint: a systematic review. *Semin Arthritis Rheum.* 2011;41(2):106-115.

Jackson DW, Evans NA, Thomas BM. Accuracy of needle placement into the intra-articular space of the knee. *J Bone Joint Surg Am.* 2002;84:1522-1527.

Jüni P, Hari R, Rutjes AWS, et al. Intra-articular corticosteroid for knee osteoarthritis. *Cochrane Database System Rev.* 2015;(10):CD005328.

Kirwan JR, Haskard DO, Higgens CS. The use of sequential analysis to assess patient preference for local skin anaesthesia during knee aspiration. *Br J Rheumatol.* 1984;23:210-213.

Foot and Ankle Joint

Ward ST, Williams PL, Purkayastha S. Intra-articular corticosteroid injections in the foot and ankle: a prospective 1-year follow-up investigation. *J Foot Ankle Surg.* 2008;47:138-144.

Achilles Tendon

Kearney RS, Parsons N, Metcalfe D, et al. Injection therapies for Achilles tendinopathy. *Cochrane Database System Rev.* 2015;(5):CD010960.

Plantar Fascia

Tsikopoulos K, Vasiliadis HS, Mavridis D. Injection therapies for plantar fasciopathy ('plantar fasciitis): a systematic review and network meta-analysis of 22 randomised controlled trial. *Br J Sports Med.* 2016;50:1 367-1 375.

Morton's Neuroma

Thomson CE, Gibson JA, Martin D. Interventions for the treatment of Morton's neuroma. *Cochrane Database System Rev.* 2004;(3):CD003118.

（王胜涛　译）

第五部分

脊柱注射疗法

脊柱注射指南

我们强烈建议那些想要进行脊柱注射疗法的医生，在参加一些公认的培训课程，且在有经验的上级医师带教下完成一定数量的脊柱注射实践操作后，再去独立操作。

概述

无论伴或不伴下肢疼痛，腰背痛都是慢性疼痛障碍中最常见的问题，对经济、社会和健康都有重大影响。硬膜外注射是最常用的干预手段之一[1]。一项关于美国成年人腰痛患病率的研究发现，在 3 个月的时间里[2]，约 25% 的患者报告有腰背痛，但只有 15% 的病例能确定病因[3]。

有很多治疗方法可以减轻这种痛苦，包括脊柱注射，这在文献中引起了很多争议。自 20 世纪 20 年代以来，关于有效性、安全性和相关问题的观点存在很大分歧，许多研究被认为质量较差[4-10]。

尽管硬膜外注射是治疗腰背痛最常用的侵入性干预手段之一，但无论有无根性疼痛，目前对该技术的共识很少，实践中存在较大差异[11]。对于腰硬膜外注射最有效的方法，无论是使用激素、局部麻醉药或生理盐水（或二者结合），还是所需的确切剂量等，没有达成一致意见。虽然没有授权许可沉淀皮质类固醇用于脊柱注射治疗，但是，骨科、疼痛科以及风湿科医师等仍广泛应用此类注射剂[12]。一项评估可的松与生理盐水疗效的随机对照试验报告显示，在随访期间，甲基强的松龙组和生理盐水组的症状均有改善。甲基强的松龙和布比卡因联合使用似乎有短期效果，但在 3~6 个月时，皮质类固醇组似乎出现了反弹现象[13]。

几乎每项研究都建议需要进行更多的试验，未来的研究应该包括更多的安慰剂对照试验。虽然目前的研究支持他们在治疗腰骶神经根疼痛中的使用，但是这些研究结果将最终确定腰椎注射的作用。

脊柱注射疗法的适应证

这里所说的技术包括：骶部硬膜外、神经根、小关节、骶髂关节和骶尾关节注射。疼痛的部位是选择骶管注射或神经根注射的依据之一：如果疼痛位于腰部一侧，或者放射至下肢，可以选择神经根注射；如果腰部双侧疼痛，或者位于脊柱中间，选择骶管注射可能效果更好。但是，这并不是绝对的。

下面是骶管注射和神经根注射的主要适应证：

- 急性腰痛和 / 或腿痛，不能行手法治疗者。
- 慢性腰痛和 / 或腿痛，保守治疗无效者。
- 考虑手术者，手术前可以先试行该法。

小关节注射可能对老年慢性腰痛和僵硬导致腰椎过伸者有效。一项关于腰椎管狭窄症脊柱注射疗法的回顾性研究发现，35% 的患者至少缓解 50%，伴有腰椎滑脱、单节段狭窄以及 73 岁以上的患者效果更好[14]。虽然不常见，急性外伤或分娩后尾痛症以及骶髂关节痛也可以试用该方法。

安全性

所有的禁忌证均在第二节单独列出，但是还需要注意以下问题：由于鞘内沉积的风险，我们不使用或推荐使用局部麻醉药用于尾侧、神经根和关节突关节注射。脊柱注射疗法应用麻醉剂的基本原则是，潜在的风险不能高于短暂疼痛缓解和获得诊断信息的益处。我们的建议是"听从针感"，其价值难以估量。仔细分辨触及硬质骨、软骨和韧带末端感觉之间的差异，不仅有助于确保正确的位置，而且有助于建立操作者的信心。

腰部注射疗法注射到血管内的发生率为 8.5%，50 岁以上的患者中发生率更高。骶管注射疗法发生率可高达 11%。回抽无血液并不能证明针尖在血管外。硬膜外皮质类固醇注射疗法对服用阿司匹林等抗血小板药物治疗的患者是安全的，不会增加严重的出血并发症，如硬膜外血肿。高龄、大型号穿刺针、穿刺路径、多间隙穿刺、多次穿刺、大容量注药以及硬膜意外损伤都是轻度出血并发症的危险因素[15]。

安全防范和严格的无菌操作技术在所有的注射疗法都是一样的。与其他部位的注射疗法相比，虽然罕见，脊柱注射治疗确实存在麻醉药误入鞘内的危险，而单独应用皮质类固醇则可以避免。如果需要大容量可以加入生理盐水或者应用去炎松替代康宁克通。

硬膜外注射后可以出现新的神经学症状或原有症状加重超过 24 小时（中位数天数为 3 天，范围 1~20 天）[15]，但是作者的经验是，这种情况极少发生。

第五部分

英国风湿病学会（2001 年）和英国皇家麻醉学会（2002 年）已经制订了硬膜外注射操作指南。我们将其推荐给所有从事该操作的医生，具体见以下网站：www.rheumatology.org.uk；www.rcoa.ac.uk.

一项关于颈椎和腰骶部选择性神经根注射的并发症和不良反应的研究表明，在研究过程中没有严重并发症，如死亡、瘫痪、脊髓神经损伤、感染或过敏反应；91% 的受试者在操作过程中没有不良反应。39.4% 的受试者在操作后立即对随访做出积极反应。唯一显著的腰骶部不良反应是注射部位疼痛增加（17.1%）[16]。

准确性

在影像学监视下操作虽然能保证准确穿刺，但是这需要专门的培训，费用比较昂贵，特别是在手术室操作时；很多医生在"盲视"下穿刺取得了满意的效果。

有几项研究比较了靶点注射和盲视下骶管注射的准确性。一项研究表明盲视下骶管注射一次穿刺成功率为 75%，如果解剖标志明显，穿刺成功率可以提高到 88%；如果依据骶部有无注气感，成功率可以提高到 83%；如果这两个条件均具备，一次穿刺成功率可以提高到 91%。在另一项研究中，尽管术者确认已经穿刺到位，其成功率仍只有 66.7%。如果操作者不能确认是否到位，其成功率低于 50%，如果是肥胖患者穿刺成功率会更低。还有一项前瞻性随机双盲研究发现，与传统的骶管穿刺方法相比，脊柱内镜下靶点注射并不能获得更好的疗效[14, 17, 18]。

疗效

腰部硬膜外

在现有的文献和当代介入疼痛管理实践中，缺乏精心设计的随机对照研究，缺乏具有统计结果的高质量证据。这意味着脊柱注射治疗的有效性尚缺乏一个坚实的基础[4, 19]。英国国家健康与临床卓越研究所（NICE）建议，持续性、非特异性腰背痛的患者不应注射治疗药物，但这对临床实践的影响尚不确定[20]。

Cochrane 综述发现，在仅有 50% 的临床试验中，少数患者出现了轻微的不良反应，如头痛、头晕、短暂的局部疼痛、刺痛、麻木和恶心。该报告的结论是，没有强有力的证据支持或反对使用任何类型的注射治疗亚急性或慢性腰背痛[12]。

对已发表的系统分析的综述表明，在大量腰椎间盘突出症引起的腰根性神经痛患者中，皮质类固醇的注射在减轻疼痛、恢复功能、避免手术和减少其他医疗转诊方面是有效的。研究发现，如果文献综述的范围仅限于传统的随机对照试验的系统综述，那么它将更具说服力[21]。一项随机、双盲、对照临床试验研究发现，经椎板间入路硬膜外注射"局麻药＋皮质类固醇"治疗，86% 的患者有效，而单独应用局麻药组的患者疗效为 74%[3]。

一项系统回顾显示，有肯定性证据（级别 Ⅱ 2）表明"盲法"椎板间入路硬膜外注射皮质类固醇治疗，可以短期缓解椎间盘突出或神经根炎所致的疼痛，但这些患者以及没有椎间盘突出或神经根炎的椎管狭窄和椎间盘源性腰痛的患者，其长期缓解疼痛的证据稍弱[18]。另一项骶管和腰部硬膜外注射的综述发现，最好的研究显示出矛盾的结果，只在短期有疼痛缓解[7]。然而另外一项研究有强证据表明，可以用硬膜外注射治疗椎间盘突出导致的神经根痛，对椎管狭窄导致的神经根痛证据有限[22]。一项多中心随机对照临床试验发现，硬膜外注射治疗坐骨神经痛在 3 周内而不是长期可以显著缓解疼痛[23]。

有充分的证据表明，经椎间孔硬膜外皮质类固醇注射治疗神经根症状的疗效优于安慰剂。经椎间孔硬膜外皮质类固醇注射应作为一种保留介入手术，并且在治疗神经根性痛方面优于椎板间硬膜外和骶管硬膜外皮质类固醇注射。对于亚急性或者慢性神经根症状，也有充分的证据表明，单次经椎间孔硬膜外皮质类固醇注射与单次经椎间孔注射布比卡因或生理盐水有相似的功效。过去，硬膜外腔需要大容量的注射，但是骶管注射 8 mL 就足以到达 L4~L5 水平。

影像引导下选择性神经根注射皮质类固醇

对排除需要手术减压的患者，随访 13~28 个月发现，影像引导下选择性神经根注射皮质类固醇治疗腰腿痛的疗效明显优于单独应用布比卡因。该研究提示，1 或 2 个节段腰脊神经根性疼痛的患者，在选择手术干预前，应该先行皮质类固醇选择性神经根注射术。经椎间孔入路注射皮质类固醇疼痛缓解率明显优于经椎间孔入路注射局麻药、生理盐水或者肌肉内注射皮质类固醇[24]。当症状持续时间超过 12 个月时，单独应用局麻药、单独应用皮质类固醇以及二者联合应用的疗效没有什么区别。

对于骨质疏松症椎体压缩骨折，当保守治疗无效时，神经根注射可以有效地缓解根性疼痛，且不会引起神经根麻痹。因而，对于这些患者，在考虑经皮椎体成形术或者手术治疗前可以先试行神经根注射术[20]。

骶髂关节注射

骶髂关节注射在最近的文献中很少讨论，但使用这种方法治疗骶髂关节炎性疼痛是安全有效的。虽然，手法治疗可以缓解部分患者的症状，但当患者有 NSAIDs 禁忌证或不能耐受 NSAIDs 不良反应或其他药物治疗无效时，仍可以考虑此种治疗方法。不过，在没有 X 线监视下将药物注射到骶髂关节的成功率仅为 12%[25]。

总结

关于脊柱注射治疗腰背痛的疗效，人们的意见有很大的分歧。虽然不良反应通常很小，但脊柱注射疗法治疗腰痛的疗效观点不同，而且也不能明确哪种类型的注射疗法适合哪种特定亚型的患者。对于仔细筛选的急性和慢性腰背痛患者来说，这是一种值得考虑的成本效益高的干预措施，它可以作为一种安全的门诊操作，并能迅速缓解疼痛（哪怕只是在短期内）[26, 27]。

与所有的注射疗法相同，注射前应准备好急救设备；严格按照规范执行无菌操作技术。

腰椎和骶髂关节的体格检查

关节受限型是指一个关节活动受限的特定模式，其存在不同程度的由退变、炎症或创伤导致的关节囊炎。在进展期，关节囊炎可以存在肢端僵硬的感觉。

如果诊断有疑问或为了确认临时诊断，可以进行额外的脊柱检查。客观检查，如影像学检查和血液检查，只有在仔细考虑了额外的费用后才应进行，但要注意可能存在的危险信号。

腰椎检查

　　从前面、侧面和后面观察患者，当检查者站在后面时，在患者前面放一面全身镜是有用的。

　　开始查体前，先检查患者静息状态时是否感到疼痛。

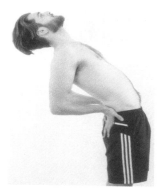

图 5.1　主动后伸

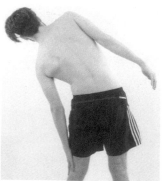

图 5.2　主动左侧弯

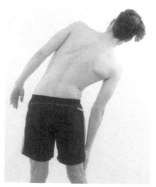

图 5.3　主动右侧弯

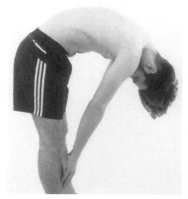

图 5.4　主动前屈

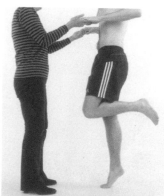

图 5.5　单足抗阻跖屈：S1~S2

第
五
部
分

排除骶髂关节疼痛

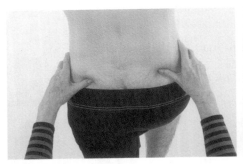

图 5.6　步行试验：触诊髂骨后缘，缓慢抬右腿到合适角度，检查骶髂关节运动对称性

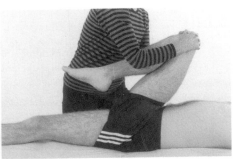

图 5.7　骶髂后韧带：被动屈曲施压

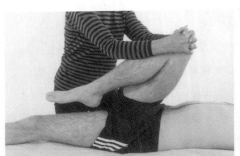

图 5.8　骶髂后韧带：被动斜向屈曲施压

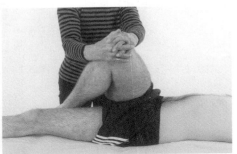

图 5.9　骶髂后韧带：被动横向屈曲施压

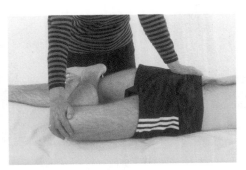

图 5.10　骶髂前韧带：被动横向旋转施压——"4字试验"

排除髋关节疼痛

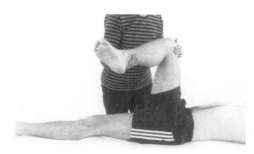

图 5.11　臀部：被动外旋

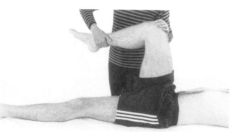

图 5.12　臀部：被动内旋

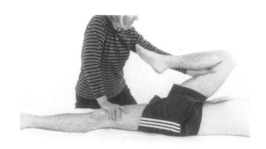

图 5.13　臀部：被动屈曲

针对神经根运动和肌力的腰椎神经学试验

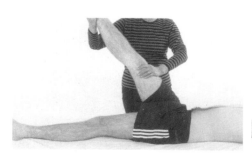

图 5.14　直腿抬高试验，L4~L5，S1~S2

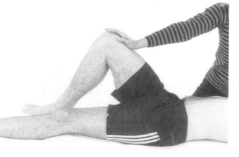

图 5.15　髋关节屈曲抗阻，L2~L3

第五部分

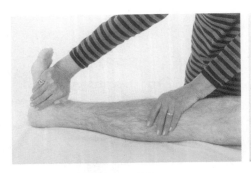

图 5.16　足背伸抗阻，L4

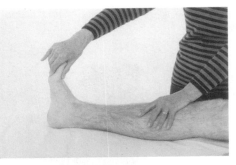

图 5.17　姆趾背伸抗阻，L4~L5

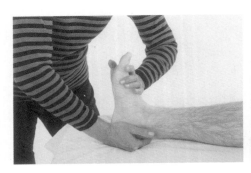

图 5.18　足外翻抗阻，L5/S1

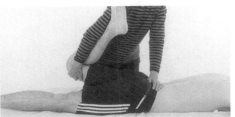

图 5.19　L3 伸膝

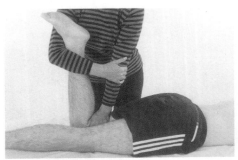

图 5.20　伸膝抗阻，L3

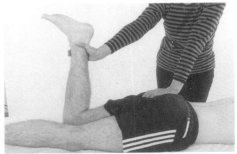

图 5.21　屈膝抗阻，S1~S2

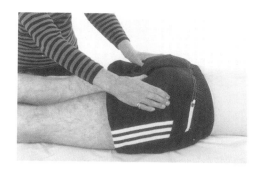

图 5.22　臀肌，S1

反射

膝反射，L3；踝反射，L5，S1~S2；足底反射。

皮肤感觉

蹬趾，L4；中趾，L5；足外侧缘，S1；足跟，S2。

触诊

压迫腰椎判断疼痛、范围和末端感觉。

腰椎关节受限型

● 侧弯损失相等，伸展损失大于屈曲损失。

腰椎间盘或神经根型

● 屈曲损失大于伸展损失。

必要时进行的其他脊柱检查

● 这些包括重复或联合脊柱运动并抵抗脊柱肌肉试验。

第五部分

脊柱注射技术

骶管注射

急慢性腰腿痛或坐骨神经痛

病史　负重，久坐，起病隐匿。

体格检查　腰部中央或两侧疼痛，伴或不伴坐骨神经痛或根性体征；常因疼痛而屈曲，常为侧屈曲，有神经受牵拉的体征。

鉴别诊断　椎间盘病变，急性神经卡压性脊柱肿瘤，强直性脊柱炎。

器具和药物

注射器	穿刺针	康宁克通	利多卡因	总容量
5 mL	绿色，21G，40~50 mm	40 mg	无	4 mL

应用解剖

多数人脊髓终止于 L1 水平，脊膜终止于 S2 水平。该注射的目的是经骶裂孔注射消炎液，以冲洗椎间盘的后面、硬膜的前面以及任何受累的神经根。骶骨角是两个明显的骨性突起，可在髂后上棘与尾骨连成的等腰三角形尖部触及。其入孔处有坚韧的韧带覆盖，因骶骨的曲度变异很大，所以穿刺角度因人而异。

操作技术

- 患者俯卧位，腹下垫薄枕。
- 用拇指寻找骶骨角，想象出骶骨三角。
- 在两个骶骨角之间穿刺进针，与骶尾韧带平行穿过韧带。
- 向上部进针少许，根据骶骨曲度调整角度。
- 回抽，确保穿刺针没有误入蛛网膜下腔或血管。
- 将溶液缓慢注入硬膜外腔。
- 如果使用更多的溶液，注药过程中应将手放在骶骨上，这样如果注射至骶骨背面可触及肿胀感。

术后护理

鼓励患者在不痛时主动活动，10 天后复诊。只要治疗后症状改善，可以重复注射，直到症状不再改善。应纠正引起腰腿痛的病因如体重、姿势、工作位置、搬提技巧、锻炼、腹部控制等。

实用要点

穿刺过程中如果回抽有清亮的液体或血液均应放弃本次操作，可在几天后再行注射治疗。有时骶管难以进入，这可能是因为骶管口非常小、骶管分隔或骶骨曲度过大所致。遇到这种情况先注射局麻药行局部麻醉，在患者舒适不痛的基础上调整穿刺针。

如果受累水平高于常见的 L5~S1 水平或患者体型肥胖，可能需要更大的药物容量。我们建议在这些病例中使用去炎松 40 mg 或添加 9 mL 的生理盐水到康宁克通中。

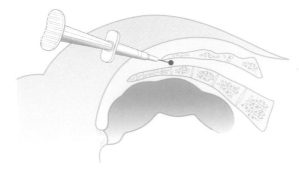

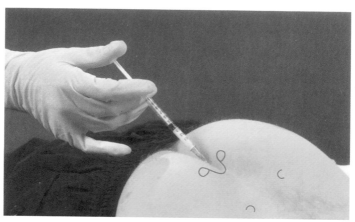

腰椎小关节注射

慢性滑囊炎

病史　腰痛及僵硬逐渐加重，创伤。

体格检查　单侧或双侧腰痛，有时伴有下肢酸痛；侧伸并侧屈受限，以及向患侧侧屈后伸受限。

鉴别诊断　骨性关节炎、创伤性滑囊炎、强直性脊柱炎、脊柱病、椎管狭窄症。

器具和药物

注射器	穿刺针	康宁克通	利多卡因	总容量
1 mL	脊柱穿刺针，22G，75~90 mm	40 mg	无	1 mL

应用解剖

下位腰椎小关节位于棘突的外侧——L3 旁开约 1 横指，L4 旁开约 1.5 横指，L5 旁开约 2 横指。其在体表不能触及，可经棘间水平旁开做标记。通过旁开正确的距离就可以穿刺到关节囊的后部。

操作技术

● 患者俯卧位，腹下垫薄枕以利于定位棘间隙。

● 确定并标记一个或多个压痛点。

● 沿标记点垂直穿刺进针。

● 轻微调整进针角度，向头端和内侧进针，慢慢抵达骨面。

● 回抽，以验证穿刺针没有误入鞘内或血管内。

● 将液体注射到关节囊内或关节囊周围。

● 出针，如果需要，用同样方法处理其他病变间隙。

术后护理

患者应避免过量活动，定期进行腹部肌力和协调性锻炼，不定期的大腿伸展活动有利于维持腰椎的柔韧性，活动时带腰围等器具保护腰部。

实用要点

　　有时很难进入关节囊内，但是对照研究发现，注射药物到关节囊内和其周围确实有治疗效果。通常在影像监视下进行操作，但是应考虑额外的花费。

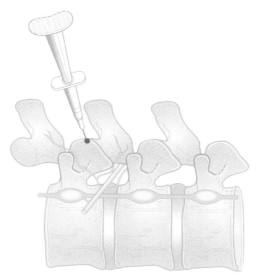

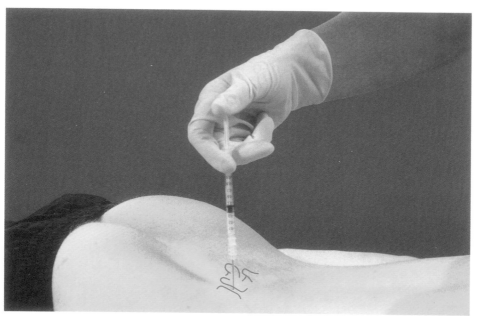

腰神经根注射

神经根炎

病史　通常急性发作，可能伴有感觉异常。

体格检查　急慢性坐骨神经痛伴或不伴根性体征；屈伸时疼痛，通常侧屈远离疼痛伴神经根紧张症状。

鉴别诊断　椎管狭窄、神经根卡压。

器具和药物

注射器	穿刺针	康宁克通	利多卡因	总容量
1 mL	脊柱穿刺针，22G，75~90 mm	40 mg	无	1 mL

应用解剖

腰椎神经根在棘突水平从横突间斜出椎间孔，在棘突中点画垂线和水平线，在水平线旁开 1 横指标记进针点。

操作技术

- 患者俯卧位，腹下垫薄枕以利于触摸棘突。
- 寻找疼痛水平的棘突，沿水平线标记穿刺点。
- 沿标记点垂直穿刺进针约 7 cm。
- 回抽确保穿刺针没有误入鞘内或血管。
- 将药液一次性注射到神经根周围。

术后护理

患者可以活动，不受疼痛限制，10 天后复诊，如果需要可以重复注射。

实用要点

　　该方法对于保守治疗不能实施的重度疼痛患者特别有效。也可以应用于骶管注射疗法效果不佳的患者——骶管注射操作容易，但是药液可能未达病变的神经根处。如果第一个水平注射后没有缓解症状，可试行上或下一水平的神经根注射，这种尝试在考虑手术之前还是很值得的。

　　如果穿刺 5 cm 时遇到骨质可能是椎板或小关节，这时需要重新穿刺。同样，如果患者主诉有"电击样"感觉可能是穿刺针在神经根内，也需要重新穿刺。2 个水平可以同时注射。体型肥胖的患者可能需要较长的穿刺针。

　　如果回抽有清亮的液体表明穿刺针在神经鞘内，必须放弃本次操作，可在几天后再行注射治疗。

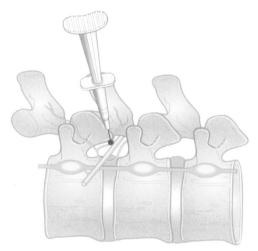

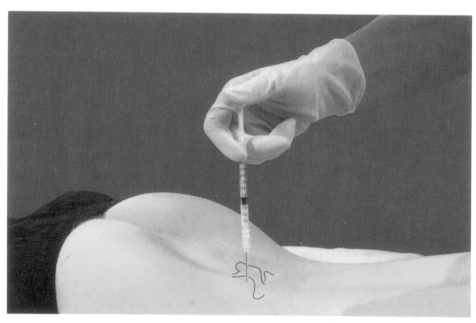

骶髂关节注射

急慢性牵拉或滑囊炎

病史　女性常见，常发生在产前、产后或臀部着地的外伤后；静息、久站、久坐可引起疼痛；手法治疗后的慢性韧带源性疼痛。

体格检查　臀部、腹股沟疼痛，有时放射至大腿后侧甚至小腿；髋关节屈曲、斜内收牵拉后韧带时，或者髋关节屈曲、外展外旋时，步行试验不对称。

鉴别诊断　急性骶髂关节炎、早期强直性脊柱炎、髋关节骨性关节炎、腰椎牵涉痛。

器具和药物

注射器	穿刺针		康宁克通	利多卡因	总容量
2 mL	脊柱穿刺针，22G，75~90 mm		20 mg	1.5 mL，2%	2 mL

应用解剖

骶髂关节面由后向前倾斜成角，女性角度较小。臀部的两个凹陷处是髂后上棘所在的位置，此处注射是很困难的，最容易的进针位置在髂后上棘的内下方。

操作技术

- 患者俯卧位，腹下垫薄枕。
- 确定并标记患侧髂后上棘。
- 距骨性标志内一拇指及稍靠下方进针，大概是第 2 骶椎棘突水平。
- 向前外侧倾斜 45° 进针。
- 在骶骨与髂骨间进针直到有韧带的抵抗感。
- 将药物注射到关节内，或分散注射到后关节囊。

术后护理

鼓励患者在无痛期活动，将脚放到椅子上的姿势和慢走一样有助于缓解疼痛。避免髋关节外展，坐位时应以背部支撑。如果存在关节不稳，可以临时应用固定带辅助，也可以注射硬化剂增强韧带稳定性。

实用要点

　　该技术并不很常用，通常手法、制动、锻炼能解除大多数慢性骶髂关节炎患者的症状。

　　骶髂关节注射时针尖经常触及骨面，因而需要根据不同骨面的形状做出调整以确保进入关节囊内。少量溶液的应用有助于减少注射过程中的不适感。通常无需重复注射。如果需要可以在注射后 1 周行骶髂关节手法治疗。

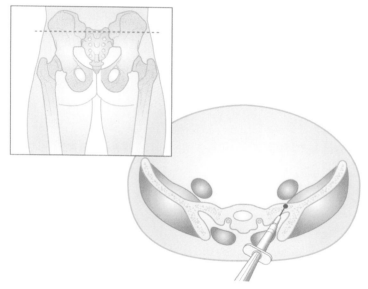

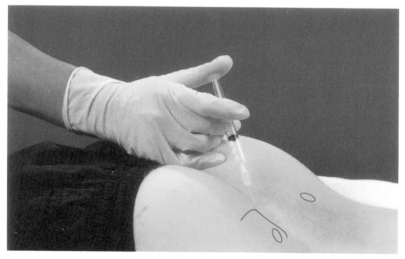

骶尾关节注射

尾痛症——骶尾韧带牵拉、半脱位

病史 产后，创伤—如臀部着地跌落，或坐硬物时间过长。

体格检查 坐位时骶尾关节周围疼痛或下坠感，压痛在关节线上，可能有尾骨半脱位。

鉴别诊断 骨折；偶有女性心理问题。

器具和药物

注射器	穿刺针	康宁克通	利多卡因	总容量
1 mL	蓝色，23G，25 mm	20 mg	0.5 mL，2%	1 mL

应用解剖

骶尾关节的韧带常常压痛剧烈，在关节的背侧和腹侧均可触及，可以戴手套行肛诊以明确有无尾骨半脱位。

操作技术

- 患者俯卧位，腹下垫薄枕。
- 在骶尾关节的背侧确定并标记压痛点。
- 穿刺进针直达骨面。
- 将药物分散注射到压痛的韧带内或其周围。

术后护理

告诉患者不要坐硬物，可应用气垫环。10天后复诊时可能需要行手法治疗脱位的尾骨；因为有皮质类固醇的抗炎作用，一般不会很痛。手指经过直肠触及尾骨，从前向后使劲推。有时能听到响声，几天后患者疼痛症状消失。

实用要点

该区的疼痛有时是心理性或心理应激的症状，这种情况需要给予正确的处理及建议。对于躯体疼痛上述方法疗效不确切，但通常不是手术治疗的适应证，也没有特效。

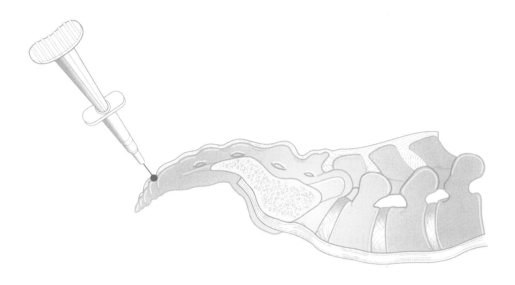

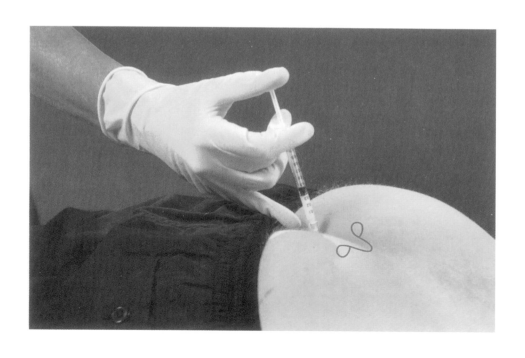

脊柱注射疗法推荐剂量汇总

注射器	穿刺针	皮质类固醇	利多卡因	总容量
骶管				
5 mL	21G，绿色	40 mg 去炎松	无	4 mL
腰椎小关节				
1 mL	22G，脊柱穿刺针	40 mg 康宁克通	无	1 mL
腰神经根				
1 mL	22G，脊柱穿刺针	40 mg 康宁克通	无	1 mL
骶髂关节				
2 mL	22G，脊柱穿刺针	40 mg 康宁克通	1 mL，2%	2 mL
骶尾关节				
1 mL	23G，蓝色	20 mg	0.5 mL，2%	1 mL

参考文献

1. PARR A T, DIWAN S, ABDI S. Lumbar interlaminar epidural injections in managing chronic low back and lower extremity pain: a systematic review. *Pain Physician*. 2009,12(1):163-188.
2. DEYO R, MIRZA S K, MARTIN B I. Back pain prevalence and visit rates: estimates from U.S. national surveys, 2002. *Spine*. 2006,31 (23):2724-2727.
3. MANCHIKANTI L, CASH K A, MCMANUS C D, et al. Preliminary results of randomized double-blind controlled trial of fluoroscopic lumbar interlaminar epidural injections in managing chronic lumbar discogenic pain without disc herniation or radiculitis. *Pain Physician*. 2010,13(4):E279-E292.
4. RIEW K, YIN Y, GILULA L, et al. The effect of nerve-root injections on the need for operative treatment of lumbar radicular pain: a prospective, randomised, controlled, double-blind study. *J Bone Joint Surg Am*. 2000,82:1589-1593.
5. STAAL J B, DE BIE R, DE VET H C, et al. Injection therapy for subacute and chronic low-back pain. *Cochrane Database Syst Rev*. 2008,(3):CD001824.
6. VALAT J P, GIRAUDEAU B, ROZENBERG S, et al. Epidural corticosteroid injections for sciatica: a randomised, double blind, controlled clinical trial. *Ann Rheum Dis*. 2003,62:639-643.
7. ARDEN N K, PRICE C, READING I, et al. A multicentre randomized controlled trial of epidural corticosteroid injections for sciatica: the West study. *Rheumatology* (Oxford). 2005,44(11):1399-1406.
8. BUTTERMANN G R. Treatment of lumbar disc herniation: epidural steroid injection compared with discectomy; a prospective, randomized study, *J Bone Joint Surg Am*. 2004,86:670-679.
9. VAN TULDER M, KOES B. Low back pain (chronic). *Clin Evid*. 2004,12:286-291.

10. SAMANTA A, SAMANTA J. Is epidural injection of steroids effective for low back pain? *BMJ*. 2004,328:1509-1510.

11. CLUFF R, MEHIO A K, COHEN S P, et al. The technical aspects of epidural steroid injections: a national survey. *Anesth Analg*. 2002,95:403-408.

12. FANCIULLO G J, HANSCOM B, SEVILLE J, et al. An observational study of the frequency and pattern of use of epidural steroid injection in 25,479 patients with spinal and radicular pain. *Reg Anesth Pain Med*. 2001,26(1):5-11.

13. KARPPINEN J, MALMIVAARA A, KURUNLAHTI M, et al. Periradicular infiltration for sciatica: a randomized controlled trial. *Spine*. 2001,26(9):1059-1067.

14. BARRE L, LUTZ G E, SOUTHERN D, et al. Fluoroscopically guided caudal epidural steroid injections for lumbar spinal stenosis: a retrospective evaluation of long term efficacy. *Pain Physician*. 2004,7(2):187-193.

15. GHAHREMAN A, FERCH R, BOGDUK N. The efficacy of transforaminal injection of steroids for the treatment of lumbar radicular pain. *Pain Med*. 2010,11(8):1149-1168.

16. HUSTON C W, SLIPMAN C W, GARVIN C. Complications and side effects of cervical and lumbosacral selective nerve root injections. *Arch Phys Med Rehabil*. 2005,86(2):277-283.

17. PRICE G M, ROGERS P D, PROSSER A S, et al. Comparison of the caudal and lumbar approaches to the epidural space. *Ann Rheum Dis*. 2000,59(11):879-882.

18. DASHFIELD A K, TAYLOR M B, CLEAVER J S, et al. Comparison of caudal steroid epidural with targeted steroid placement during spinal endoscopy for chronic sciatica; a prospective randomized, double-blind trial. *Br J Anaesth*. 2005,94(4):514-519.

19. ROBERTS S T, WILLICK S E, RHO M E, et al. Efficacy of lumbosacral transforaminal epidural steroid injections: a systematic review. *PM R*. 2009,1(7):657-668.

20. KIM D J, YUN Y H, WANG J M. Nerve-root injections for the relief of pain in patients with osteoporotic vertebral fractures. *J Bone Joint Surg Br*. 2003,85(2):250-253.

21. MACVICAR J, KING W, LANDERS M H, et al. The effectiveness of lumbar transforaminal injection of steroids: a comprehensive review with systematic analysis of the published data. *Pain Med*. 2013,14(1): 14-28.

22. HORLOCKER T, BAJWA Z H, ASHRAF Z, et al. Risk assessment of hemorrhagic complications associated with non-steroidal anti-inflammatory medications in ambulatory pain clinic patients undergoing epidural steroid injection. *Anesth Analg*. 2002,95:1691-1697.

23. NATIONAL COLLABORATING Centre for Primary Care (UK). Low back pain: early management of persistent non-specific low back pain. back. cochrane. org/sites/back. cochrane. org/files/uploads/PDF/4106.PDE

24. BOTWIN K, BROWN L A, FISHMAN M, et al. Fluoroscopically guided caudal epidural steroid injections in degenerative lumbar spinal stenosis. *Pain Physician*. 2007,10(4):547-548.

25. Hansen H. Is fluoroscopy necessary for sacroiliac joint injections? *Pain Physician*. 2003;6:155-158.

26. MANCHIKANTI M, et al. Evaluation of effectiveness of lumbar interlaminar epidural injections in managing chronic pain of lumbar disc herniation of radiculitis: a randomized double-blind controlled trial. *Pain Physician*. 2010,13:343-355.

27. NG L C, SELL P. Outcomes of a prospective cohort study on peri-radicular infiltration for radicular pain in patients with lumbar disc herniation and spinal stenosis. *Eur Spine J*. 2004,13(4):325-329.

（赵序利　译）

第
五
部
分

附录 1　临床病例
病史——答案

　　以下列出了最常见的主要诊断（由治疗结果或影像学检查确认）和可能存在的两项诊断。思考一下为什么可能存在的两项诊断概率小，并且应该怎样处理主要诊断。

上肢

1. 急性出血性肩胛下肌滑囊炎（急性关节囊炎，肱骨骨折）
2. 肩锁关节拉伤（肩峰下滑囊炎，喙突骨折）
3. 慢性盂肱关节囊炎（肩峰下滑囊炎，C5 神经根牵涉痛）
4. 慢性肩峰下滑囊炎（盂肱关节囊炎，C5 神经根牵涉痛）
5. C5~C6 神经根卡压（肩峰下滑囊炎，盂肱关节囊炎）
6. C4 骨肉瘤（肩峰下滑囊炎，盂肱关节囊炎）
7. 肘关节伸肌腱炎——网球肘（腕伸肌肌腱炎，旋后肌肌腱炎）
8. 肘关节屈肌腱炎——高尔夫球肘（腕屈肌肌腱炎，旋前肌肌腱炎）
9. 肘关节关节鼠（网球肘，肘关节骨性关节炎）
10. 肘关节囊过伸撞击（关节鼠，肘肌拉伤）
11. 桡骨头骨折（急性关节囊炎，感染）
12. 肱二头肌肌腱炎（肱二头肌肌腹炎，旋前肌肌腱炎）
13. 腕伸肌腱鞘炎（拇指伸肌肌腱炎，网球肘）
14. 大多角骨掌骨关节囊炎（掌指关节囊，痛风）
15. 舟状骨骨折（Colles 骨折，豌豆骨骨折）
16. 拇指伸肌肌腱炎（腕伸肌肌腱炎，大多角骨掌骨关节囊炎）
17. 腕管综合征（颈椎牵涉痛，胸廓出口综合征）
18. 三角半月板撕裂（尺侧副韧带紧张，屈肌腱肌腱炎）

下肢

19. 大转子滑囊炎（阔筋膜张肌筋膜炎，腰椎牵涉痛）

20. 髋关节关节鼠（髋关节骨性关节炎，腰椎牵涉痛）

21. 内收肌肌腱撕裂（小转子骨折，耻骨联合）

22. 青少年双侧骨骺滑脱合并骨性关节炎（骶髂关节功能障碍，内收肌拉伤）

23. 腰大肌滑囊炎（腰大肌肌腱炎，外侧皮神经卡压）

24. 股骨头坏死（髋关节骨性关节炎，骨肉瘤）

25. 内侧半月板撕裂（内侧韧带拉伤，缝匠肌拉伤）

26. 内侧冠状韧带拉伤（内侧半月板撕裂，股四头肌止点拉伤）

27. 胫腓上关节拉伤（腓骨肌肌腱炎，腓神经卡压）

28. 股四头肌止点拉伤（股四头肌拉伤，L3 神经根牵涉痛）

29. 前交叉韧带（ACL）撕裂（半月板撕裂，髌骨骨折）

30. 股四头肌肌腹撕裂伴粘连性钙化（股四头肌拉伤，膝关节骨性关节炎）

31. 踝关节关节囊炎（外侧副韧带拉伤，腓骨骨折）

32. 距骨前韧带拉伤伴足趾挫伤（跟腓韧带拉伤，跟骰韧带拉伤）

33. 第一跖趾间关节囊炎（姆外翻，胫骨前肌拉伤）

34. 三角韧带拉伤（趾屈肌拉伤，胫骨后肌拉伤）

35. Morton 趾痛症（足背神经卡压，L4 神经根牵涉痛）

36. 跟腱滑囊炎（跟腱炎，跖肌拉伤）

（王胜涛　译）

附录 2　注射之前病史问诊清单和知情同意书

讨论日期＿＿＿＿＿＿＿＿　　注射日期＿＿＿＿＿＿＿＿

患者姓名＿＿＿＿＿＿＿＿　　主管医生＿＿＿＿＿＿＿＿

问诊清单（如果选择"是"，请添加具体情况）

是　否

全身不适（发热、寒战、出汗、不适）

免疫抑制性疾病

使用免疫抑制剂

凝血功能障碍

服用抗凝药物（华法林、阿司匹林、其他新型口服抗凝药）

糖尿病

精神疾病

曾行关节置换术

拟行关节置换术

近期骨折病史

对局麻药有不良反应

注射部位感染

妊娠或哺乳期

知情同意书

其他的治疗选择以及可预期的注射疗效

注射可能存在的不良反应：

速发型过敏反应，关节、软组织感染，肌腱断裂、萎缩，面部潮红，暂时性血糖升高，皮肤色素脱失、萎缩，月经紊乱，短期内出现症状加重，皮肤瘀斑、出血，其他罕见不良反应（可能与个体差异性有关）。

附录3 患者常见问题解答

1. 注射使用什么药物？

通常使用 2 种药物：

- 皮质类固醇 一种可以减少疼痛和肿胀的抗炎药物。
- 局麻药 暂时使局部麻木（大约 1 小时，与口腔科医生注射的局麻药物相似）。局麻药还可以帮助我们明确诊断，确定药物是否注射在正确的区域。

2. 这种治疗方法与口服药物有什么不同？

药物直接作用于病变部位，因此不需要首先经过胃部。通过注射通常可以迅速缓解疼痛，因为用药量比较小，一般不良反应较小。

3. 药物作用有多迅速？

注射药物后，局麻药迅速发挥镇痛作用，之后 2 天是激素的镇痛作用，但效果因人而异。药物的抗炎作用持续 3~6 周。

4. 我需要第二次注射吗？

我们的目标是通过单次注射来解除患者的疼痛，但是如果第一次注射仅能达到部分缓解，或者炎症反应非常重，例如冻结肩，我们需要进行第二次注射。但是如果第一次注射没有任何作用则不再进行第二次。

5. 注射治疗会使我感到疼痛吗？

进行注射治疗的医生都是经过专业培训的，在我们的课程中，他们自己都是接受过注射的。在注射时你会感到轻微的刺痛。

6. 注射治疗会使疼痛加重吗？

个别情况下会出现注射部位暂时的不适加重，但大部分患者不会。如果有必要，你可以口服自己常用的镇痛药。

7. 注射后我需要做什么?

- 在注射后需要观察一段时间，确认安全方可离开。
- 我们会建议你是否进行休息（如果用药过多通常会建议休息），或者我们会建议你在疼痛减轻后什么时间开始进行常规的功能锻炼以避免关节僵硬和肌肉无力。
- 你需要根据自身情况量力而行，避免任何可以明显加重疼痛的运动或姿势。如果你的疼痛已经持续很长时间了，运动产生的不适可能仍会持续一段时间。

8. 如果存在下列情况，则应避免注射治疗:

- 对局麻药或皮质类固醇过敏。
- 存在感染病灶。
- 正在服用抗生素。
- 感觉不适。
- 未来 3 个月计划进行手术。

9. 如果存在下列情况，你需要告知临床医生:

- 既往药物过敏史。
- 正在服用华法林或其他抗凝药。
- 糖尿病病史。
- 肿瘤病史。
- 正在口服甾体类药。
- 近期有骨折病史。
- 妊娠期或哺乳期。

10. 可能存在的不良反应有哪些?

除了偶尔出现一过性面部潮红，可能出现以下轻度的不良反应:

- 糖尿病患者在注射后的一小段时间内出现血糖水平升高，因此在注射后 2 周内需要密切监测血糖情况，如果发现明显的血糖升高需要告知临床医生。

- 短期内出现月经周期紊乱。
- 注射部位局部可能有淤斑。

如果注射部位发热、发红以及肿胀，而且疼痛加重，你需要联系你的医生并且就诊于当地医院的急诊科。

11. 药物过敏反应

过敏反应的发生相当罕见，但是，如果你之前有任何用药后不良反应的病史，建议你告知临床医生，并且在注射后，确认安全方可离开。如果你出现呼吸困难、喉头水肿及皮疹，应立即去急诊科。

附录 4　医务同行经常会问到的问题

下面是医务界同行经常会问我们的问题，希望对读者有所帮助。

1. 在英国，我们怎么面对同行提出的药物不能混合使用的规则?

进行注射疗法的医生可以通过以下几种方法合法地将药物混合。

注意：这是 2018 年的信息，未来可能会有变动。

注射疗法的医生应咨询医疗、药学和 / 或管理团队来确保他们的操作被批准。

- 患者在特殊情况下的注射（PSD）。
- 在英国目前批准使用己酸丙炎松和局麻药混合，浓度为 20 mg/mL。
- 使用生产厂商预先混合好的甲强龙和利多卡因，但是这非常难以控制剂量。
- 先注射局麻药，更换注射器后从同一针头内注射皮质类固醇，但是会有少量增加感染的风险。
- 使用两个注射器和两个针头，但是会增加患者的不适感，同时也存在少量增加感染的风险。
- 不使用局麻药；虽然局麻药不是绝对必须应用，但是我们推荐使用局麻药，这可以减轻患者在注射过程中的痛苦，尤其是在治疗小的间隙较窄的关节时，这类关节通常较难进入，例如肩锁关节、拇指关节或足趾关节。

2. 如果玻璃安瓿不容易掰开怎么办?

首先确认标记点（一般是安瓿颈部最薄弱的地方）朝向自己，从标记点部位掰开。如果上述方法无效，用纸巾包绕安瓿上部稍加用力，或者将该安瓿丢掉使用一个新的。

3. 我怎样将阻塞的针头从注射器上分离？

从某种程度上说，每个医生都可能遇到这种情况。最简单的方法是将棉球或纸巾包绕在针头接口处，紧紧抓住，并将注射器向安装时相反的方向旋转。这时你会感到注射器有松动，使用清洁的拇指协助取下。该过程尽量避免在患者面前进行。

4. 我该怎样避免注射过程中药物从针头接口处喷出呢？

每个人都有可能发生这种情况，尤其对肌腱部位进行注射时；患者和医生都有可能被白色的皮质类固醇飞溅，略显尴尬，应尽量避免。首先，如果预料注药过程中可能有较大的阻力，应保证针头紧紧安放在注射器上。其次，如果针尖位于肌腱的致密处，注药时导致药物喷出，应轻微调整针尖，同时抓住针头，另一只手则将注射器紧密安装到针头上。努力将药物注射到该部位。在疏松一点的组织中，有时也会发生药物喷出的情况，然而需要注意的是，如果推药时完全没有阻力，那么针尖有可能在皮下；将皮质类固醇注射到皮下组织可能导致脂肪萎缩和皮肤色素脱失。

5. 怎样消毒皮肤？

关于这方面文献中没有报道；目前观点各异，从完全的无菌状态（在手术室，穿手术衣，戴口罩、手套并使用碘酒消毒）到完全不消毒。我们推荐使用消毒剂从注射部位螺旋形向外消毒。我们通常在开始抽药之前带手套（目的是保护医生而不是保护患者），但是各地的规则都不一样，因此需要确认你工作地方的规则。

但是最重要的是你的双手需要保持无菌，整个过程快速顺利地完成，并且严格遵守不接触患者的规则。仔细配制药物和组装设备，不要匆匆忙忙地注射。

6. 如果注射不起作用怎么办？

通常来说，针尖位置准确标志着注射成功，但这种情况下需要重新确认你的诊断。首先考虑自己是否存在错误，而不是考虑患者可能没有按照术后的护理要求来进行。

- 有可能患者存在 2 处病变，治疗解决了第 1 个，但是残留了第 2 个，这在肩关节尤其多见。

- 注射部位不在靶点位置，尽管使用了局麻药，在注射后也没能产生效果。
- 病变部位可能对药物无治疗反应。
- 患者注射后网球肘的疼痛完全缓解，可能在3天后，他决定为40个人做饭，并且使用重铸铁盘来盛饭。这样的事情以前发生过。
- 对患者重新体检和探讨治疗无效的原因之后，我们可以再进行一次注射。但如果第二次注射也无效，你应该进行影像学检查和/或血液化验，如有必要，推荐给其他专业的专家。

7. 间隔多长时间可以再次注射？

我们的目标是通过单次注射解除患者的症状，但是有的时候单次注射并不能让患者的症状完全消失。我们需要考虑以下问题：

- 第一次注射能起作用吗？
- 患者是否遵守了护理建议？
- 患者是否接受再次注射？如果接受，并且你确定自己的诊断正确，那么值得再进行一次注射。但如果症状没有明显改善，就不需要再次注射了。

一些慢性疾病，例如髋关节或膝关节骨性关节炎的患者，再次注射是常见的。这些疾病属于退行性病变，临时的疼痛缓解非常必要。我们推荐这类患者可以每3个月接受一次注射，但这取决于关节疼痛的程度。这些患者可能处于等待外科手术期间，因此需要注意在手术日期前后避免进行注射。尽管药物通常在6周左右全部代谢，有些外科医生在注射后几个月内都拒绝进行手术。因此在注射之前咨询外科医生的意见非常重要，因为没有医生希望处理感染的关节。

急性肩关节囊炎通常也需要进行一次以上的注射治疗。需要告知症状严重的患者，进行再次注射的可能性非常大。这种患者通常需要进行一个疗程的治疗，而并非单次注射。如果疼痛程度加重，他们应直接复诊而不是观察很长时间。每次注射可以减少药物用量。需告知使用胰岛素的糖尿病患者仔细和规律地检测血糖水平。

在患者症状存在缓解的情况下，有些临床医生对症状复现的患者进行再次注射，疑难患者进行10次或12次注射并不常见，但是很多患者经常注射

2~3次。在进行再次注射之前需要参考影像学检查或者其他医生的意见。

8. 如果患者在注射后几天主诉疼痛加重和肿胀应该怎么办？

立即观察患者病情，并且要求他去当地的急诊科就诊。在我们的经验中，关节或软组织感染非常少见，但是仍需要注意，这种情况超出了注射后发热的程度。

如果存在感染，你需要记录（在英国，需要记录在黄色卡片上）并且汇报给相关机构。

附录 5　对 2051 例门诊行骨骼肌肉注射的患者的调查

总例数（%）	外周注射（%）
外周，71.7	上肢，72.5
脊柱，28.2	下肢，27.5

1 472 例外周注射	例数	百分数（%）
肩部	735	50
肘部	261	17
膝部	176	12
髋部	125	9
足	103	7
手	72	5
合计	1 472	100%

外周注射患者中排名前 4 的诊断	例数	在相同的注射部位中的百分数（%）
网球肘	214	81
肩峰下滑囊炎	546	74
膝关节骨关节炎	117	66
肩关节炎	141	19
合计	1 018	69%（占外周总数的百分比）

　　每种操作都有针对特定情况的偏倚；在这里，有大约 1/3 的注射疗法用来解决脊柱病变，包括颈椎、胸椎、腰椎（78%）、骶髂关节和尾椎。调查结果表明，上肢的疾病显然是注射疗法的适应证，其中肩关节是最常见的。这些信息得到了参与研究的 2 000 多名临床医生的支持。

（杨聪娴　译）